中公文庫

黒　死　病

ペストの中世史

ジョン・ケリー
野中邦子訳

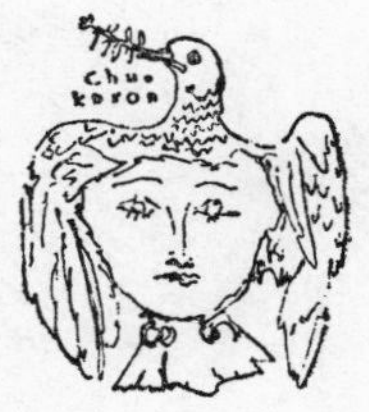

中央公論新社

黒死病　ペストの中世史——目次

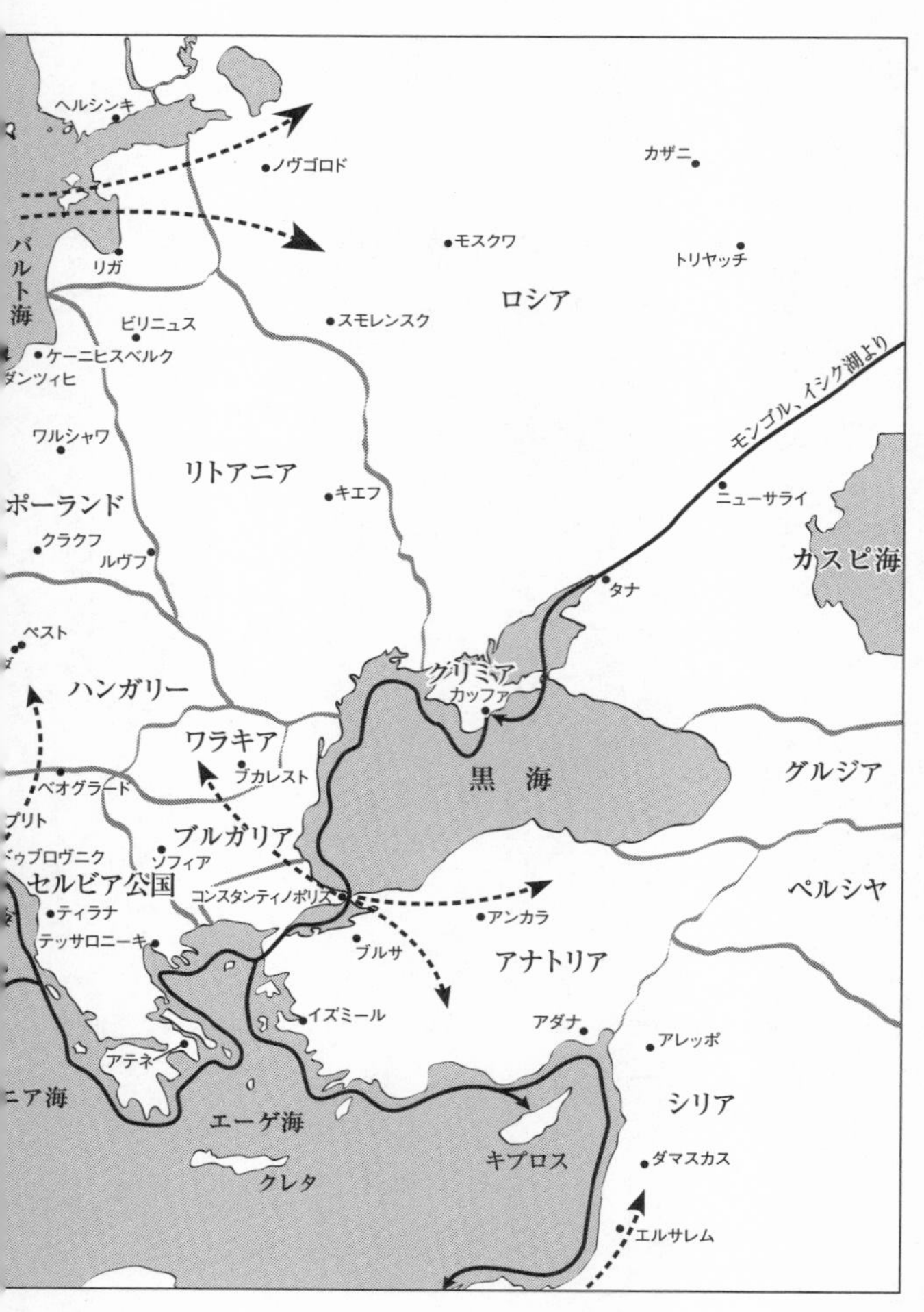

ヘルシンキ
ノヴゴロド
カザニ
バルト海
リガ
モスクワ
トリヤッチ
ロシア
ビリニュス
スモレンスク
ケーニヒスベルク
ダンツィヒ
モンゴル、イシク湖より
ワルシャワ
リトアニア
キエフ
ニューサライ
ポーランド
クラクフ
ルヴフ
カスピ海
タナ
ペスト
ハンガリー
クリミア
カッファ
ワラキア
ブカレスト
黒　海
グルジア
ベオグラード
ブルガリア
ソフィア
セルビア公国
コンスタンティノポリス
ペルシヤ
ティラナ
アンカラ
テッサロニーキ
ブルサ
アナトリア
イズミール
アダナ
アレッポ
アテネ
シリア
エーゲ海
キプロス
ダマスカス
クレタ
エルサレム

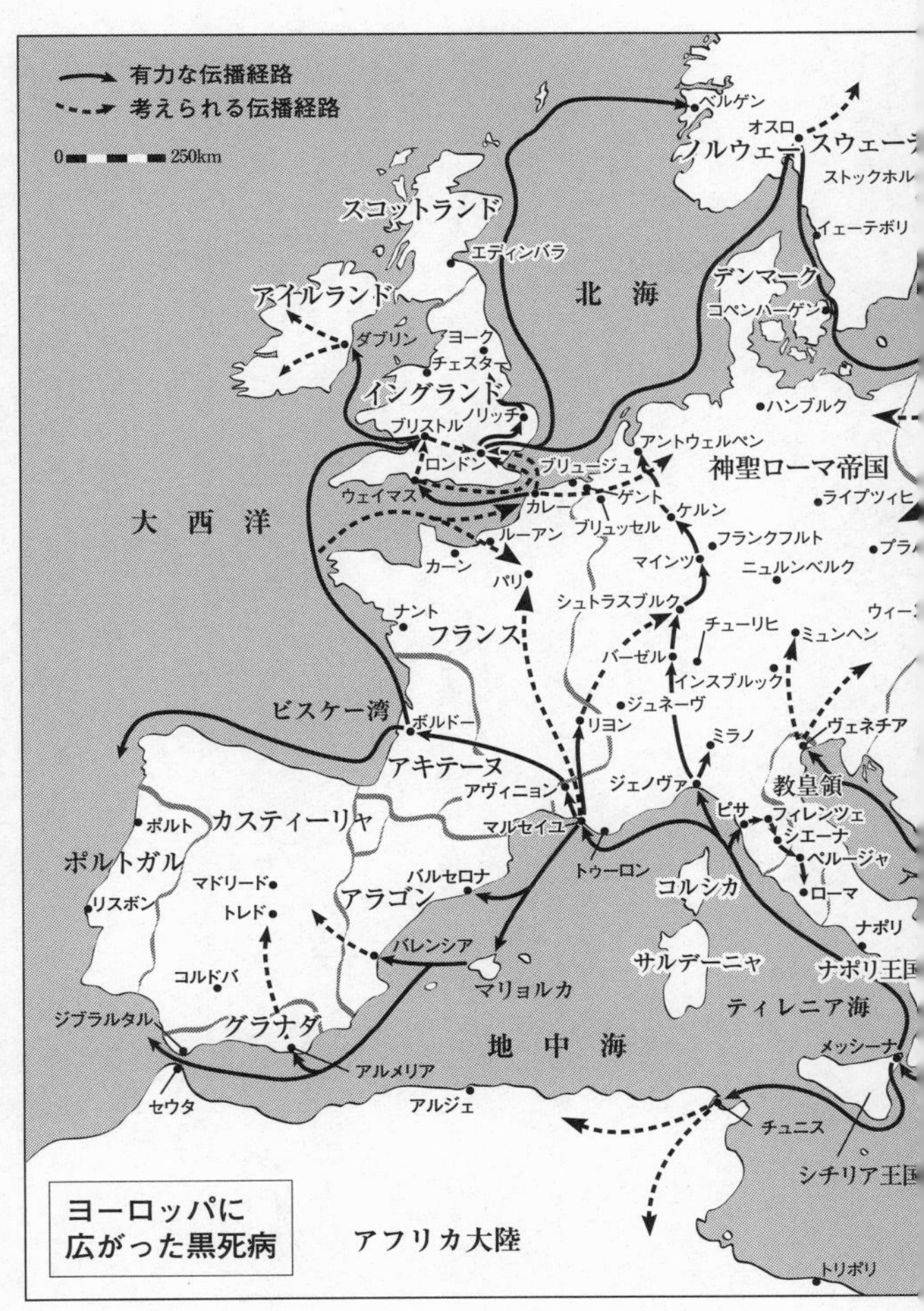

ヨーロッパに
広がった黒死病

※（　）は原著者、〔　〕は引用者、［　］は訳者による注を示す。

黒死病　ペストの中世史

スザンヌ、ジョナサン、ソフィアへ
——疫病のない未来を願って

はじめに

新興感染症の脅威を前に

この本は未来の探求として始まり、過去の調査として終わった。

五年前、疫病に関する本を書こうと思いたったとき、私の頭にあったのは大規模な伝染病の発生という一般的な意味での疫病だった。私は二十一世紀に目を向けており、十四世紀にさかのぼるつもりはなかった。実験薬について書いた私の前著『スリー・オン・ザ・エッジ（*Three on the Edge: The Stories of Ordinary American Families in Search of a Medical Miracle*）』の執筆にあたって、私は猛威をふるうパンデミック［以下訳注／世界的な流行病］の威力を垣間見た。その本で、私は一人のエイズ患者のことを書いた。一九九〇年代初めの二年間、彼を追いかけたが、当時はＨＩＶに対する効果的な治療法がまだなく、彼はかつての恋人と三人の友人、職場の同僚一人を失うことになった。パンデミックの特徴は、個人だけでなく人間社会まで破壊しうる点にあるが、それを知識として知るのと、目の当たりにするのとでは大違いである。

この前著を書きあげた一九九五年、ハーヴァード大学公衆衛生学部のジョナサン・マン教授は、エイズこそ恐ろしい新時代の幕開きだと警告し、「この時代の歴史を特徴づけるのは新種の病気が続々と登場することだ」と予測した。その二年後の一九九七年、毒性の強い新種の腺ペストが確認されると、『ニュー・イングランド・ジャーナル・オブ・メディスン』誌は同様の警告を発した。「〔ペストの〕多剤耐性株の発見によって、新興感染症の脅威を軽視してはならないと痛感せざるをえなくなった」。一九七九年に天然痘が撲滅されたことは伝染病に対する人類の最終的な勝利だと広くメディアで報道されたが、その偉業からわずか二十年余りで、世界は一気に先祖返りしたかのようだった。流行病があっというまに大発生し、収拾がつかなくなる過去の世界である。私の念頭にあったのは、この脅威の本質、とりわけエボラ熱、マールブルグ病、ハンタウイルス肺症候群、ＳＡＲＳ〔重症急性呼吸器症候群〕、鳥インフルエンザといった新型の病気がもたらす危険の探求に他ならなかった。

ところが、書きあがった本は別物になっていた。間接的には当初のテーマを数多く取り入れてはいるものの、内容は特定の時代と場所で大発生した流行病を追うことになった。発生から七百年の歳月を経て、今日では黒死病（ブラック・デス）と呼ばれているもの、そして中世の欧州人が「大いなる死（グレート・モータリティ）」または「大量死」、中世のイスラム教徒が「壊滅の年」と呼んだ疫病は、いまなお人類史上最大の災厄とされている。

黒死病の規模の大きさは世界の終末を思わせ、中国沿岸の繁華な港町からポルトガル沿岸の静かな漁村まで、ユーラシア大陸の端から端まで蔓延した。その病が招いた苦しみと死の大きさは、二度の世界大戦を経験し、全世界でエイズによる死者が二千七百万人に達したあとでさえ、驚きを禁じえない。数が最も正確に把握されているヨーロッパでは、多くの地域でこの疫病による死者が人口の三分の一におよんだ。また別の地域では人口の半分が犠牲となり、場所によっては六〇パーセントにまで達した。この病にかかったのは人類だけではなかった。十四世紀半ばのごく短い一時期に、「地上で動いていた肉なるものはすべて……ことごとく息絶えた」という創世記七章の記述が現実になりかけた。腺ペスト特有のリンパ節の腫脹(しゅちょう)は「腫れ物」と呼ばれ、犬や猫、鳥やラクダ、ライオンまで、これに苦しめられた。この疫病がようやく収まったとき、かつて人が住んでいた広い世界は静寂に包まれ、ぼうぼうと草が生えた無人の原に吹きわたる風の音だけが聞こえた。

本書が当初の計画と大きく異なるものになった原因は、黒死病の文献との出会いにあった。伝染病の未来を考える本にとりかかる前に、その歴史について知っておこうとした私は、その最も有名な発生例である中世の黒死病から開始するのが妥当だと思った。こうして二〇〇〇年の秋、私はニューヨーク公共図書館の大閲覧室とコロンビア大学のバトラー図書館を往復するようになった。その間、すぐれた学術的な歴史書をたくさん読んだが、未来から過去に私の視線を向けさせたのは、一次史料、つまり同時代人による年代記や書簡、回想録といった大量死の文献だった。私はいくらか不安を覚えながら、これらの史料にあたった。かつてイギリス人の作家がいったように、過去を外国にたとえるなら、現代人にとって中世ほど「異質」な国は他にないからだ。

しかし、心配は杞憂に終わった。黒死病がヨーロッパに到来した一三四〇年代以降、社会は大きな変貌をとげたが、人間の本質は変わっていない。黒死病の時代を生きた人びとは、自分の体験をありのままに、その現場で書きつづった。彼らの言葉は七百年の時を経てさえ、いまなお人の心を揺さぶり、驚愕させ、悩ませる。野良犬の群れが、埋葬されたばかりの死者を土のなかから掘りかえすのを目撃したシエーナの臨時雇いの収税官は、「この世の終わりだ」と書いている。彼と同時代の人びとは、この世の終わりかと思えた一三四八年から一三四九年頃の風景を生々しくとらえている。市が設けた疫病患者用の墓穴に「ラザニア」のチーズのように詰めこまれた死体、前日に出た遺体を集めるために早朝の町を巡回する荷馬車、感染の恐怖から瀕死の妻を見捨てる夫や、虫の息の子供を捨てる親たち、免疫をつけるために便所や下水にかがみこんで悪臭を吸いこむ人の群れ。恐慌をきたした難民であふれかえる埃っぽい道路、乗組員が死に絶えた幽霊船、山の廃村で野性に返った孤児。十四世紀半ばのこの一時期、ユーラシア大陸に住む何百万もの人びとは、文明の終焉（しゅうえん）と、それに伴うであろう人類の終焉について考えるようになった。

中世の黒死病は、この一千年間でとくに重大な事件の一つに数えられる。その後何世紀にもわたって暗い影を落としたこの疫病は、依然として西欧諸国の集合記憶の一部を占めている。エイズなどの新興感染症を論じる場合、人類がなんとしても避けるべき災厄、過去からの警鐘として、黒死病はつねに引き合いに出される。しかし、歴史上の事件としての黒死病については、まだほとんど知られていない。発祥地は内陸アジアのモンゴルとキルギスとのあいだの、いまだ辺境とされるどこかで、ひょっとしたらずっとそこにとどまっていたかもしれなかった。しかし、十三世紀にモンゴル人がユーラシア大陸の大部分を統一し、その結果、伝染病の拡大に重要な役割を果たす三つの活動——すなわち貿易、旅行、より効率のよい大規模な通信網の発達によって、事態は一変した。モンゴル世界に通信の改良をもたらしたのはタタール版の早馬郵便(ポニーエクスプレス)ともいうべきジャムチ［駅伝制度］だった。内陸アジアからは、黒死病の指先が東方に向かって中国まで伸び、もう一つの指先が西方に向かって、大草原地帯を渡り、ロシアまで達した。一三四〇年代半ばのある時期、西方に拡大した黒死病はクリミア半島のイタリア植民地に到達し、避難した船乗りたちがそこからヨーロッパや中東にこの伝染病をもちこんだ。

一三四五年には、クリミア半島から中国まで陸路で八か月から十二か月を要した。ユーラシア大陸はそれほど広く、また中世の旅はじつに遅々たるものではあったが、それでも黒死病は十年もたたないうちに大陸のほぼ全域に蔓延した。十四世紀初めの四半世紀に内陸アジアで突然発生したと思われるこの疫病は、一三四七年の秋には欧州に達していた。

九月下旬、ジェノヴァのガレー船団によってシチリア島に伝播した。ある年代記作者の報告によれば、汚染された船から転がり落ちてきたジェノヴァ人は「骨の髄まで病に冒されていた」という。黒死病はシチリア島から急速に北上してヨーロッパ大陸に達した。一三四八年の三月には、イタリアの中部と北部の大半がすでに汚染されていたか、または汚染されるのは時間の問題となっていた。そこにはジェノヴァ、フィレンツェ、ヴェネチアも含まれた。ヴェネチアでは死体を回収するゴンドラが、寒々とした運河を滑るように進んでいた。春には、スペインと南フランス、バルカン半島に達していた。ある同時代人の報告によれば、山から降りてきた狼の群れが生きた人間を襲い、死体を食べていたという。夏には、北フランスやイングランド、アイルランドに到達し、ダブリンのような港町では、大勢のイングランド人が病に倒れたが、丘陵地に住む地元のアイルランド人にはそれほど被害がなかった。一三四八年の晩秋になると、黒死病はオーストリアに侵入し、ドイツを脅かし、それから二年のうちに、スコットランド、北欧、ポーランド、ポルトガルなど、ヨーロッパ周縁地域を汚染した。早駆けの馬以上に速く移動できるものがなかったこの時代に、黒死病はヨーロッパを四年足らずで一周してしまったことになる。

多くのヨーロッパ人にとって、黒死病は怒れる造物主が下した神罰に思えた。憂色に包まれたロンドンめがけてこの疫病が突きすすんだ一三四九年の九月、イングランド王エドワード三世は「義なる神が人の子らに天罰を下し、全人類を鞭打つときがいよいよ来た」

と言明した。その他大勢にとっては、このあまりにも大規模な死に対する唯一納得のいく説明は、人間の悪行であった。悪人が毒を盛って疫病の蔓延を引き起こしている、とコルドバのアルフォンソは警告した。アルフォンソと同時代人の多くにとって、それが意味するのはただ一つだった。ただでさえ反ユダヤ思想の過激な噴出が目につくようになっていた中世において、「大いなる死」はとりわけ過激な反ユダヤ感情の暴発のきっかけを作った。

歴史の声を聞く

歴史上の事件のなかで、中世の黒死病ほど両極端な人間の行動を引き起こしたものは少ない。ヨーロッパの道を闊歩していた鞭打苦行者（むちうちくぎょうしゃ）がぞっとするような残忍性で自分の半裸の体を打ち、ユダヤ人が虐殺されたかと思えば、パリの施療院「オテル・デュー［神の家］」の修道女は自分を捨てて他者に尽くし、献身的に看護をした。また、この疫病が到達した数か月後に、中世のカトリック教会の総本山だったアヴィニョンから逃げだしたローマ教皇クレメンス六世の臆病さに対して、教皇の侍医長ギ・ド・ショリアクの勇気もあった。医師は「不名誉を避けるため」、流行のさなかに最後まで踏みとどまった。「大いなる死」は、見事な狡猾さと同情心、慈悲と貪欲の例に事欠かない。そのうえ、人間性における不屈の精神――それを救いようのない邪悪さだという人もいるだろうが――を示す機会にもなった。さらにまた、中世において最も悪名高い王室の殺人事件をめぐる裁判の舞台ともなり、同時に中世の喜歌劇の最高傑作を生むことにもなった。前者では、麗しきナポリ女王ジョヴァンナ一世が被告となり、後者の主人公はおそらくヨーロッパ一まぬけな男であろうローマ護民官コーラ・ディ・リエンツォだった。黒死病が猛威をふるっていたあいだも、ヨーロッパではつねに戦火が絶えなかった。

本書では、同時代人による書簡、年代記、回想録から当時の世界を浮かびあがらせようと努めた。人類史最大の危機を描いたこの物語は、歴史を生き抜いた男たち、女たちの声と人格と体験を通して語られる。とはいえ、歴史的背景の認識なくしては、この疫病を理解することはできない。したがってこの本は、一つの事件に関して書かれたものであると同時に、特定の時代に関して書かれたものでもある。イギリスの歴史家ブルース・キャンベルが述べているように、黒死病以前の数十年間は「人間と家畜のいずれにもきわめて危険が多く、健康に悪いものだった」。ヨーロッパのほぼ全域で、戦争、（資源に対して相対的な）人口過剰、経済の停滞と衰退、不潔な生活環境、超過密、（ペスト以外の）伝染病と飢饉があり、そのうえ気候不順や不安定な生態系などが見られた。

いま思えば、当時の人びとがこの「禍（わざわい）の時代」を世界の終焉の兆しと解釈したのは、ある意味では正しかった。十四世紀初期の経済および社会の状況、そして不安定な自然環境を考えると、この時期のヨーロッパはとても人が健康に暮らせる場所とはいえなかったのだ。

本書ではまた、中世の黒死病の本質にかかわる新説が考察される。優に一世紀以上にわたって、腺ペストとその変種である肺ペストの大流行がこの疫病の正体だと考えられ、それが定説とされてきた。しかし、現代のペストは、腺ペストと肺ペストのどちらも、黒死病の文献に描かれた症状や経過とあまり似ていないため、過去の大量死の原因が別の伝染病、たぶん炭疽症かエボラ熱に似た伝染病だったのではないかと主張する歴史家や科学者が出はじめている。

歴史はくりかえされないかもしれないが、ヴォルテールがいうように「人は……つねに同じことをくりかえす」。黒死病が人里離れた内陸アジアから抜けだして、中世のヨーロッパと中国、中東の都市を襲った要因はいまだに作用している。もちろん、今日、その作用の規模は中世の時代よりもはるかに大きくなっている。現代のグローバル化につきまとう「双子の賛歌」ともいうべき通商と人口増加によって、地球上の辺鄙な地域が次々と開発されている。それと同時に、輸送機関は人間と病原菌の移動を計り知れないほど促進させた。十四世紀には数十年もかかったペスト菌の移動が、いまやわずか一日で達成できる。近代科学の功績の数々にもかかわらず、伝染病の前では、われわれは中世の祖先と同じように無力なままである。

二〇〇一年の春、イギリス人のジャーナリスト、フェリシティ・スペクターはそのことを思い知らされた。流行しはじめた口蹄疫の収拾がつかなくなり、イギリス政府は「突然、中世に逆戻りしたようなショッキングな」手段に訴えざるをえなくなったのだ。『ニューヨーク・タイムズ』紙の記事で、スペクターはこう書いている。「家畜の群れを集めて焼き殺し、広範囲にわたって田園を封鎖し、消毒薬に浸したぼろ布で道路を覆うことが伝染病に対する唯一の解決策だった時代など、現代医学の進歩のおかげで過去のものになった」はずなのに、「……どうやら現代社会とは、ずいぶんと脆いもののようだ」。

第一章　オイメダム——さまよう病

始まりの地

フェオドシアはクリミア半島の東岸に位置する。ユーラシア大陸の大草原は、四角形のこの半島で終わり、黒海に切れ落ちている。ソ連崩壊後の現在、この都市はすっかり寂れてしまった。だが中世の時代、港を見下ろす白亜の公邸にジェノヴァ人の総督が鎮座していた頃のフェオドシアはまだカッファと呼ばれており、商港として目覚ましい急成長をとげていた。一二六六年、ジェノヴァ人がロシア南部に初めて足を踏み入れたとき、カッファは神の目にもとまらず、クリミア半島の野蛮人の注目さえ引かない鄙(ひな)びた漁村にすぎなかった。三方を低い山並みがとりまき、すぐ前は大海原という狭い土地に、吹きさらしの掘っ建て小屋が肩を寄せ合っているだけの集落だった。だが、八十年後には、カッファの細い道に七万から八万の人びとがひしめきあい、騒々しい市場では十以上もの異なった言葉が飛び交うようになっていた。教会の尖った屋根や塔が競いあうようにしてそびえたち、複雑な輪郭線を形作っていた。活況を呈する船着場では、中央アジア産の絹、ドン川で獲れたチョウザメ、ウクライナから来た奴隷、広大なロシア北部の森林地帯で産する材木と毛皮が慌しく通りすぎていった。一三四〇年にカッファを訪れた一人のムスリムは、その印象をこう語った。この立派な町には「美しい市場がいくつもあり、繁栄する港には大小あわせて二百隻の船が停泊していた」。

ジェノヴァ人の意志の力でこのカッファが出現したといったら誇張かもしれないが、当たらずとも遠からずといえよう。都市国家の時代に、ジェノヴァほど大げさな使命感をもって外の世界に進出しようとした都市国家はなかった。他のどこよりも頭角（ベラ・フィグーラ）を現そうとして必死だったのだ。ジェノヴァのガレー船はロンドンから黒海までのあらゆる港で見られ、シリアのアレッポから北京まで、すべての商業都市にジェノヴァ人貿易商の姿があった。ジェノヴァ人船乗りの並外れた豪胆さと卓越した操船技術は語り草になっていた。コロンブスよりずっと前に、ウゴリーノとヴァディーノのヴィヴァルディ兄弟は死の恐れを笑い飛ばしてインド航路の探索に出かけたが、ついに戻ってこなかった。昔からのライバルだったヴェネチアは、ジェノヴァについて「海には魚が泳がず……男は信仰がなく、女は恥を知らない都市」と悪口をいったが、ジェノヴァの威光はそんな中傷など、ものともしなかった。カッファこそ、ジェノヴァの威光を示す証拠ともいえた。港の周辺に点在する日当たりのよい広場（ピアッツァ）と立派な石造りの家、ペルシャ錦を身にまとい、アラビアの香水を漂わせて埠頭をそぞろ歩く美女たちは、まさにジェノヴァの富、美徳、信心深さ、目覚ましい支配力を表す記念碑に他ならなかった。

当時、イタリア人の詩人がこう書いている。

ジェノヴァ人はあまりにも大勢いて
あちこちに散らばり……世界の至る所へ出向く
だから、彼らがどこへ行っても、どこに住んでも
その土地にジェノヴァがもう一つできてしまう

カッファが世界的に重要な都市へと急成長したのは、ひとえに地理と経済的な条件のせいだった。一二五〇年から一三五〇年にかけて、中世の社会はごく初期のグローバル化ともいうべき激しい変化に見舞われたが、ヨーロッパ側ロシアの南西の端に位置するカッファは、新たなグローバル経済を満喫するのに最適の場所だった。カッファの北の密集した森林地帯を抜けると、そこには中世社会で最も長大な陸路があった。なだらかにうねる広大な緑の平原、風にそよぐ丈の高い草、果てしない空のもとに広がるユーラシア大草原地帯を行けば、旅人は八か月から十二か月でクリミア半島から中国まで踏破することができた。西には、繁栄する港湾都市コンスタンティノポリスがあった。キリスト教世界で最も

繁栄したこの大都市の先には、いくつもの奴隷市を抱えるレヴァント［東地中海地域］があり、がっしりした体格の金髪のウクライナ人が高値で売り買いされていた。さらに西のヨーロッパでは、セイロンとジャワで産する刺激の強い香辛料やゴルコンダ王国のきらめくダイヤモンドを求める声が高まっていた。そして、中世世界における二大中心地の中間にあったのがカッファだった。そこには「立派な港」があり、ロシアの大河が集中していた。すぐ東側にはヴォルガとドン、西側にはドニエプルが流れていたのだ。ジェノヴァに支配されるようになった最初の八十年で、かつての漁村は二倍、三倍、四倍と大きくなっていった。次いで人口も四倍になり、それが二度、三度、四度とくりかえされた。新しい住宅地や教会が次々と築かれ、まず市壁の内側に六千戸の住宅、それから壁の外のぬかるんだ平地に一万一千戸の家が建った。年ごとに入港する船の数は増えつづけ、カッファの埠頭をさらに大量の魚と奴隷と材木が通りすぎていった。一三四〇年の晴れた春の夕方、公邸のバルコニーに立って、高い帆柱をもつ船が湾内で夕潮に揺れている情景を眺めるジェノヴァ人総督の姿が目に浮かぶ。彼は、カッファがこのまま発展を続け、何ひとつ変わらずに、より大きく、より豊かに富んでゆくだろうと思ったかもしれない。もちろん、その思いがむなしい夢物語にすぎないことは、十四世紀でも現在でも変わりはない。爆発的な成長、そして人類の思いあがりには、必ず代償が伴うのだ。

「世界の果てで、恐ろしい兆しが」

ジェノヴァ人が来る以前、カッファに関係する生態系の破壊といえば、漁師が魚を捕る黒海の沖合、距離にしてせいぜい数千メートルと、集落の裏手をぐるりと囲んだ風の吹きすさぶ険しい山までしかおよばなかった。ところが、一三四〇年になると、カッファの港は交易によって、ジェノヴァ人でさえほとんど知らなかった地球の裏側とも結ばれるようになった。そんなはるか遠い場所で、とても恐ろしい奇妙なことが起きていた。一三三〇年代には、中国で起こった環境の大変動についての話が伝わってきた。広東と湖広では深刻な旱魃と豪雨がくりかえされ、河南では蝗の大群が長さ一キロ半にもわたって空を埋め尽くし、太陽が見えなくなったというのだ。さらに、この時期の中国では、地割れのためにいくつかの村が丸ごと大地の裂け目に呑みこまれたという報告もあった。噂によれば、地震で臨安［杭州］の一部が埋没し、それから秦州にある山が崩れ、鶏鳴山の山中では巨大な穴があいて、「周囲百二十余里の湖」が出現したという。地殻の大変動で、チェでは五百万人の死者が出たともいわれた。南シナ海沿岸では、「地下から響く雷鳴」のような不吉な地響きが聞こえてきた。各地の災害の噂が広まるにつれ、中国人は皇帝が天命を失ったに違いないと囁き交わすようになった。

西洋の人びとは、こうした大災害の知らせに不安を募らせ、震えあがった。ピアチェンツァの公証人ガブリエル・デ・ムッシスは、「世界の果て、東方のカセイ［中国］で……恐ろしい徴や兆しが現れている」と書いた。アヴィニョン在住の音楽家ルイス・ハイリゲンは、フランドルの友人たちに宛てて、もっと不穏な話を書き送った。「大インド圏のある地方は、丸三日にわたって未曽有の大嵐に見舞われ、恐怖に包まれた……一日目には蛙、蛇、蜥蜴、蠍など、毒をもった生き物が空から雨あられと降ってきた。二日目には、雷鳴が轟き、稲妻が走るなか、一面の炎が大地をなめつくし、小石のように大きな雹が降りそそいだ……三日目には、天から火が落ちてきて、悪臭とともに煙がたちこめた。生き残っていた人間と動物はこれで全滅し、この地方の都市と町は一つ残らず焼き尽くされた」。デ・ムッシスやハイリゲンよりもずっとアジアに近いジェノヴァの人びとは、間違いなくこうした災厄の噂を耳にしていたはずだ。しかし、一三三〇年代から一三四〇年代の初めにかけて、カッファはあまりにも多くの差し迫った危険に直面していたため、はるか遠いインドや中国の出来事にまで気を回すゆとりがなかった。カッファの港は、中世社会における最も大きな帝国の支配者であるモンゴル人たちの許可のもとに運営されていた。実際のところ、十四世紀の人びとにとって、モンゴルは空前絶後の大帝国だった。モンゴル人にとってカッファは、黄河からドナウ川、シベリアからペルシャ湾までつらなる広大な領土のほんの一部にすぎなかったが、長靴に入りこんだ小石のように不快感を覚える部分ではあった。厳密にいえば、そこを支配している大国が気に障ったのだ。モンゴル人にとって、ジェノヴァ人は虚栄心が強く、傲慢で、ひどい嘘つきだった。ジェノヴァ人は子供に人の名前をもらいながら、その隙に財布を掏りとるような人間だったのだ。たとえば、ジェノヴァのドリア家は、モンゴルの君主にちなんだフレグ、アバカ、ガザンという名前を三人の息子につけていた。モンゴル帝国の始祖であるチンギス・ハーンが「甘くて油っこいものを食べ……金色の衣装〔をまとい〕……とびきりの美女を抱く連中」と罵ったとき、頭のなかにはジェノヴァ人の姿があったのかもしれない。二つの大国のあいだでは数十年のあいだ経済および宗教をめぐる緊張が続いたが、一三四三年、ついにドン川の河口にあった交易所タナで大きな衝突が起きた。タナは中国へ向かう陸路の出発点として有名だった。東西交易に携わる商人のためにフランチェスコ・バルドゥッチ・ディ・ペゴロッティが著した十四世紀の旅の手引書『商業指南』は「北京への道はタナから発する」という一節で始まっている。

公証人のデ・ムッシスによれば、*ことの発端はタナの路上で起きたイタリア商人と地元

＊デ・ムッシスの記述は長いあいだ、本人の目撃談だと思われていたが、十九世紀のある調査好きの編集者によって、カッファ包囲時にデ・ムッシスはピアチェンツァにいたことが判明した。デ・ムッシスの情報源は定かではないが、その話はクリミア帰りの貿易商か船員、またはその両方から聞いた話にもとづいていると思われる。

に住むムスリムのものめごとだった。罵声を浴びせあい、握り拳をふるい、パンチの応酬があったに違いない。市場の露台がひっくり返され、豚がキーキーと鳴きわめき、ナイフが閃き、ついに一人のムスリムが地面に倒れた。男は死んでいた。それからまもなく、イスラムの擁護者と称するジャニベクというモンゴルのハーン〔部族の最高支配者〕が大軍を率いて、タナ郊外に姿を現した。包囲された町に最後通牒が送られ、返事が戻されたが、その内容は、ロシアの歴史学者A・A・ヴァシリエフによると、ジェノヴァの基準からしてもきわめて無礼なものだったという。激怒したジャニベクは兵隊たちにタナ侵攻を命じた。もくもくと立ちのぼる黒煙、剣をふるうモンゴル騎兵の雷鳴のような怒号のさなか、数では劣りながらもひるまずに立ち向かったイタリア勢は戦いつつ退却して港に出た。そこから、西のカッファを目指すレースが始まった。船で逃げるイタリア人を、モンゴル人は馬で追走した。

カッファを見下ろす丘陵に姿を現したモンゴル軍について、デ・ムッシスはこう書いている。「おお、神よ……疾駆する異教徒タタール族を見よ。四方から押し寄せ、またたくまに……カッファを侵略し、キリスト教徒は逃げ場を失った……〔キリスト教徒は〕強大な軍勢に囲まれて、ほとんど息もできなかった」。市壁の内側にいたジェノヴァ人にとって、包囲はこの世の終わりのように思えたが、それは間違いだった。一三四三年のこのとき、この世の終わりは、まだ数千キロの彼方、はるか東方の草原地帯にあったのだ。

運命の春

デ・ムッシスや音楽家ハイリゲンのような中世のヨーロッパ人は、アジアで起こった環境の大変動だけでなく、疫病の発生にも気づいていた。新たなグローバル経済によって、世界は前よりも少しだけ小さくなっていた。カッファの包囲について記したデ・ムッシスの文章にはこうも書かれている。「一三四六年、東方諸国では、おびただしい数の人びと……が謎の病にやられている」。ハイリゲンの「大インド圏は……未曽有の大嵐に見舞われた」という記述にも疫病のことが出てくる。インドは「恐怖に包まれ」、やがて伝染性の病気が発生して、「近隣諸国すべてが……悪臭によって」汚染されたというのである。しかし、中世アジアを席捲(せっけん)した初期の黒死病の歴史を語らせるうえで、最もふさわしい案内人は、シリアのアレッポに住んでいたアラブ人学者イブン・アル＝ワルディだろう。中世の時代に、アレッポは国際交易の重要な中心地で、情報の集まる場所でもあった。デ・ムッシスと同じく、商人たちから情報を得ていたアル＝ワルディによると、この疫病は東洋で十五年にわたって猛威をふるったあと、西洋に到達した。この時間の経過は、流行病にしては比較的遅いペストの伝播速度と一致する。一三三〇年代に発生したのだとすれば、ほぼ同時期にアジアで謎の病が生じたという文献の記述にも納得がゆく。文献の一つ『元史』によれば、モンゴル帝国の大ハーンである二十八歳のトク・テムルとその息子たちは一三三二年に謎の病に冒され、急死した。大ハーンが死ぬ一年前、一三三一年の記録にも謎の病について書かれている。これは致命的な流行病で、帝国北東部の河北省に蔓延し、人口の九割が死んだという。

現代の歴史学者の多くは、いま黒死病と呼ばれているこの伝染病が内陸アジアのどこかで発生し、そこから西は中東およびヨーロッパ、東は中国まで、国境を越えた交易路に沿って広がったと考えている。よくいわれる発生源は、モンゴル高原である。その中央部にはゴビ砂漠があり、この砂漠を旅したマルコ・ポーロは「千ほどの幻が心のなかにどっと入りこもうとする」と書いている。この疫病に関する記述を残した中世アラブ人の歴史学者アル゠マクリージーも、モンゴルを念頭においていたようだ。黒死病がエジプトに達する前、その病気が猛威をふるったのは「〔イランの〕タブリーズから馬で六か月の距離にある場所で……原因もはっきりしないまま、夏と冬の露営地で三百部族が消滅した……〔そして〕十六人の王子たちが死んだばかりか〔そのうえに〕大ハーンと六人の息子たちも命を落とした。この疫病で、中国は人口が減少したが、インドの被害はそれほどでもなかった」。

もう一つの発生源としてよくあげられるのが、中世の旅人が中国への近道としてよく利用したイシク湖である。中国北西部の国境近く、キルギス地方の鬱蒼とした森林と雪を頂く山々に囲まれたこの湖沼地帯には、伝染病の巣窟（疫病が自然に発生しやすい地域）がいくつかあった。もっと限定していえば、疫病がカッファに到達するより数年前に、この湖の周辺で恐ろしいことが起きていたのである。十九世紀後半、ロシアの考古学者D・A・クヴォルソンは、この地域の墓地に一三三八年および一三三九年という没年を刻んだ墓石が異常に多いことに気づいた。なかには、はっきりペストという文字のある墓碑銘も見られた。

　卯の年〔一三三九年〕
　クトゥルクここに眠る
　妻マグヌ＝カルカとともにペスト［plague］にて死す*

イシク湖の異変から数年のあいだ、黒死病は影をひそめていた。その動向については信

＊　近年、クヴォルソンは墓碑銘を読み違えたという非難を受けた。「pestilence（悪疫）」を「plague（ペスト）」と誤訳したというのだ。仮にそうだとしても、イシク湖が黒死病に見舞われたかどうかを決定する根拠にはならない。中世には、神の機嫌を損ねたときに招く病を指す聖書の用語plague と pestilence は、どちらも流行病全般に対して使われたからだ。したがって、イシク湖の墓にどちらの言葉があろうと、湖周辺が黒死病に見舞われた可能性を示すとはいえ、証明にはならない。

頼できる情報がなく、ただ丈の高い草のそよぐ草原地帯を、つねに西の方向へ移動しているように見えるだけだった。クトゥルクと妻マグヌ＝カルカの死から一年後、イシク湖の西のベラサグンでこの病気が発生したという記述が見られる。ベラサグンはジャムチの御者が馬を替える宿場であり、マルコ・ポーロの父ニコロと叔父マテオも中国へ向かう途中でここに立ち寄っている。それから一年ほどで、ペストはベラサグンの西のタラスに移動し、やがてタラスの西のサマルカンドまで達した。サマルカンドは、中央アジアの重要な交差点として、大きな市場が栄え、中世の旅人はそこから南下すればインドへ、そのまま西へ進めばクリミア半島へ行くことができた。しかし信頼のおける情報が伝わるのは、一三四六年になってからだった。ロシアのある年代記によれば、その年、カスピ海の西岸までペストが到達し、近隣の都市や町に伝染したという。キプチャク・ハン国の首都であり、草原地帯で最も活況を呈した奴隷市をもつサライも犠牲となった。一年後、サライがまだ死者を埋葬している頃、この疫病はヴォルガ川とドン川を渡って西に進み、クリミア半島まであと数百キロという地点にやってきた。そして、カッファを見下ろす山に陣取っていたタタール軍の背後に迫り、首根っこに嚙みついた。

神を身内のように思っていたジェノヴァ人は、ペストの到来に感謝の祈りを捧げた。全能の神は、戦う天使の軍団を空から降下させ、その黄金の矢で異教徒のモンゴル兵をなぎ倒すつもりなのだとジェノヴァ人たちは口々にいった。しかし、デ・ムッシスの記述によれば、空からカッファへの攻撃をしかけたのはジャニベク・ハーンのほうだった。ペストの発生に「驚愕し、呆然とした」タタール軍は「死体を投石機の上に置き、市中に向かって次々と投げ入れさせた。耐えがたい悪臭で市内の人間を殺せるのではないかと期待してのことだった……やがて腐敗の進んだ死体は空気を汚し……飲み水を汚染した。その悪臭はあまりにも強烈だったので、タタール人の死体から逃れられる者は数千人に一人もいなかった」。

デ・ムッシスの記述をもとに、何世代にもわたって歴史家は、ジャニベクこそ細菌戦の創始者だと主張してきた。だが、実際のところ、神学上の不都合な矛盾をごまかすために、デ・ムッシスがこの陰惨なエピソードを捏造したという可能性もある。少なくともキリスト教徒にとっては、異教徒のタタール人がペストにやられるのは当然のことだった。だが、なぜ包囲されていたイタリア人まで犠牲になったのだろう？　歴史家のオール・ベネディクトウは、この神学上の微妙な問題を説明するために、デ・ムッシスがモンゴル人の死体を投石機で飛ばしたという話をでっちあげたのではないかと主張する。つまり、神は勇敢なジェノヴァ人をけっして見捨てなかった。ジェノヴァ人が滅びたのは、空から降ってきた害毒あふれるタタール人の死体のせいなのだ。一方で、善良なキリスト教徒に、それこそ異教徒がやりそうな卑劣な行為だと思わせる意図もあった。歴史家の大半と同じく、ベネディクトウ教授はこの伝染病がカッファに進入したのも、ごくふつうの感染経路を辿ったのだろうと考えている。病気に感染した鼠が媒介したのである。*「包囲された側は気づかず、また防ぐこともできなかったはずだが、疫病に感染した鼠は壁の割れ目や門の隙間からやすやすと侵入できた」と教授はいう。

　カッファの包囲戦が終わったとき、敵味方とも戦いと病ですっかり疲弊し、大勢の死者を出していた。一三四七年の四月か五月、カッファを見下ろす山々がうららかな春の陽射しを浴び、若葉の緑が日ごと濃くなるにつれ、死につつあるタタール軍は次第に消えていった。その間、疫病に汚染された市内では、ジェノヴァ人たちがこぞって西へ逃げだそうと準備にとりかかっていた。その運命の春、包囲された港町の情景について生々しい記録は残っていないが、一九四五年のベルリンと一九七五年のサイゴンを思いだせば、カッファの最後の日々は想像がつく。死者が増えるにつれ、路上には骸に群がる野犬、酔って略奪や強姦を働く兵隊、瓦礫のなかで遺体を引きずってゆく老いた女たちの姿があふれ、クリミアの空に炎と煙を勢いよく立ちのぼらせて燃えさかる建物まで見られた。鼻先に血の混じった泡をつけた鼠の大群がよたよたと歩きまわり、広場には薪の束のように死体が積まれている。人びとの目には、狂騒的な焦り、または濁った諦めの色が浮かんでいたに違いない。包囲されたカッファの唯一の脱出口だった港の情景は凄まじかっただろう。押し寄せる暴徒、剣をふりまわす衛兵、親にはぐれ、あるいは親を亡くして泣き叫ぶ子供たち、怒鳴り声や悪態、すでに満杯の船にむりやり乗りこもうと先を争う人びと。そんな大混乱の末にようやく出航したガレー船の上では、いっぱいに張られた大きな白い帆の下で乗客たちが祈るようにして抱きあっている。そんな甲板の下の暗く蒸し暑い船倉で、病原菌をもった何百匹もの鼠が体を掻きながら、冷たい潮風に鼻をうごめかしていることをだれも知らなかった。

まず間違いなく、ヨーロッパに到達するまでの道筋で、ペスト菌が立ち寄った東洋の港はカッファだけではなかったはずだ。しかし、黒死病を生き延びた世代にとって、カッフ

＊　一方、ジャニベク・ハーン創始者説にも強力な擁護者がいる。カリフォルニア大学の微生物学教授マーク・ホィーリスは、最近発生したペストの二百八十四事例のうち、二〇パーセントは直接の接触による感染だったと指摘する。つまり、感染者はペスト菌で汚染されたものに触れていたのである。「このような形での伝染はカッファでは起きやすい状況にあった。投げ入れられた死体は損傷が激しかっただろうし、防衛側は砲撃によって手に切り傷や擦り傷を負っていた者が少なくなかっただろう」。また、多くの歴史家に支持されている鼠媒介説は中世の包囲戦の重要な点を無視していると教授はいう。弓矢と大砲の弾が届かない場所にいる必要性から、攻撃側は市壁から一キロ以上離れた場所に野営地を設営することが多かった。ところが、定住性の鼠は巣から三、四十メートル以上はめったに離れようとしないので、一キロ以上もの移動は考えられないというのである。(Mark Wheelis, "Biological Warfare at the 1346 Siege of Caffa", *Emerging Infectious Diseases* 8, No.9〔2002〕, p.971-75)

ァはこの流行病の発祥地そのものとして、またジェノヴァ人はその病をヨーロッパに運んだ者として、永遠に記憶されることになった。エステの年代記作者は、同時代人の声を代弁してこう書いた。ジェノヴァの「呪われたガレー船は、〔ペストを撒き散らしながら〕コンスタンティノポリス、メッシーナ、サルデーニャ、ジェノヴァ、マルセイユ、その他さまざまな場所に行き着いた……ジェノヴァ人の運んできた大量死とむごたらしさ……は、サラセン人がもたらしたもの以上だった」。

史上最悪の伝染病

ペストは、アメリカ南西部の先住民ピマ族が「オイメダム」と呼ぶもの、つまりさまよう病（ワンダリング・シックネス）の典型だった。アメリカ先住民のあいだに語り継がれてきた古い伝説は、近代以前の人びとが「オイメダム」をどれほど恐れていたかを物語る。

「どちらからおいでですか」。一人の先住民が黒い帽子をかぶった背の高いよそ者に訊ねる。

「はるか遠くから……東の海を渡って」と、よそ者は答える。

「何を運んできたのですか」

「死を」と、よそ者は答える。「私の吐く息に触れた子供たちは、ときならぬ春の雪に見舞われた若い芽のように、弱って死んでいきます。私は破壊をもたらします。どんな美女も、私の顔を一目見れば、死のように醜くなります。男たちには死を運ぶだけでなく、彼らの子供に破滅を、妻に災いをもたらします……私の顔を見て無事でいられる者はだれ一人いません」。

歴史が記録されるようになって以来、ペストは「オイメダム」の最たるものである。この伝染病によって、世界中のおよそ二億人が死んだといわれる。これほど多くの犠牲者を出し、これほど大きな苦痛と悲しみをもたらした疫病は、他にない。災害の規模をマグニチュードで表すフォスター・スケール（リヒター・スケールの一種）を適用すると、中世の疫病は人類史上二番目に大きな惨事になるという。このスケールの考案者であるカナダの地理学者ハロルド・D・フォスターによれば、それをしのぐほどの死と破壊と苦しみを人類にもたらしたのは第二次世界大戦だけだった。ハーヴァード大学の歴史学者デヴィッド・ハーバート・ドナルドも、史上最悪の惨事のリストでは黒死病を上位に置いている。しかし、皮肉なことに、黒死病の破壊力に対する最高の賛辞は、全面核戦争の影響を中世の疫病になぞらえて予測した米国原子力委員会から贈られた。委員会が冷戦時代の水爆戦争について研究した報告書『ディザスター・アンド・リカバリー』によれば、人類史上の大事件のうち、「地理的な広がり、予測のむずかしさ、犠牲者の規模という点で、核戦争」に最も似ているのは黒死病だというのである。

中世のペストは規模そのものが驚異的だった。十四世紀の初期から半ばにかけてのわずか数十年間で、ペスト菌(*Yersinia pestis*)がユーラシア大陸を呑みこむ様子は、まるで蛇が兎を丸呑みするのに似ていた。頭からひと呑みだったのだ。東は中国から西はグリーンランドまで、北はシベリアから南はインドまで、ペストは世界中で人びとの命を奪い、さらにシリア、エジプト、イラン、イラクといった中東の古代社会もこの災厄から逃れられなかった。この黒死病によって、いったい何人が死んだのか、その数は正確にはわからないが、ヨーロッパの死亡率は三三パーセントだったという説が定着している。* 実際の数字でいえば、ペストがシチリアに到来した一三四七年からモスクワ市の手前に広がる平原に到来した一三五二年までに、欧州大陸の住民七千五百万人のうち二千五百万人が死んだことになる。しかし、イタリアの都市部、イングランドの東部、フランスの農村部では、場所によって死亡率がそれよりずっと高く、四〇から六〇パーセントに達したとさえいわれる。黒死病は、とくに女性と子供に襲いかかり、男性より多くの死者を出した。感染の危険性は戸外よりも屋内のほうが高く、家のなかで過ごす時間は女子供のほうが男たちよりずっと多かったからだろう。なかでも哀れをきわめたのは妊婦で、赤ん坊を産んだあとには必ず死が待っていた。

中世の人びとは、大量死のあまりの規模の大きさに愕然とした。一夜にして、近所に住む住民の三人に一人がいなくなったのだ。イングランドの広々とした田園地帯やセーヌ川沿いの小さな村、午後の光が「内省の時」を思わせる糸杉並木のあるイタリアの町では、二人に一人が死んでいたかもしれない。詩人のフランチェスコ・ペトラルカはこう書いた。「われらが親愛なる友はいまいずこ……どんな稲妻が彼らを引き裂いたのか。どんな地震が彼らを倒したのか。どんな大嵐が彼らを溺れさせたのか……あれほど大勢いたのに、いつのまにか、われわれだけが取り残された」。

中東と北アフリカのイスラム社会でも、人口のほぼ三分の一が死んだ。ムスリムの歴史学者イブン・ハルドゥーンには、「世界の内なる存在の声が忘却を求めて叫んだかのように」思えた。中国の場合は、慢性的な内戦状態にあったので、ペストによる死亡率を算定するのは容易ではないが、一二〇〇年から一三九三年までに人口が五〇パーセントも減り、およそ一億二千三百万人だったのが六千五百万人にまで落ちこんだ。この黒死病による人口学的な打撃を今日の世界にあてはめれば、およそ十九億の人命が失われることになる。

＊　黒死病の推定死亡率の変動は株式市場と同じくらい一定しない。近年、ある歴史家はヨーロッパ人の六〇パーセントが黒死病で死んだと主張した。しかし、昔から最も頻繁にあげられる数字は三三パーセントである。興味深いことに、これは同時代人たちによる推定値にも近い。ペスト直後、教皇庁の委員会は死亡者数を二千四百万人近くとしたが、これは七千五百万人と推計されるヨーロッパ人口の三分の一に近い死亡率である。（William Naphy and Andrew Spicer, *The Black Death: A History of Plagues*〔Stroud, Gloucestershire: Tempus Publishing, 2000〕, p.34. 以下も参照。Ole J. Benedictow, *The Black Death: The Complete History*〔Woodbridge, Suffolk: Boydell Press, 2004〕, p.383）

さまよう病として、黒死病ほど目覚ましい成果をあげた病気は他にない。ましてや、本来は人類の病気でさえなかったことを思えば、見事だとしかいいようがない。もともとペストは齧歯（げっし）類の病気だった。人類はその巻き添えになったにすぎず、世界中に存在する齧歯類個体群とペスト菌のあいだでくりひろげられる地球規模の大戦争から生じた犠牲なのだ。*ペスト菌が餌食にするのはヨーロッパのハタネズミ、マーモット、ラット、リス、アレチネズミ、プレーリードッグなど、およそ二百種の齧歯類である。この病原体が人間社会に黒死病規模の伝染病を大発生させたということは、思いもよらない出来事がよほど重なったとしか考えられない。それを一つ残らず知ることはできないだろうが、一二五〇年頃から、社会、経済そしておそらくは生態系の変動によって、ユーラシア大陸のかなりの部分が不健康な住環境になりつつあったことは確かな事実である。

移動が容易にできるようになったことも新たな危険因子だった。国際貿易の発展とともに、モンゴル人によるステップ地帯の統一は、それまで孤立していた、世界で最も伝染力の強いペストの巣窟に、貿易商やタタールの役人や軍隊を接近させた。かつてゴビ砂漠の砂丘かシベリアの大草原で、だれにも害をおよぼすことなく孤独に死んでいったはずの齧歯類（より正確には、齧歯類に寄生する蚤）は、いまやキャラバン隊、行進する兵隊、ジャムチの御者によって、遠方へ運ばれるようになった。北部ステップ地帯の吹きさらしの草原で、ジャムチは一日百五十キロも移動できたのである。

環境の激変もペスト発生の一因だったかもしれない。うぬぼれの強い往年の二枚目俳優のように、ペスト菌も派手なファンファーレとともに登場するのを好む。六世紀半ば、（記録にある限り）初めてヨーロッパに到来したペストは、「ユスティニアヌスの疫病」と呼ばれている。このとき、ガリアには血の色をした雨が降り、ウェールズでは黄色い物質が「にわか雨のように地面を伝って流れ」、ヨーロッパと中東の至る所で太陽が霞んで見えたという。「真昼だというのに影ができず、太陽熱の偉大な活力が微弱にしか感じられないことに、われわれは驚いている」とローマの歴史学者フラヴィウス・カッシオドルスは書いている。

ここまで派手ではないにしろ、これに似た不安定な環境は、黒死病が発生するまでの数十年間にも見られた。洋の東西を問わず、火山の噴火（イタリア）、地震（イタリアとオーストリア）、大洪水（ドイツとフランス）、津波（キプロス）、長さ「三ドイツマイル［約二十二キロメートル］」の蝗の大群（ポーランド）などの報告があった。しかし、中世の社会は

＊　この大戦争で、いまのところ優勢なのはペスト菌のようだ。最近の研究はペストの毒性が齧歯類に対して強くなりすぎたことを示唆している。そのため、数種の齧歯類において、自然淘汰の過程が妨げられたとも考えられる。（Dean E. Biggins and Michael Kosvol, "Influences of Introduced Plague on North American Mammals" *Journal of Mammalogy*〔November 2001〕, p.906-16）

自然災害を神罰の前兆や現れだと考えたため、解釈には注意が必要だ。ヨーロッパや中国の年代記作者が記述した惨事の多くは明らかに、黒死病にふさわしい終末論的な序曲を提供するための完全な作り話か、さもなければ事実とかけ離れた誇張だった。

とはいえ、樹木の年輪から判断する限り、十四世紀初期の環境ストレスは過去二千年間で最も深刻だったと思われる。ことによると、世界中の海で起きていた異常な地震活動がその原因だったのかもしれない。また、旱魃、洪水、地震といった環境の激変がペストを誘発することも経験上わかっている。そのような事象は往々にして、遠隔地にいる野生の齧歯類の群れ、すなわちペスト菌の宿主を生息地から追いだし、餌や棲(す)みかのある人里へと追いやるからだ。

社会や人口も、状況いかんではペストの危険因子となる。その他の伝染病と同じく、ペストを維持させるには最低四十万の人口基盤を必要とする。それを下回るとき、または人口の分布がまばらな場合、感染連鎖の切断が始まる。衛生状態も影響する。ヒトペストの主要な媒介動物であるクマネズミ（*Rattus rattus*）は、人間の食べ残しや生ゴミを食べるので、街路や家や農場が不潔なほど、ペスト発生の危険が増す。蚤(のみ)はさらに危険な媒介者なので、個人の衛生管理も重要だった。体をまれにしか洗わない人は、定期的に洗っている人よりも感染源となる蚤をひきつけやすい。家畜と暮らす人も鼠や蚤が身近にいるので、危険にさらされる率が高くなる。また、住居の屋根や壁の密閉性が低ければ、さらに危険が増す。

ヒトペストにおける栄養失調の影響については、なぜか意見が分かれる。確かに、人間と共通の栄養素が少なくない細菌は、宿主の栄養が不足していると繁殖が容易にはできなくなる。しかし、二十世紀初頭に中国とインドが経験したペストを見る限り、衛生と同じく、栄養失調が危険因子になることが示唆されており、また栄養が別のより巧妙な方法で感染に影響をおよぼすことを示す新たな研究もある。胎児のときに低栄養状態でいると、免疫系の発達が阻害され、生涯にわたって一般的な疾患にかかりやすくなることが最近の研究からわかっている。

都市は人を不潔にする

カッファからヴェトナムの密林まで、[*]さまざまな戦争もまた、ヒトペストの重要な発病要因となる。戦争で出る死体やゴミは鼠をひきつけ、不潔な体には蚤がつきやすくなり、ストレスは免疫機能の低下を招くことが多い。歩兵と騎兵の行進も疫病の移動を助長する。史実からすると、こうした条件が十分にそろわなければ、パンデミック、すなわちペス

＊　ヴェトナム戦争中、およそ二万五千件のペスト感染例が報告された。感染者のほとんどはヴェトナム人だった。(Plague Manual: *Epidemiology, Distribution, Surveillance and Control*〔Geneva: World Health Organization, 1999〕, p.23-24)

トの大発生は誘発されない。たとえば、ヴィクトリア時代の西洋は、中世ヨーロッパよりもはるかに密接な社会構造をもち、人口密度も高かったが、ペストが猛威をふるった百年前の中国やインドにくらべると、アメリカとヨーロッパでは、人びとが比較的健康で、下水や公衆衛生の水準もかなり高く、建物の多くが木造と煉瓦造りで堅牢だったために、ペストが確かな足がかりを得ることはなかった。ペストは西洋に到達したものの、アメリカではオークランドとサンフランシスコ、スコットランドではグラスゴー、ドイツではハンブルクなど、いくつかの都市で数百人の犠牲者を出したあと、自然消滅した。

暗黒時代というかつての呼称は、いまでは（正確さはともかく、無用な意味づけを避けるために）中世初期と改められているが、この時代にもペストの発生を促す条件はいくつかそろっていた。広範囲にわたる暴力、混乱、栄養失調、不潔さなどである。中世初期のヨーロッパ人が体を洗ったり、服を着替えたりした回数がせいぜい年に一、二回だったという事実は、キリスト教世界でもあまり公言されていない。しかし、海外貿易がほぼ壊滅状態となり、また敵対的な新しいイスラム諸国家が中近東に出現したせいで、中央アジアとアフリカにあったペストの巣窟はヨーロッパから遠ざかることになった。また、中世初期には、深刻な人口減少が起きていた。ローマ帝国の崩壊によって、六世紀と七世紀には、ヨーロッパの人口は二分の一から三分の二ほどを失っていた。スコットランドからポーランドまで、かつての偉大な文明の後継者たちは、まるで逃亡者にでもなったかのように、森のなかの空き地で身を寄せ合って生活していた。何かのまぐれでペスト菌が中世初期の西洋にたどりついたとしても、ヴィクトリア時代のサンフランシスコと同じくらい無残に失敗していただろう。

それとは対照的に、十四世紀の環境はペスト菌に適していた。現代の水準からすると、中世ヨーロッパの人口はかなり少なかった。二十世紀に入って、ヨーロッパの人口は四億を超えたが、当時はおよそ七千五百万人だった。だが、利用可能な資源の量とくらべて、ヨーロッパは危ういほど人口過密になっていた。一〇〇〇年から一二五〇年まで、中世の西欧社会では経済と人口が大きく成長したが、一二五〇年以降に経済が失速しはじめると、ヨーロッパは歴史家デヴィッド・ハーリヒーのいう「マルサスのいう行き詰まり状態」に陥った。中世のヨーロッパ人は、衣食住をなんとかまかなっていたが、人口と資源のバランスはかろうじて保たれているという状態だったので、ぎりぎりの生活だった。気候が悪化してゆくにつれ、ヨーロッパに暮らす数千万の人びとにとって生きるか死ぬかの境界はさらに狭まった。一三一五年から一三二二年にかけて、ヨーロッパ大陸は長期にわたる大雨に見舞われ、一部の地域でようやく太陽が顔を出した頃には、人口の一〇から一五パーセントが飢餓のために死んでいた。とくにイタリアでは、広範囲におよぶ慢性的な栄養失調が、ペスト大流行の直前まで続いていた。

十四世紀のヨーロッパでは、戦争が飢餓とほぼ同じくらい身近なものだった。歴代教皇と神聖ローマ帝国が支配権をめぐって争っていたイタリアは、哲学者トマス・ホッブスがいう「万人の万人に対する闘争」の状態に陥っていた。オルヴィエート、ナポリ、ローマなどの近辺にあった教皇領では、大きな戦闘から、小競り合いまで、さまざまな規模の争いが見られた。海上では、ペトラルカがイタリアの「二本の松明」と呼んだジェノヴァとヴェネチアの船同士が、果てしない海戦に明け暮れていた。イタリア半島のほぼ全域で、金で雇われた流れ者のコンドッティエーリ（傭兵）たちが、局地戦で激しく戦っていた。北と西を見れば、スコットランド、ブルターニュ、ブルゴーニュ、スペイン、ドイツなどでも衝突が起こり、北フランスの港や平野や都市では、イングランド軍とフランス軍がぶつかって、これがやがて百年戦争へと発展することになった。

　中世のドイツには「都市は人を自由にする」という表現があった。とはいえ、市壁で囲まれた数平方キロの内側に、人間、鼠、蠅、汚物や生ゴミなどがごたまぜになって密集していたのだから、中世の都市は肥溜めのようなものでもあった。十四世紀初頭には、ヨーロッパの大都市はひどく不潔になっていたため、フランスとイタリアの都市では、糞尿に関連した名前が通りにつけられたほどだった。中世のパリの通りには、糞便を意味するフランス語のメルドから派生した名前がつけられた。メルドゥー通り、メルドレ通り、メルデュッソン通り、メルドン通り、メルディエール通りなどに加え、幼児語で尿を意味するピピ通りもあった。パリの通りには、屠畜にちなんだ名前がつけられることもあった。ヨーロッパでは、規模の大小に関わりなく、どの町にも同じような通りがあった。それは戸外の屠場である。あるロンドンっ子は、流れでる汚水で家の庭が「臭くなり、不愉快」だと文句をつけた。中世のヨーロッパにも汚物処理に関する規制はあったが、たいていの場合、決まりは一つしかなかった。家の所有者が便器のなかの汚物を通りに空けるとき、「足元注意！」と三回声をかけること、というのがその決まりだった。

中世の人口の九〇パーセントが住んでいた田園地帯は、中世の都会よりはるかに危険だった。壁の薄い農家は隙間だらけで、しかも人口に対する鼠の比率はどちらかといえば農村部のほうが高かった。都市部の鼠が形成するコロニーはふつう同じ通りに建つ数軒の家に分散していたが、田舎では鼠のコロニーが丸ごと一軒の農家に住みつくこともまれではなかった。

中世の人びとの体は、中世の通りと同じくらい、ひどいありさまだった。エドワード三世が三か月に三回入浴したという噂を聞いて、ロンドンっ子は呆れかえった。ボッカッチョの『デカメロン』［柏熊達生訳、ちくま文庫］に登場する修道士アルベルトのせりふは、中世の人びとが抱いていた衛生観念の典型的な一例である。「今日は、長らくしていなかったことをするとしよう」と彼は陽気に宣言した。「これから服を脱ぐ」。イングランドのある年代記作者によれば、暗殺された聖トマス・ベケットが裸にされると、その体から害虫が「煮えたぎる大釜の湯のように吹きこぼれた」という。

中世ヨーロッパを支配していた宗教観や中世医学の定説も、ペストを蔓延させやすい環境を整える要因になっていた。当時の公衆衛生対策といえば、せいぜい汚いものを隠し、よい香りを吸いこみ、病気にならないように祈るだけだったのだ。ローマの上流階級に顧客をもち、スポーツドクターでもあった医師ガレノスの学説に影響された知識階級は、疫病が瘴気（ミアズマ）から生じると信じていた。ミアズマとは、汚染された大気からなる濃密な雲のことである。当時の最も権威ある医師たちの集まりだったパリ医師会は「この腐敗した空気を吸いこむと、当然ながら心臓まで浸透し、そこにある魂そのものを腐敗させる」と、注意を呼びかけた。「医学の第一人者」であるイタリア人のジェンティーレ・ダ・フォリーニョは、「腐敗した」空気の解毒剤としてハーブの香りを吸うことを勧めた。

教会にとっても、民衆にとっても、ペストは人間の罪深さに対する神罰の一種とみなされた。シェイクスピア戯曲の高笑いする魔女のように、黒死病を高い所から見ていたイングランドの修道士ヘンリー・ナイトンの考え方はその典型だった。ナイトンによれば、神がヨーロッパの住民の三分の一以上を滅ぼした理由は、中世イングランドでも評判の若い美女たちが不埒（ふらち）にも馬上槍試合のグルーピーになったせいだった。黒死病の流行から二、三十年後に、ナイトンはこう書いている。「馬上槍試合が開催されるときはいつでも、またどこでも、さまざまな男装に身をやつした貴婦人たちの一団が……軍馬にまたがって……現れた。ときには、この王国で最も美しい、だが最も貞淑とはいいがたい女性たちが四、五十人も集まった……〔彼女たちは〕金銀の飾り鋲をあしらった太いベルトを腰のまわりにゆったりと締め……慎ましくあれなどという忠告には耳を貸そうともしなかった。しかし、万物のなかにおられる神はこの場にも臨まれており、すばらしい治療薬を与えてくださった」。それがペストである。

三つのペストが襲いかかる

さまよう病のなかでも、ペストはとりわけ移動のスピードが遅かった。新種のインフルエンザは一、二年で世界を一周できるが、ペスト菌はヒト免疫不全ウイルスと同じように、複雑な感染連鎖に縛られているため、広がるまでに十年以上かかることもある。ペストというと鼠を連想するが、ペストの主要な媒介者は鼠ではなく、齧歯類に寄生する蚤である。感染宿主が死ぬと、蚤は新たな宿主へと移動するが、そのとき新しい宿主を刺して、ペスト菌を移す。ときには、リス、プレーリードッグ、マーモットといった野生の齧歯類に寄生するさまざまな蚤の一種が直接、人間にペスト菌を移すこともあるが、ほとんどの場合、ヒトペストの媒介者はふつうのクマネズミに寄生するネズミノミ（*Xenopsylla cheopis*）である。

ヒトペストの場合、感染連鎖はいくつかの形態をとる。たとえば、生態系の破壊によって餌がなくなったり、個体数の急増によってコロニーに大きなストレスがかかったりすると、感染した齧歯類が集団となって人里に降りてくることがある。こうして野生の齧歯類の蚤と家鼠の蚤が交換される。黒死病の感染経路についてのもう一つの仮説は、ペストが大流行していた野生齧歯類の群れに、旅人の一行がたまたま遭遇した場合である。感染した齧歯類、またはそれに寄生していた蚤が旅人の鞍袋や荷馬車に侵入する。旅の一行が次の町か村に着くと、ただ乗りしてきた客は隠れ処から飛びおりて、齧歯類の在来個体群に病気を蔓延させる。ネズミノミがかかわってくるのは、感染経路の最後から二番目の段階である。ネズミノミがペスト菌の保持者となるのは、その宿主である鼠が、野生齧歯類に寄生する蚤から、なんらかの方法で菌をもらうからだ。

ペスト菌がジャンプするように人間へ移されるというこの現象は、ネズミノミがせっぱつまったときに起きる。ネズミノミにとって、人間の血液は好物ではないが、地域に生息する鼠の在来種がペストのせいで絶滅状態に追いこまれると、ネズミノミは餓死か、さもなければホモサピエンスかという二者択一を迫られる。いったん人間の集団に定着したネズミノミは、病原菌の媒介者として有能ぶりを発揮するようになる。ネズミノミは宿主がいなくても、六週間は生存できる。これだけの時間があれば、穀物や繊維製品の輸送を利用して優に数百キロは移動できる。また、ネズミノミは非常に攻撃的な昆虫で、生きている毛虫の体表に口器を刺して体液や内臓を吸いとることも知られている。しかし、病原菌の媒介者としてのネズミノミの傑出した特質は、その特異な消化器系にある。

未感染のネズミノミの場合、吸った血液はそのまま胃まで流れて空腹を満たす。しかし感染蚤の場合、前腸で大量に増殖したペスト菌がその部分を塞いでしまう。このためにネズミノミの媒介能力は増強されるが、それには二つの理由がある。第一に、胃に栄養物がいっさい届かないため、慢性的に腹を空かしたネズミノミはしきりに刺すようになる。第二に、未消化の血液が前腸に溜まるため、ネズミノミは生きた皮下注射針と化す。刺すたびに、未消化の血液があふれでて、新たな刺し口にペスト菌で汚染された血液を吐き戻すことになるのである。

小さな昆虫の消化器系の異状によって、ヨーロッパで二千五百万から三千万の死者を出し、中東で三分の一が死に、中国の「人口が減少する」までになったのには、繁殖力の強さが欠かせなかった。ふつう、一匹の齧歯類に寄生する蚤は六匹前後にすぎないが、動物のあいだにペストが蔓延して、宿主の個体数が激減すると、生き残った齧歯類には百から二百匹の蚤が集中して、「蚤の町」ができあがる。ときには、さらに増えて「蚤の大都会」になることさえある。コロラド州の不運な地リスからは九百匹もの感染蚤が見つかっている。

ヒトペストは三種類の病型に分類される。最も多い病型である「腺ペスト」は、蚤の刺し口から感染し、二日から六日の潜伏期間がある。「見よ、この腫れ物を、これは神からの警告の徴に他ならない」と同時代人は書いたが、これは黒死病特有の症状である卵大のリンパ節腫脹を指している。中世の年代記作者は腫脹のことを腫瘍状のものだと説明することが多かったが、それは適切なたとえだった。悪性の癌細胞のように、いったん体内に入ったペスト菌は爆発的に増殖する。この時代の人びとは、リンパ節腫脹を「ガヴォッチョロ」と呼んだが、一般的には、刺された場所によって腫れ物のできる場所が異なった。脚や足首からペスト菌が侵入したときは股(もも)の付け根にでき、上半身を刺されたときは腋(わき)の下か頸部にできる。ガヴォッチョロは激しい圧痛を伴うため、感染者の多くは不自然な姿勢をとるようになる。頸部に腫脹があると頭を反対側に傾けたままになり、鼠蹊(そけい)部の腫脹なら片足で跳ねるようにしか歩けず、腋の下の腫脹なら腕を脇腹から離したり、上に伸ばしたままになったりする。また、奇妙なことに、腫脹は騒がしい存在でもあり、ヒトペストはゴボゴボと怪しい音を立てて、犠牲者に話しかける。

　年代記の作者たちによれば、黒死病のなかでも、腺ペストだった場合、よく見られる症状が三つあった。その一つは点状出血といって、痣(あざ)のような紫斑が、胸部や背中、または頸部にできた。この紫斑が現れた者はもう助からないことから、点状出血は「神の御印(みしるし)」とも呼ばれていた。現在まで歌い継がれている黒死病時代のわらべ歌は、この「御印」から発想を得たという言い伝えがある。

薔薇の花輪を作りましょう、ポケットをお花であふれさせ
くしゃん、くしゃん［原文の音がペストの赤い発疹を指す］、みんな倒れてしまいます*

中世の腺ペストには、悪臭もよく見られる症状だった。黒死病の年代記作者の多くは、感染者がいまにも死にそうに見えたばかりか、死人のような臭気を放っていたと報告している。ペストにかかった友人を見舞ったある男は、「汗と排泄物と唾と息の強烈な臭いは、なんとも耐えがたかった」と書いている。また、中世のペストが神経系を乱したという同時代の記述もいくつか見られる。熱に浮かされ、興奮状態となった患者が、半狂乱になって窓から叫んだり、半裸で歩きまわったり、昏迷状態に陥ったりしたという報告がある。

奇妙なことに、これら三つの症状は現代の腺ペストではまれにしか見られない。米国疾病管理センター（CDC）の疫病部門の長ケネス・ゲージ博士は、実地調査で「神の御印」を見たことはあるが、症例がごく少数だったので、ペスト感染者の出血斑を見たことがあるかと訊かれたとき、しばらく考えなければ思い出せなかったという。悪臭を放つ例には

＊近年、この歌と黒死病の関係を疑問視する学者も出てきている。彼らの主張によれば、この詩は十九世紀初期の作品だという。

何度も遭遇しているが、それは不適切な看護の副産物にすぎないと博士はいう。着替えや入浴がおろそかになるとか、貧民窟に住んでいるなどの理由である。黒死病の年代記作者たち、あるいは少なくとも彼らの一部が残した記述によれば、体内から発するその臭気は、まるで内臓が壊疽を起こしているかのように臭かったという。アジアと南北アメリカでペスト患者を診てきたゲージ博士は、中枢神経系を冒されたペスト感染者の症例は一つも記憶にないという。

ペストの三種類の病型のうち、腺ペストの生存率が最も高い。それでも、治療をしなかった場合の死亡率は約六〇パーセントである。

二つ目の病型である「肺ペスト」は、他の病型とは異なり、直接ヒトからヒトへと感染する。しかし、他の病型と同じく、もともとは齧歯類と昆虫を介して媒介される。腺ペストの一部の症例では、ペスト菌がリンパ系を通って肺に感染し、二次的に肺ペストを引き起こす。これは俗に「咳ペスト」とも呼ばれ、咳と喀血がおもな症状である。感染者が咳とともに喀血すると、ペスト菌は蚤との関係から自由になり、風邪やインフルエンザと同じように、空気感染によって人間集団のあいだに蔓延する。肺ペストは夏にも流行するが、むしろ冬に発生しやすい。気温が低いほうが痰と咳の飛沫が霧状に凍って伝播しやすいからである。

腺ペストの場合と同じく、咳ペストの場合も、黒死病の時代のペストと現代の変異体には大きな違いがいくつか見られる。その一つが発生率である。今日では比較的まれになっているこの病型は、黒死病が発生した最初の年に、南仏とイタリアの至る所で蔓延したようだ。もう一つの顕著な違いは伝染力である。現代の肺ペストはそれほど「かかりやすい」病気ではない。それもそのはず、ペスト菌はウイルスよりも大きく、したがってヒトからヒトへ伝播しにくいからである。大きな細菌ほど大きな飛沫を必要とし、ヒトが吸いこんだとしても、気道上部で「引っかかって」なかなか肺まで到達できないのだ。

中世の文献には往々にして誇張が見られるが、それを差し引いて考えても、黒死病の肺ペストは単に感染力が強かっただけでなく、核分裂の連鎖反応のように爆発的に蔓延したという印象を与える。恐怖にかられたシチリア人のある年代記作者はこう書いている。「息がかかっただけで……一緒に話をしていた人たちに病気が移った……犠牲者はとつぜん病に倒れたかと思うと、そのまま動けなくなった……患者は激しく喀血し、三日間ひっきりなしに嘔吐したあと、もはや治療の手立てはなく、死ぬしかなかった。しかも、彼らだけでなく、彼らと話した人びとがみんな死んだばかりか、彼らの持ち物をもらったり、触れたり、動かしたりした人びとまでもが死んだ」。

咳ペストはきわめて致死率が高い。治療しなければ、九五から一〇〇パーセントの確率で死に至る。

治療をしなければ、一人として助かる見こみがないのが、三つ目の病型である「敗血症ペスト」である。血液系に大量のペスト菌がいっせいに侵入したときに生じる毒性があまりにも強力なため、ふだんはペスト菌を伝播できないヒトジラミのような昆虫も、ペストの媒介者になる。二十世紀初頭に敗血症ペストが大流行したときは、症状が現れてから死亡するまでの平均生存時間は一四・五時間だった。

敗血症ペストでは姿が醜く変貌する。手足が炭のように真っ黒になって硬くなるのである。ここから「黒死病」という呼び名が生まれたとする説もあるが、敗血症ペストはまれな型であり、いずれにせよ、中世のペストが「黒死病」と呼ばれるようになったのは、歴史に関する後世の誤解がもとだった。一六三一年、歴史家のJ・I・ポンタヌスは、ローマで大発生した流行病のことをセネカがラテン語で黒死病（Arta mors）と呼んだことが頭にあったためか、大量死が発生した十四世紀にこの表現が使われたと主張した。スウェーデンでは、一五五五年頃にこの表現（swarta döden）が使われるようになり、その五十年後には、デンマーク人がそれを自国語に取り入れ（den sorte Død）、十八世紀になると他のヨーロッパ諸国も「ブラック・デス（黒死病）」という表現を用いはじめた。だが、彼らはやはり誤解していたのかもしれない。中世の疫病を生き延びた世代は、それを la moria grandissima, la mortalega grande, très grande mortalité, grosze Pestilentz, peligro grande, huge mortalyte などと呼んだ。いずれも「大いなる死」の意味であり、もっと砕いていえば「ビッグ・デス」、すなわち「大量死」である。

死を運んできたガレー船

中世のペストに関する最大の謎は、カッファから船で脱出したジェノヴァ人たちが、ヨーロッパ初のペスト到来の地という記録が残るシチリアまで二千五百キロの船旅をどうやって耐えたのかという点である。彼らを乗せたガレー船はイタリアを目指す旅の途中で、まずコンスタンティノポリスで泊まり、その後もいくつかの港に立ち寄ったと思われるが、それにしても、ペスト菌とともに船に乗せられて大海原を行くのは、ガラガラヘビと一緒に回転ドアに入ったようなものだろう。いまのところ、その謎を解く鍵は「幸運の遺伝子」［この遺伝子をもつ人は運が強く不幸にもあわないという俗説］しか考えられない。近年の研究によれば、CCR5—Δ32という対立遺伝子(アリル)*が人をペストから守っている可能性があるといわれる。ガレー船の乗組員のなかに、この貴重な対立遺伝子(アリル)をもつ人びとがいたのかもしれない。

もっとはっきりしているのは、水平線の彼方にカッファが消えたあとの出来事である。出港から二日目か三日目、船員の一人が熱っぽさを感じて目を覚ました。ふたたび眠りに

＊ 対立遺伝子は複数の発現の仕方をもつ特定の遺伝子。たとえば、ヒトの目の色には、茶、青、緑など数種類の発現の型がある。

落ちた男の蚤だらけの上着を船員仲間が盗んだ。数日後には、盗みを働いた男も具合が悪くなった。二人が発病したという噂が流れると、恐慌をきたした船員たちは船倉の馬房に集まり、ひそひそと話しあい、企みがなされた。その夜、船尾側で一度、少し間をおいて、二度目の水しぶきが上がった。月光のスポットライトを浴びて、きらきらと輝くさざなみの下に、二つの体が沈んでいっても、騒ぎたてる者はいなかった。

日が長くなるにつれ、ペストが船をのっとりはじめた。男たちはたがいに敵意をあらわにするようになった。いずれヨーロッパにペストが上陸したあとも、同じことが起こり、殴り合い、殺人、リンチ、反乱などが頻発した。疫病の進行だけが、完全な混沌状態に陥るのをかろうじて防いでいた。男たちの容態が悪化して、殺し合いさえできなくなり、そのうち仕事もろくにできなくなった。頸部リンパ腺に腫れ物ができた舵手(だしゅ)は舵輪に、血の混じった咳をする船大工は作業台に、悪寒で震えている索具工(さくぐ)は帆柱に、それぞれ縛りつけられた。

脱出してきた船の様相は次第に見世物小屋のようにグロテスクなものとなっていった。どちらを向いても、悲惨な状況ばかりが目に入ってきた。血便で汚れたズボンをはいたまま、熱に浮かされて風に語りかける男たち。母親や妻子に会いたがって泣き叫ぶ大の男たち。無関心な空に向かって拳をふりあげ、神を冒瀆する悪態をつく男たちは、咳きこむたびに血をごぼごぼと吐いた。顔や体にできた腫れ物から膿汁(のうじゅう)を垂れ流し、その悪臭は天まで届くかと思えた。非情な灰色の海を力なく見つめる生気のない男たち。ヒステリックな笑い声をあげながら、不潔な爪で紫斑だらけの皮膚を掻きむしる気の触れた男たち。そして、葬る人もないまま放置されて膨れあがった死体は、縦揺れする甲板をごろごろと転がり、やがて欄干か帆柱にぶつかると、くす玉人形のように破裂するのだった。

一三四七年の秋、ジェノヴァ人はシチリアに上陸したが、このとき「彼らの一人と話しただけで伝染する」ほど、病気は進んでいた。ペストが凍結したバルト海を渡ってロシアに達したのは一三五一年から五二年にかけての冬だった。この間、ほぼ一千日あまりで、ペスト菌はヨーロッパの喉元に首つりの縄をかけた。

シチリアでは、およそ一年にわたってペストが猛威をふるった。そこから出た一種のペスト菌株は、地中海沿いに西へ向かい、マルセイユまで席捲した。マルセイユでは一三四七年から四八年にかけての厳寒の冬に、住民の半数が死滅したといわれている。ローヌ川をアヴィニョンまで北上したペストは、一三四八年の四月、西洋文学の伝説的な恋愛物語に終止符を打ち、ローマ教皇の精神的な弱さを世に露呈させ、アヴィニョンの飢えた豚を夜ごと近くの墓地へと駆りたてた。それより東に位置するアドリア海の港町ドゥブロヴニクは、春の到来を祝って、全市民に遺書の作成を義務づけた。六月には、パリがペストに見舞われ、共同墓地が満杯になった。パリの医師会は「一三四五年三月二十日の午後一時、土星と火星と木星が集まるという珍しい配列になった」のが、この病の原因だと公言した。そんな陰鬱な夏の終わりに、ペストは蛇の舌のように二手に分かれた。一方の触手はフランドルとの国境に近いトゥールネーまで北上した。そこではペストの到来を告げる教会の鐘が二日間、休みなく鳴らされた。もう一方の触手は、つい先ごろ包囲戦があったばかりのカレーの周囲に漂う戦いと死の匂いに誘われたのか、沿岸地域を北上し、海峡の向こう側にあるイングランドを見ようとして西方を凝視した。海の向こうでは、ドーヴァーからランズエンドまで、不安にかられたイングランド人が夏の海を見張っていた。このあと、一九四〇年の夏のバトル・オブ・ブリテンまで、これほどイングランド人を警戒させる事態は来なかった。

七月、ペスト菌は監視の目をすり抜けて、イングランドのメルコムという小さな港町に上陸した。一か月後、その町は沈黙に覆われ、家々の屋根を叩く雨の音と、南に見えるドーセットの白亜層の絶壁に寄せては砕ける波の音しか聞こえなくなった。九月、人びとが恐れおののくなか、疫病は東に向きを変え、降りしきる晩夏の雨のなかをロンドンへと向かった。そこでは、悲嘆に暮れた国王が愛する娘の喪に服していた。「人間であればだれしも、いまのわれわれが悲しみの棘に心を痛めていると知って、意外に思うはずはないでしょう。われわれとて、人間なのですから」。ペストで命を落とした十五歳のジョーン王女のことを想って、エドワード三世はこのように書いた。一三四九年の春、ウェールズの緑の丘陵に鳥の鳴き声が響きわたる頃、地元の詩人は「死は黒煙のようにやってくる」と書いた。麗しき五月、ペスト菌はダービーシャーに到達し、わずか三か月のうちに小作農ウィリアム・ド・ウェークブリッジの妻、父、姉妹、兄弟、義理の姉妹の命を奪った。アイリッシュ海を渡ったダブリンでは、生者が死者に街を明けわたしていた。フランシスコ会修道士ジョン・クラインは書いている。「私は……死者に囲まれて、自分の死を待っている」。

ペストのもう一つの菌株は、ジェノヴァからヨーロッパに侵入した。一三四七年の大晦日に数隻のガレー船が錨(いかり)を下ろしていたときのことだった。夜の街路に寒風が吹きすさぶなか、公証人アントニオ・デ・ベニチオの家の窓に一本の蠟燭の灯が見えた。彼は汚染された街にとどまって、避難できない依頼人のために遺書を作成していた。くるりと内陸に向きを変えて、イタリア中部の狭い平原を横断したペストは、翌年三月のある寒い日にフィレンツェを襲ったが、ここではあまりにも多くの犠牲者が出たため、教会は市民の気持ちを滅入らせないように弔いの鐘を鳴らさなくなった。「病人が［その音を］嫌がるだけでなく、健康な人たちも弱気になった」と、生存者の一人はいっている。シエーナにペストが到達した六月、靴職人から収税官になったアニョーロ・ディ・トゥーラは「この世の終わりだ」といった。そこからほど近いピストイアの対応はもっと現実的で、町の長老たちは「これからは……どの墓も腕二本半分の深さまで掘ることとする」と告知した。八月、疫病はペルージャまで達した。イタリアの有名な医師ジェンティーレ・ダ・フォリーニョは貧しい人びとと運命をともにした。ペルージャの名門の出で、裕福だったジェンティーレは、同じ上流階級の人びとが逃げだしたあとも街にとどまって、医師としての使命を全うした。異臭を放つ掘っ建て小屋に住む人びとのもとへ往診に通い、ついに彼自身もペストに倒れたのである。

一三四八年の秋、アルプスの峠を越えてオーストリアに入ったペスト菌は、ぞっとするほど大量の死者を出し、その悪臭は想像を絶するもので、羊を襲う狼が「目に見えない警告を感じとったかのように、慌てて荒野に逃げ帰った」という。中央ヨーロッパに達した疫病は、未曽有のユダヤ人迫害を引き起こすきっかけになった。一三四八年の九月、ジュネーヴ湖［レマン湖］畔のシヨンという町で、ユダヤ人の外科医とその母親がペスト菌を撒(ま)き散らした容疑で逮捕された。医師は自分か仲間たち、その母親は自分か息子、そのどちらをとるかという二者択一を迫られたのだった。

一三四九年一月、バーゼルのユダヤ人はライン川の中洲で焼き殺された。衛生意識の高かったシュパイヤーの町は汚染を恐れ、ユダヤ人の死体をワイン樽に詰めこんでライン川に流した。二月、予防対策として、シュトラスブルクのユダヤ人は地元の墓地に連行され、まとめて火をかけられた。墓地に連行されたユダヤ人のなかには美しい娘たちもいて、キリスト教徒は命を助けようとしたが、彼女たちはそれを拒んで、みずから焼け死ぬことを選んだ。この予防対策のかいもなく、シュトラスブルクはペストに見舞われた。ヴォルムスのユダヤ人街では、近隣のキリスト教徒の手にかかるのを恐れた彼らが自宅にたてこもり、自分たちの手で火をつけた。三月の曇り空の下、コンスタンツのユダヤ人は集団で、歌ったり笑ったりしながら炎のなかに飛びこんだ。

ペストがドイツの原生林を前進しているあいだ、中世チュートン人特有の魂から別の魔物が湧きでてきた。鞭打苦行者である。彼らは苦行とユダヤ人虐殺によって大量死の呪いを解くことができると信じていた。二十年後になっても、目撃者の一人は、彼らが誘発した集団的な狂騒状態をありありと覚えていた。男たちは「裸になって、血が流れるまでその身を激しく鞭打ち、群衆は泣いたかと思えば、次には歌い、『われらに赦しを！』と叫んだ」。

一三四九年五月、イングランドの羊毛船によってペストはノルウェーのベルゲンに運びこまれた。それから何日もたたないうちに、乗客と乗員が一人残らず死亡した。北欧の短い夏が終わる頃には、疫病はスウェーデンを目指して弧を描くように東進した。この大量死は怒れる神から下された罰に違いないと考えた国王マグヌス二世は、神の怒りを鎮めるために、「断食の金曜日」と「裸足の日曜日」を国民に守らせた。グリーンランドの東岸に接近したペスト菌は、白波が立つ極寒の海にそびえる桃源郷（ザナドゥ）の胸壁のような氷崖に遭遇した。だが、ペスト菌はひるむことなく突きすすんだ。そのとき以来「その〔東の〕海岸やそこの住人を見た者はいない」という記述が残されている。

ペスト菌が「死の円」を描ききるのに要した三年半のあいだに、ペストの影響を受けなかったヨーロッパ人は一人もいなかった。三分の一が犠牲になり、残る三分の二が悲嘆と涙に暮れた。

以下の章で語られるのは、そのような史上最大の惨事をめぐる物語である。

第二章 「やつらは怪物だ、人間ではない」

アジアへ向かう大草原の旅

地図を見る限り、ユーラシアのステップ地帯は旅人にとっての楽園のようだが、地図製作者がここに描いた草原、すなわち白ロシアから中国まで、ユーラシア大陸の中央部を横切るように、緑のクレヨンで彩色された広大な平面は、現実を美化した創造の産物とでもいうべきものであり、じつは春にしか見られない光景だ。空気の暖まる春には、草はまだ膝くらいの高さにしかならず、風にはまだ野の花の香りが残っている。しかし、雪が腰の高さまで積もる冬になると、ナポレオンが痛感し、その後のヒトラーも思い知らされたように、このステップ地帯の西部は白一色の雪原へと変貌し、シベリアのツンドラから吹きつける北極の風が積もった雪を舞いあがらせ、吹雪の竜巻を起こす。地図製作者が描いた図は、夏の太陽も無視している。木の一本すらない八月のステップ地帯を旅する者にとって、太陽は手を伸ばせば届きそうに思え、ぶんぶんと飛びまわる蚊は、地域によっては親指の先ほどの大きさになり、刺し傷は小さな腫れ物のように腫れあがる。

もっと東のモンゴル高原では、このステップ地帯がゴビ砂漠をとり囲み、砂漠はそのまま中国につながる。この地形の変化を表すため、地図製作者はここでも現実を美化した創作物ともいえそうな表現を用いることが多い。ここに砂色の絵の具を塗るのだ。平原地帯の東部には、十億年分もの陽射しに焼かれて、からからに干あがった海底のように見える場所もある。赤錆色の断崖がつらなる峡谷と、山よりも丘に近い砂混じりの高地のあいだに、石ころだらけの緩やかな起伏が大海原のうねりのようにはるか彼方の地平線まで広がり、頭上ではうるさく鳴きわめくハゲワシの群れが旋回し、その上に広がる空は人間など押しつぶしそうなほど広大無辺である。春の盛りでさえ、この草原地帯でとれるものはたった二種類しかない。先の尖った硬い草と、雪の降り積もる冬を越せなかった人間や獣の骨だけなのだ。

フランチェスコ・ペゴロッティのガイドブック『商業指南』は、この草原地帯を行く中世の旅人の不安を取り除こうとして「タナから北京までの道程は安全そのもの」だとうけあい、おまけに「タナからは女性連れでも大丈夫だ」といっている。さらに「〔通訳への〕金をけちって……役に立たない者を雇わないこと」といった有益な助言も盛りこんだ。* だが、この『商業指南』も、現実を美化した創作物の部類に属した。カッファを出発した旅人は、八か月から十二か月間ものあいだ、モンゴル・ポニーの背に乗るかガタガタ揺れる荷馬車の上で過ごし、目の届く限り地平線しかない大草原をひたすら進む。夜になっても、温もりを感じさせるのは、旅の仲間だけだった。地形と同じくらいとっつきにくいのは、中央アジアの平原を棲みかとする荒々しいモンゴル人だった。ある西洋人は彼らのことを「けだもの同然だ」といっている。「野生の根菜と、鞍の下に置いて重みで揉んでやわらかくした肉を常食とする……土地を耕すことも、定住することも知らず……どこから来たのか、どこで生まれたのかを訊いても答えられない」。十三世紀にモンゴルを旅したフランドル出身の修道士ウィリアム・ルブルックによれば、タタールの女は「驚くほどの肥満体」で、「顔に奇妙な色を塗りたくって」いたという。男のほうも同じくらい奇妙ななりで、背が低く、ずんぐりして、「驚くほど頭でっかち」だった。また、男女ともひどく不潔だった。モンゴル人が入浴を拒むのは、神の怒りを買う行為だと信じていたからだった。フランスの歴史家ルネ・グルッセによれば、「中世の人びとにとって……アジア発見は、ルネサンス人にとってのアメリカ発見と同じくらい大きな出来事だった」という。だが、中世のアジア発見は、むしろ再発見というほうが正確かもしれない。古代ギリシャ・ローマ時代には、オリエントからの情報がシルクロード経由でたまに西洋まで届いていた。シ

＊　ペゴロッティは生地フィレンツェの東側より先の東方へ行ったことがなかったので、紀行作家として信頼がおけるとはいえない。彼の情報はイタリアの旅商人から聞いた話にもとづいていた。

ルクロードは中国とアラビアのあいだに横たわる砂漠を縫って走り、中央アジアにそびえるパミール山脈の雪の深い峠を越えてゆく交易路である。ローマと中国の代表はこの道の途中で落ちあって贈り物を交換したのだった。しかし、七世紀以降になると、ユーラシア大陸の西の端に位置するヨーロッパは孤立し、混乱と崩壊のなかで身動きできなくなっていた。十一世紀から十二世紀にかけて、ようやく覚醒しはじめた西欧社会は、東洋についての知識はあったとはいえ、せいぜい中東までのことしか知らず、さらに厳密にいえば、地中海に面した細長い地域のことしか情報は入ってこなかったのだ。この地域ではジェノヴァとヴェネチアの商人がアラブ人の仲買人からアジアの商品を法外な値段で買わされていた。アラビアより向こうの話はすべてが伝説に包まれ、神話と化していた。人間の体に犬の顔がついた「犬頭人」や、頭の部分がまったく何もない「無頭人」など、アジアに住む奇怪な種族の話が伝わっていた。イスラエルの失われた十支族に関連があるらしい「ゴグとマゴグ」「終末に現れるサタンの勢力」、東洋の謎めいたキリスト教国の王「プレスター・ジョン」、インドのどこかにあるという「エデンの園」などの伝説がまことしやかに語られていた。しかし、モンゴル人がキエフから中国に至る草原地帯を統一した十三世紀半ばまで、こうした東洋の驚異をじかに調査しようとする西洋人はただの一人もいなかった。

ごく初期にアジアを旅するようになったヨーロッパ人は、ローマ教皇の使者を務めたジヨヴァンニ・デ・マリニョリのような聖職者だった。彼は、タタール人の大ハーンが教皇からの贈り物に「大喜びし、それこそ飛びあがらんばかりだった」と報告している。また新約聖書をモンゴル語に翻訳したジョヴァンニ・ディ・モンテ・コルヴィーノは、中国に何年も滞在したために実年齢よりもずっと老けてしまった。十一年間の東洋滞在のあとで、「すっかり老いさらばえて髪も真っ白になったが、それは加齢のせいではなく、もっぱら労苦と悩みのせいである」と彼は書いている。また、勇猛果敢なフランシスコ会修道士ウィリアム・ルブルックもこのグループに入る。彼はステップ地帯の旅につきものの困難に耐え、とりわけ飲んだくれの通訳には、さんざん苦労させられた。このウィリアムの報告を通じて、中世ヨーロッパは、中国の文字やモンゴルのクミスという酒、テベット族のことなどを知った。チベットの一部族であるテベット族は、かつては死んだ親を食べる風習があったが、いまではそれを廃止したという。ウィリアム・ルブルックはまた、カスピ海が入江ではなく、内海であると正確に理解した最初のヨーロッパ人となった。さらに誇るべき業績は、神学界における初の王座決定戦（スーパーボウル）ともいうべきイベントにヨーロッパ人として初めて参加したことである。一二五四年五月の夜、モンゴル帝国の首都、ゴビ砂漠との境界に近いカラコルムにおいて、ウィリアムは大勢の人で混みあったゲルのなかに堂々と歩み入り、大ハーンの面前で仏僧（チュニス）を相手に、西洋の一神教という概念を擁護すべく熱弁をふるったのだった。

「神が一人しかいないとは、ばかげた言い分だ」と、老練な仏僧が反論した。「地上には偉大な支配者が大勢いるではないか……神とて同じこと……天には十人の神がおられるが、どの神も全能ではない」。

「では」と、ウィリアムも応じた。「その神々のうち、一人としてあなたを救うことはできないのですね。〔あなたが窮地に陥ったとき〕……一人の神では力が足りないというなら、あなたを救うこともできないでしょう」。

このやりとりからして、ウィリアムは自分が勝ったと思ったが、悲しいかな、この討論の優劣を判定した三人のモンゴル人審判はそうは思わず、仏僧の勝利をいいわたした。

聖職者に続く第二波として東洋を訪れたヨーロッパ人は、アジアの品物を現地で買いこもうと考えた貿易商たちであり、その筆頭がジェノヴァ人とヴェネチア人だった。ヴェネチア商人を父にもつマルコ・ポーロは、一二七〇年代という早い時期にアジアの草原を踏破したが、この向こうみずな若者のあと、いったい何人の貿易商がアジアに向かったのか、正確にはわからない。しかし、十四世紀初めまでに、北京を含む中国の各都市にはイタリア人居住地ができて賑(にぎ)わいを見せ、東と西をつなぐ二本の交易路はヨーロッパ人が盛んに行き来するようになった。海路でアジアへ行くには二年近くもかかった。とはいえ、海路を行く旅人の目に入る眺めといったら！　海路のスタート地点は、黒海沿岸のギリシャ人植民地だったトレビゾンド、または尖塔がそびえたつイランの都市タブリーズだった。タブリーズは、途方もなく裕福だったので、ヨーロッパからの旅人にいわせると、この都市は「大ハーンにとってかけがえのないものであり、フランス国王にとってのフランス全土よりも大きな意味があった」。クリミア半島のトレビゾンド、またはイランの都市タブリーズを出航したあとは、ペルシャ湾のとば口にあるオルムズ港に立ち寄り、そこからインド洋を渡ってクイロンに至った。インドの小王国の一つであるクイロンは、風に揺れる椰子の木の下に世界中のすべての驚異を集めたような場所だった。のしのしと歩く象、甲高い声をあげる猿、市場では熱気のなかに胡椒と肉桂の香りが混じり、中国から来た大型の外洋航行船の水夫たちはオールを動かしながら「ラ、ラ、ラ」と歌っていた。このルートの終着点は、東洋のヴェネチアと称えられ、中世世界の七不思議の一つともいわれた杭州だった。周囲およそ百六十キロ、十二の大門で守られた杭州の町には大型船も航行できる運河が縦横に走り、消防署や病院を備え、手入れの行き届いた広い通りに沿って住宅が建ち並び、各戸の扉には住民全員の名前が記されていた。一万二千の橋がかかり、派手な色の小船が行き交う運河沿いにくりひろげられる光景こそ、何にもまして、驚異そのものだった。西洋から来たある訪問者は驚きを隠せず、ここにいるのは「世界最高の美女ばかり」だといった。近くの宮殿では、タタールのハーンがふだんどおり食卓につき、五人の生娘が歌いながら給仕をしていた。

それでも、船の旅は時間がかかりすぎたため、西洋の商人たちは時間が短くてすむ陸路のほうを好んだ。中世には、有名なシルクロードを含め、いくつかの陸路があった。だが、一三〇〇年頃から、ステップ地帯の北部を通る新しいルートに人気が出はじめた。北の地形のほうが平坦で、人にも動物にも、また荷馬車にも楽なことに気づいたのである。じつはこのルートには大きな欠点があったのだが、新参の旅人には知るよしもなかった。このルートが通る地域は、シベリア、モンゴル、中国北西部に生息するタルバガン〔リス科マーモット属の齧歯類〕のコロニーが密集していたのだ。

タルバガンは、毛皮が珍重され、丸い目をして、体つきはリスに似ている。そして、伝染性の高い病気のために、かつてステップ地帯ではひどく恐れられたが、それは現在でも変わらない。十九世紀ロシアの作家A・K・タシェルカソフの『シベリアの猟師の回想』によれば、ステップ地帯の狩猟遊牧民のあいだでは、謎めいたタルバガン病の話が親から子へと代々、語り継がれてきたという。それは、病気のタルバガン（病気かどうかは、よたよたした歩き方でわかる）を捕るような愚かな人間にとりつく病だった。ステップ地帯の伝説によれば、きわめて感染力の強いこの謎のタルバガン病の原因は「裸眼では見えない微小な虫」だったが、一九〇五年に病気のタルバガンを初めて解剖したところ、この「見えない虫」がペスト菌であることがわかった。こうして科学者の一人は、中央アジア平原に広がる「タルバガンの庭」を「燃えさしの山」にたとえることになった。「そこではペストが燻り（くすぶ）つづけ、感染という火の粉がいつなんどき飛び火して……大きな火事になるかしれない」。

タルバガンに関する最近の研究も、黒死病の解明につながりそうだ。タルバガンはマーモットの仲間である。そして、マーモットを研究してきたロシアの科学者たちによると、マーモットのあいだを循環するペスト菌株は、世界で最も伝染力が強いという。致死率がきわめて高いことに加えて、ロシアでマーモット・ペストと呼ばれる伝染病には、もう一つ、黒死病によく似た特徴がある。齧歯類のペストで唯一、向肺性をもつのだ。つまり、タルバガンなどのマーモットに限って、ペスト菌が肺に侵入しやすく、肺炎につながることが多い。ステップで見つかるタルバガンの死体は、よく鼻や口のまわりに血の混じった泡がついているが、これは肺感染の有力な証拠である。

アメリカの微生物学者は、ロシア人のいうマーモット・ペスト学説に懐疑的になりがちだが、ロシア人はその毒性と伝染力に強い確信を抱いていたので、冷戦中にはそれを国防に役立てたらどうかと提案したほどだった。大勢のロシア人科学者のそばで仕事をしてきたウェンディ・オレントによれば、新しい細菌兵器の計画を立てようとするとき、ソ連の生物兵器計画の長ニコライ・ウラコフ少将はいつも部下に向かって「必要な菌株はたった一つだ」と叫んだ——それがマーモット・ペストである。

ペスト菌と齧歯類の蜜月

どんな病原体でも、遺伝子の歴史を復元するには想像力を働かせることが必須となるが、黒死病と同じように、ペスト菌も発祥地は中央アジアのステップ地帯だと思われる。微生物学者のロバート・ブルベイカーの主張によれば、ペスト菌の生涯におけるビッグバンは最終氷河期の末頃だったという。氷床の後退に伴い、氷が溶けたばかりのステップ地帯で齧歯類の数が爆発的に増加したため、マルサス流の抑制メカニズムが早急に必要とされた。さらに、農業が発展したことは、齧歯類の歴史のうえでかつてないほど、個体数の増加に大きく貢献した。その結果、個体数を減らすための病原菌はより必要度を高めたはずである。

ペスト菌がこの世に登場した時期をわずか千五百年前から二万年前くらいと推定すれば、ブルベイカー博士の考える理論と一致し、また、その不規則な遺伝子構造には、進化の危機に対応した急ごしらえのものだったという痕跡がうかがえる。ペスト菌のゲノムには機能を失った遺伝子が多く含まれ、三個の不恰好な核外遺伝子（プラスミド）も保有している。しかし、人間と同じで、病原体の場合も、見た目にだまされることがある。ペスト菌は世界一の病原菌になれるだけの性質が一つ残らずそろっているだけでなく、生物学的な魅力も併せもっていた。多くの病原菌が致死力をもたない理由の一つは、細菌が感染部位

（蚤の刺咬部など）に集中して、重要な臓器に広がらないからである。その結果、局所的に腫れて、赤くなる程度ですむ。ところが、ペスト菌は特別な酵素を進化させることでその問題を解決した。その酵素の働きで、ペスト菌は肝臓や脾臓まで運ばれ、そこを拠点にしてたちまち全身に行きわたる。同じくらい重要なのは、体内に侵入したペスト菌という異物を退治しにきた相手、たとえばノミの抗体やヒトの抗体を巧妙にかわす術を身につけた点である。ノミの抗体の場合、ペスト菌がなかなか捕まえられないため、その間にペスト菌はノミの前腸で盛んに増殖してしまう。これはペストの伝染力にとって重要なキーとなる。ヒトの抗体の場合、ペスト菌は体内を逃げまわっているうちに、リンパ節から肝臓や脾臓へと侵入する。ヒト免疫不全ウイルス（ＨＩＶ）と同じく、ペスト菌はヒトの免疫系をひどく混乱させる。体の防衛機能が働きだす頃には、すでに手の施しようがなくなっているのである。

ペスト菌は、目の前に現れた相手が何であろうと、ほとんどすべてを殺すことができる。人間、鼠、タルバガン、アレチネズミ、リス、プレーリードッグ、ラクダ、鶏、豚、犬、猫、さらにある年代記作者によれば、ライオンさえやられたという。他の主要な病原体と同様、ペスト菌も殺しの適応力を身につけることで、致死性を高めた。ペストを媒介する蚤は三十一種いるが、そのなかにはヒトペストの最も有能な媒介者であるネズミノミや、論議の的になっているヒトノミ（*Pulex irritans*）が含まれる。人間と豚の体につくごくふつうのヒトノミは、ペストを発病させるほどの数の細菌をもたないという研究者もいる。一方、別の研究者によれば、[*]ペストを伝染させるうえで、ヒトノミは、主役とはいわないまでも、ある程度の関わりをもっているはずだという。ヒトノミ媒介説を支持する一派が根拠にしているのは、第二次世界大戦中の日本軍で細菌兵器を開発した731部隊長、石井四郎中将の研究である。[**]

大戦初期に中国の常徳に日本が配備したペスト菌兵器の評価をめぐって、米陸軍はそれを重視し、次のように報告している。「石井の偉大な業績の一つは……ヒトノミの使用だった……この蚤は、風向きに関係なく、生来ヒトを標的とし、地域の鼠の個体群にも感染を広げて疫病を長引かせる……〔攻撃から〕二週間もしないうちに、常徳市民のあいだでペストの犠牲者が出はじめた」。

ペスト菌にも弱みはある。テーブル、椅子、床などの表面では長く生きていられず、盛んに活動できる気候条件はかなり狭い。気温は摂氏一〇度から二六度、湿度は六〇パーセント以上、理想的には八〇パーセントである。ペスト菌に耐性をもつ動物もおり、たとえばステップケナガイタチ、アメリカクロクマ、スカンク、コヨーテなどはペストにかからない。ヒトもペスト菌に対してある程度の免疫をもつが、これも論争の的となっていて、結論は出ていない。最近の研究では、HIVからヒトを守る対立遺伝子(アリル)のCCR5―Δ32が、ペストに対しても抗力を発揮するらしいといわれているが、大方の科学者はまだ、ヒトがペスト菌に対する耐性をもつことについて懐疑的である。ただし、軽いペストにかかって治癒したあと一時的にできる抗体だけは例外とみなされている。

ペスト菌に対して、少なくとも部分的な免疫を獲得できる動物種のなかには、宿主集団である齧歯類も含まれる。実際のところ、齧歯類の群集に対するペスト菌の絶妙な適合ぶりは自然の驚異としかいいようがない。これまでずっと、ペスト菌と齧歯類はおたがいの不幸を我慢しながら、なんとか共存してきた。動物と病気のバランスが保たれた関係を、臨床用語では「地方病性」の病気と呼ぶ。齧歯類がペストにかかって死ぬことは変わらないが、ふつうはどこの集団にも部分免疫をもつ個体が十分な数だけいて、ペストの大流行

＊　フランスではヒトノミ媒介説が盛んである。近代のペスト史研究における第一人者ジャン＝ノエル・ビラバンを始めとするフランスの学者は、英米の中世史学者がペスト媒介者としてのヒトノミの役割を軽視しすぎていると考えている。

＊＊黒死病をめぐる大きな謎は、ヒトノミ媒介説と石井中将の研究によって解決できるかもしれない。中世の史料に鼠の集団死の記述がほとんど見られないのはなぜか？　近代のペスト大流行時には通常、ペスト菌が人間を襲う二、三週間前から町の至る所で鼠の死体が見られる。中世の町の路上では鼠の死体などごく当たり前の光景だったので、とくに記述しなかったのだと説明する学者は大勢いた。しかし、別の説明ができるかもしれない。中世の社会の衛生状態がひどく悪かったために、ヒトノミが黒死病の重要な媒介者になったという可能性もある。

を食い止めている。この生物学的な防火壁がときたま不意に崩壊して、集団全体が動物流行病に呑みこまれ、ペストの大流行につながることがあるが、その理由についてはさまざまな説がある。たとえば、ペスト菌の遺伝子が変化して伝染力が強まるという説や、野生齧歯類の個体群の規模や構造などの変化によってペストに感染しやすくなるという説である。三つ目の説は、前の二つの説とも両立するが、齧歯類の個体数が劇的に増える急増年が動物流行病を誘発するというものである。個体数の急増の原因ははっきりとはわかっていないが、太陽の黒点変動との関連を示唆する学者が多い。黒点の変動周期は、多くの(すべてではないが)齧歯類の急増周期、およそ十年から十二年に合致するのである。

この関連性はそれほど意外ではない。太陽黒点の変動周期は、降雨量、熱帯低気圧、樹木の成長に影響をおよぼし、結果として、野生齧歯類の餌の量を左右することがある。気候変動によって植生が豊かに繁茂すると、齧歯類の繁殖力に影響を与えるせいか、突発的に過剰な繁殖をもたらす。数種の野兎は、盛大な繁殖を周期的にくりかえすことが知られている。より注目すべきは急増年である。齧歯類の個体群は、典型的なマルサス流のジレンマに陥るほど繁殖力が強い。あまりにも増えすぎて、食料が足りなくなるのである。マルサス学説によれば、人口が増えすぎると、自然の力が働いて、飢饉や伝染病など、人口統計に影響をおよぼすほどの大災害が起き、維持可能な水準まで人口が減らされる。齧歯類の個体数の減少を引き起こす要因には、集団の遺伝子組成の変化が考えられる。急増年に齧歯類の個体数が大きく増加すると、部分免疫ができている年長の構成員、すなわちこの集団を守ってきた防火壁が、急速に拡大する若い構成員から成るグループによって希釈される。ペスト菌に免疫をもたないこの無防備な構成員は、いうなれば海上に流れでた油のようなもので、マッチを一本投げ入れただけで、ぱっと大きな炎を上げて燃えはじめる。

齧歯類の個体群動態がわかったからといって、自然界の知られざるハーモニーを垣間見るチャンスになるくらいで、人間にそれほどの益はないだろう。だが、急増年には、町、村、キャンプ場などに腹を空かせた齧歯類が侵入しやすくなることを思えば、事情は変わってくる。ステップ地帯の東部で、あるとき三十四年間に五度ペストの大流行があったが、そのうち四度はタルバガンの急増年に発生している。このとき犠牲になったのは、病気の齧歯類を捕ることが危険だと熟知している地元の猟師たちだった。ステップ地帯の熟練した猟師たちでさえペスト菌に感染したのなら、隙だらけのよそ者が運悪く、急増年のさなかに、モンゴルや中国東北部やシベリアでタルバガンの群れに遭遇したらどうなるかは容易に想像がつく。急増年の個体群による圧力に加えて、長期にわたる生態系の変化のせいでタルバガンの食料源が脅かされている場合は、さらにリスクが増加する。

何が起こったかは、想像に頼るまでもない。歴史的な先例があるのだ。一九〇七年から一九一〇年にかけて、タルバガンの毛皮の価格は〇・三ルーブルから一・二ルーブルへと四倍になり、タルバガン猟師もそれに伴って数を増した。新来の猟師の多くは素人の中国人で、手っ取り早く儲けることしか頭になく、いわんや、よたよたと妙な歩き方をするタルバガンを捕ってはいけないというステップ地帯の言い伝えなど知るよしもなかった。こうして、一九一〇年四月、中国東北部の猟師村で肺ペストが発生し、それから一年以内に六万人の命が奪われた。

湖畔の墓碑銘が語るもの

黒死病の場合、最初に感染したよそ者のグループは、新しい放牧地を探していたモンゴルの遊牧民だったかもしれない。十四世紀のユーラシア大陸では、風のパターンが変化すると、それにつれて気候も変化した。ヨーロッパは前より湿潤になり、アジアは乾燥の度合いが増した。東方に砂漠のような気候が到来するにつれ、タタールの遊牧民は昔からなじみのあった放牧地を捨てて、ステップ北部の「タルバガンの庭」へ移動せざるをえなくなった。彼らはこの不慣れな土地の危険についてまったく無知であり、その点では、二十世紀初頭の中国東北部にやってきた中国人のタルバガン猟師と同じだった。ペストはこれらの遊牧民から、他のよそ者グループに伝染した。アラブ人、ペルシャ人、イタリア人、中央アジアの貿易商人、タタールの騎馬民族や兵隊たち、中国人またはウクライナ人の労働者、あるいはこれらの一部の組み合わせ、またはこの全部だったかもしれない。政治や経済上の変化、たとえばモンゴル帝国の興隆や、ごく初期のグローバル経済の発展などがペスト菌の伝播にどれくらい影響したかも想像がつくだろう。ペスト菌は、距離の長さや人口密度の低さといった障壁を乗り越えて、それまで何世紀も封じこめられてきた内陸アジアの僻地（へきち）から飛びだしたのだ。対立が絶えないステップ地帯がモンゴル帝国の支配下（パックス・モンゴリカ）で一応の統一を見たあと、タタールはアジアとロシアをまたぐ広大な大草原にいくつかの交通網を築き上げた。駅伝制度のジャムチ、新しい交易路、そして隊商宿（キャラバンサライ）のネットワークなどである。

『疫病と世界史』［佐々木昭夫訳、中公文庫］の著者ウィリアム・マクニールは、ペスト流行の初期に、キャラバン隊の休憩地である隊商宿が重要な役割を果たしたのではないかと考えている。「中央アジア……全域を覆い、広大な土地に行きわたっていた隊商基地網は、ペストが人口の希薄な地域を越えて広がっていくとき、格好の通り道となったのは間違いない。隊商たちの常設の宿泊所はどこでも、何十人何百人という旅人やラクダを食わせるために、食糧を相当多量に貯蔵していたから、それを目指して集まった鼠と鼠にたかる蚤も、おびただしく生息していたに違いない」。

黒死病の発祥地がゴビ砂漠か、その周辺だったとするなら、そこから海抜千六百メートルの高さにあるイシク湖へ辿りつくまで、ペスト菌はそんな休憩地の五、六か所に立ち寄ったはずだ。温水をたたえたイシク湖は、ペスト菌が不意に歴史の表舞台に躍りでることになった注目の場所である。湧きでる温泉で水温が摂氏二九度から三五度になるこの湖は、雪を頂く山々と深い森に囲まれて鉢状の窪みを作っている。この湖の周辺には、もはや消えてしまった過去の存在の名残が亡霊のようにさまよっている。ソ連の幻影や帝政ロシアの名残があれば、タタールの亡霊も少し、さらに水面下数十メートルの湖底に沈んだ村のぼんやりしたシルエットも忘れてはいけない。しかし、十四世紀半ばのイシク湖は、ステップ地帯の北を走るルートでもとくに交易の中心地として賑わった。ここを交差点とし、東方へ向かう旅人は中国への近道をとり、西方へ向かう旅人はカッファ、タブリーズ、バグダッドに続く道を辿った。また、中世のイシク湖にはかなりの数の住民もいた。その多くは、シリア地方に起源をもつキリスト教の一派で、中世初期にアジア一帯に広まったネストリウス派の信徒だった。ジョヴァンニ・ディ・モンテ・コルヴィーノのようなごく初期の伝道者は、中国を訪れたとき、杭州などの都市に教会の尖塔がそびえたっているのを見て驚いた。「東洋の各地にキリスト教徒が散らばり、立派な教会もたくさんあることがわかった。荘重で古めかしい教会は、建築物としてもすばらしかった」と、西欧から来たある人物は語っている。

ネストリウス派の人びとは、教養が高く、美辞麗句が大好きだった。イシク湖周辺にあった二か所の墓地の墓碑銘には、死者を称える流麗な文句が並んでいる。ある墓碑銘にはこう書かれている。「高名な注解者にして教師のシュリハ、ここに眠る。彼はすべての修道院を光で照らし……その声はラッパのように高らかに響いた」。もう一つの墓にはこうある。「万人を啓発した著名な福音伝道師にして説教者、その叡智を褒め称えられたペソハ、ここに眠る……われらが主よ、彼の魂が聖人たちと共にあらんことを」。

それらとくらべて、同じくネストリウス派の信徒だったクトゥルクとその妻マグヌ＝カルカが眠る三番目の墓には、薄気味悪いほど簡素な文字しか刻まれていない。夫婦の業績については語られず、敬虔さを褒め称える言葉もない。墓碑銘から想像できるのは、こんな話くらいだ。一三三九年のある朝、気温がイシク湖の水温と同じくらいになる爽快な初夏の朝だったかもしれない。クトゥルクが目を覚ますと、すでにペストの初期症状が出ていた。この最初の日、彼はめまいを感じ、気分が悪かった。しかし、それほど重くはなく、妻のマグヌ＝カルカは夫が夕食時に突然、食べたものをその場で吐くまで、夫の具合が悪いことに気づきもしなかった。夜のうちに、林檎大の硬いしこりが臍（へそ）と陰茎のあいだにできていた。その日の午後、マグヌ＝カルカが指でそのしこりに触れてみると、クトゥルクは痛みで七転八倒し、また嘔吐した。

日暮れになると、新しい症状が現れた。ねばねばした血痰の塊が出るようになったのだ。この咳は二、三時間続いた。湖に夜の帳（とばり）が降りると、高熱が出て、汗みずくになり、ついに意識が混濁した。そして幻覚を見るようになった。炎に包まれた木々に舌を縛られて吊るされる人びと、炎熱地獄で焼かれ、悪臭を放つ煙で炙（あぶ）られ、怪物のような魚に呑みこまれる人びと、悪魔に齧られ、大蛇に噛みつかれる人びともいた。翌朝、その悪夢がまだ消えないうちに、またもや咳の発作に襲われた。今度はさらに激しかった。昼過ぎには、唇と顎に血がこびりつき、胸の奥は熱い鉄ごてを押しつけられたようだった。その夜、マグヌ＝カルカが夫の汗を拭っていると、鼠蹊部のしこりからごぼごぼと変な音が聞こえた。一瞬、その腫れ物が生きているように思えて、彼女は慌てて十字を切った。発病から四日目、藁の寝床には血便の染みができていたが、マグヌ＝カルカは気づかなかった。彼女自身、午前中に二回ほど吐いたあと、暗くなるまで眠った。目を覚ましたとき、夕闇のなかでコオロギが鳴いていた。しばらくその声に耳を傾けていたが、次の瞬間、仰向けのまま吐いた。発病から五日目、クトゥルクは死にかけていた。マグヌ＝カルカは一日中、部屋の反対側に敷いた茣蓙の上に横たわり、夫の空咳を聞きながら、悪臭に満ちた空気を吸っていた。夕方近く、クトゥルクの喉がごろごろと奇妙な音を立てたが、そのあと家はしんと静まりかえった。動かなくなった夫の体を見つめているとき、マグヌ＝カルカの喉がむずむずした。胸の内側で蝶が羽ばたいているような感じだった。その直後から、咳が始まった。

　この夫婦が黒死病の最初の犠牲者というわけではない。しかし、人里離れた湖のそばの小さな家は、人類史上最悪の自然災害が初めて記録として残された場所だった。

ユスティニアヌスの疫病

　このほか、ペスト史に登場する二つの重要な名前は、六世紀に生きた東ローマ帝国皇帝ユスティニアヌス、そして、いまから一世紀前のパンデミック第三波のときに登場した空想好きの若いスイス人科学者アレクサンダー・イェルサンである。イェルサンの名前はペスト菌の学名 *Yersinia pestis* に使われた。パンデミックとは、伝染病の世界的な大流行を意味する。人類史上、黒死病を含めて、ペストがパンデミックの規模に達したことは三度あった。その第一波である「ユスティニアヌスの疫病」から、人とペスト菌の物語は始まり、最後に起きたパンデミック第三波でペスト菌の謎がようやく解明された。十九世紀末に中国でふたたび発生したペスト大流行は、自足していたヴィクトリア時代の人びとを震えあがらせ、今日のビッグ・サイエンス［人類共通の課題を解決するために多額の資金を投じた大規模な研究プロジェクト］の先駆けをもたらした。一八九〇年代、中国とインドでペストが流行しはじめたとき、数十か国の研究者は、ある緊急な課題を解決するために全力を注いだ。「ペストは何が原因で起きるのか?」。

　結局、この世界を巻きこんだ先陣争いの舞台は香港に絞られ、勝者の候補として二人の青年が残った。この二人は、ヴィクトリア時代を代表する二人の細菌学者、フランスのルイ・パスツールとドイツのロベルト・コッホになぞらえることができる。コッホにあたるのは、彼のもとで学んだ北里柴三郎である。がっしりした体格をもち、野心家で、蒸し暑い香港でも糊のきいたウィングチップのシャツを着こみ、近代的な設備と大勢の研究スタッフはだれが見ても絶対的に有利であり、そのうえ一癖も二癖もある人物だった。パスツールにたとえられる夢見がちなイェルサンは、サマセット・モームの小説に出てくるような人物であり、西洋での恵まれた生活を捨て、東洋へ行って「より高い真理」を探し求めた。ペスト菌の発見をめぐる競争を描いた映画があるとすれば、イェルサンの役にはレスリー・ハワードがぴったりである。

イェルサンは、北里にくらべて、研究者としての条件は不利だったし、策略をめぐらすこともできなかった（「例の日本人が……病院の職員を買収したせいで、解剖〔用の死体〕がまったく手に入らない！」とイェルサンは母に愚痴をこぼしている）。しかし、一八九四年にペストの病原体を世界で初めて明らかにしたのは、このスイス人の若い研究者だった。「リンパ節腫脹の髄質組織中には短い円筒状の細菌が必ず存在する」という文章を含む論文は、人間の病について書かれたすべての論文のなかでも、とくに重要なものとなった。数年後、フランスのポール＝ルイ・シモンは、鼠とネズミノミ（*Xenopsylla cheopis*）をペストの媒介者として特定した。一九〇一年、北里の師であるロベルト・コッホは、この新しい研究を次のように総括した。ペストは「鼠の病気であり、そこに人間が参入した」。それから数十年後に、ようやく効果的な抗ペスト薬が登場した。

とりあえず、ヒトとペストをめぐる物語をパンデミック第三波で終わらせるとしたら、そのスタート地点は、六世紀の「ユスティニアヌスの疫病」だった。聖書にはペストに似た病気についての記述がいくつも見られるが、歴史の記録としてペスト菌が初めて登場するのは紀元五四二年のことで、このときペストは一隻の船からエジプトの港ペルシウムへと降りた。近代の視点でいえば、「ユスティニアヌスの疫病」の最も目立つ特徴は黒死病と酷似しているところである。第一に、疫病を広めるのに交易が重要な役割を果たした。エジプトからの交易路が開けてアクセス可能になるまで、このパンデミック第一波の発祥の地とみなされるエチオピアは、たとえばシベリアやゴビ砂漠を含むユーラシアのステップ地帯、中国の雲南、さらにイランのクルディスタンなど、前近代的な世界だったその他のペストの巣窟と同じくらい、ローマ時代後期のおもな人口密集地帯から遠く隔たっていた。黒死病と同様、「ユスティニアヌスの疫病」も生態系が激変したときに発生した。過去二千年分の樹木の年輪をデータ化して調査した最近の研究によれば、この二千年で、とりわけ異常気象とみなされる年が四度あったという。その四度のうち、二度はペスト大流行の年と一致するか、またはごく近かった。一三二五年は、ゴビ砂漠か内陸アジアのどこかでペスト菌が齧歯類を餌食にしていた時期にほぼ一致する。五四〇年は、ペスト菌がペルシウムに到達する二年前で、中国の書記は雪のように降る黄砂の記述を残し、ヨーロッパ人は暗黒時代の始まりを告げるような厳しい寒さの冬にぶつぶつ文句をいっていた。六世紀の修道士トゥールのグレゴリウスはこう書いた。「その冬は例年よりもはるかに冷えこみがきつく過酷だった。川は完全に凍結し……乾いた地面と同じく通り道になった。鳥も寒さと飢えで動きが鈍くなり、大雪が降ったあとは、何の道具もなしに手摑みで捕らえることができた」。

「ユスティニアヌスの疫病」ではまた、中世のペスト流行期に世界を覆い尽くしたある種の響きが初めて耳に届いた。死に捕らわれて、人がなすすべもなく溺れてゆくときの響きである。エヴァグリウスという名の弁護士はこう書いている。「この大きな不運の幕が開いてからというもの……大勢の子供たちを亡くし、妻を送り、その他の親戚や領地の住民と使用人を失った……これを書いている私は当年とって五十八歳になるが……〔つい最近も〕もう一人の娘とその息子に先立たれ、その他大勢の犠牲はいうまでもない」。

「ユスティニアヌスの疫病」による死者の数は正確にはわからない。だが、この疫病が最も猛威をふるった一時期、コンスタンティノポリスでは一日に一万人が死んだといわれ、人びとは路上で死んだときに身元がわかるよう胸に名札をつけたという。また、中東での死者数もきわめて多かった。「シリアからトラキアまでのすべての畑で、実った農産物を収穫する人がいなくなった」と書いたエペソのヨハネは、夜ごと死を覚悟してベッドに入り、朝になって目が覚めたときは、まだ生きていることに驚いたものだった。イタリアやフランスでも、数えきれないほどの犠牲者が出て、トゥールのグレゴリウスによれば、

「やがて棺が足りなくなり、棺の担ぎ手もいなくなった」という。

「ユスティニアヌスの疫病」は、伝染病に対するヨーロッパ人の意識に大きな転換をもたらした。パンデミック第一波に先立つ数世紀のあいだ、流行病は定期的に発生して、社会に大きな打撃を与えていた。紀元二世紀から三世紀にかけて、天然痘と麻疹が大発生し、ローマ帝国内の各地で人口の四分の一から三分の一が死んだといわれている。ユスティニアヌス以降の数世紀、流行病が消えたとはいえないものの、その数は激減した。中世初期には、あらゆる種類の伝染病がめったに起こらなくなり、ペストにいたっては(知られている限り)一度も発生しなかった。一時的な流行病の消滅は、文明の崩壊に伴う現象でもあった。流行病は、病原体が移動手段を見つけさえすればすぐに発生するというものではない。大流行に火をつけるには、それに適した環境が必要である。ローマ帝国が滅亡したあと、ヨーロッパの環境、なかでもとくに北西ヨーロッパの環境は、流行病に不適なものとなった。中世初期には、人口が急激に減って、宿主であり犠牲者でもある人間の集団が小さくなったのである。紀元二世紀から三世紀にかけて、ローマ帝国の支配下にあったヨーロッパの人口は五千万から七千万だったが、七〇〇年には二千五百万から二千六百万程度にまで減っていた。大都会の生活が失われた結果、流行病の発生に不可欠な二つの要因もなくなった。人口の集中、そして鼠がうろつきまわる不潔な街路である。ローマの人口の最大値は、五十万から一千万と、かなり差のある推計がなされている。八〇〇年のヨーロッパには、人口二万を超える都市が一つもなくなっていた。暗黒時代の書記の一人はこんな記述を残している。「大都市の残骸の只中で……覇気のない人びとが散らばって小さなグループを作り、ほそぼそと生き延びていた」。

勢いを取り戻した森林も、伝染病に対する防壁となった。紀元八〇〇年までに、人口が激減したヨーロッパの地表の八〇パーセントがふたたび繁茂した森林となり、それが防火壁となって貿易や移動を妨げたため、伝染病は局地的な流行にとどまった。さらに国同士の関係もあって、隔離は決定的なものとなった。紀元九世紀には、主要な東西貿易路のすべてが非友好的なイスラム教徒の手に渡っていたのだ。

紀元一〇〇〇年頃、このプロセスは逆行しはじめた。ヨーロッパは、近代以前の社会で人口減少をもたらす要因となっていた環境条件を改良しはじめたのだ。実際のところ、それから四〇〇年後に、西洋社会は二度目の人口危機に直面することになる。それについて語るのはまだ先になるが、その危機の発端になったのは、一般的なパンデミックの発生に際してよく見られることだった。人類の急激な発展である。

活気あふれる港、拡大する交易ルート

七五〇年から八〇〇年までのあるとき、ヨーロッパは「気候小最適期」*と呼ばれる地球

温暖化の時期に突入した。ヨーロッパ大陸全体で、平均気温が摂氏一度以上上昇したが、この温暖な気候は、昨今の地球温暖化論議で警告されるような大災害を引き起こさず、豊作をもたらした。＊＊イングランドとポーランドはワイン生産国となり、グリーンランドの住人でさえ実験的に葡萄園を作ろうとした。より重要なのは、温暖な気候のおかげで、限界農地が耕作可能な農地に、耕作可能な農地が優良な農地に変わったことである。ローマ帝国の末期には、穀物の収穫量が激減し、撒いた種子に対して収穫できる種子を比率で表すと、一粒に対して二、三粒というところまで落ちこんだ。これではとても割に合わず、古代ローマの農業指南書の筆者コルメラは、土壌が老化したのではないかと案じた。十一世紀から十二世紀にかけて、冬の厳しさが減り、夏は暖かく、乾燥気候になるにつれ、ヨーロッパの農家は穀物の種子一粒あたり五、六粒の収穫が得られるようになった。中世の基

＊　「気候最適期」は氷河期の終わりからおよそ紀元前一三〇〇年まで続いた。その間にペスト菌が進化したという仮説は注目に値する。（"Climatology", *Dictionary of the Middle Ages*, ed. Joseph Strayer〔New York: Charles Scribner, 1982〕, p.456）

＊＊ロンドン大学生物地理学の名誉教授フィリップ・ストット博士によれば「地球温暖化に関する議論はいずれも正しい歴史観を欠いている……いまより温暖だった中世温暖期が豊作続きのすばらしい時代だったことは歴史が教えるところである」。（Phillip Stott, interview, *Daily Telegraph*, 4/6/2003）

準からすれば、かつてない豊作である。

技術革新が一気に進んだことで、農業の生産性はさらに向上した。農耕馬に重いものを楽に（そして安あがりに）引かせる方法として、加重を喉にかけないようにし、前進するときも苦しくならない手段が考案された。この引き具のおかげで、馬力は四倍に増えた。もう一つのシンプルな発明は蹄鉄（ていてつ）である。蹄鉄をつけることで馬の耐久力が増し、馬力もさらに上がった。また、牛や馬に引かせて土地を耕す犂（すき）の一種で、大きく鋭い四角形の刃をもつカルーカも新しい改良の一つであり、農作業の発展に貢献した。とくに土が固くて耕しにくい北方ヨーロッパでは大いに役立った。しかし、なんといっても、当時の科学技術における大発明は水車と風車だった。歴史上初めて、人類は自然のエネルギーを活用できるようになったのだ。修道院の水車を見て感激した修道士はこうつぶやいた。「見よ……川は……まず、勢いよく水車に流れこみ……小麦を挽（ひ）き……ふすまから粉を分離する。〔それから〕……修道士たちの飲料になるために……大鍋を満たす……それなのに、川は流れを曲げられたとは夢にも思わない。水車小屋の近くの縮絨（しゅくじゅう）職人〔毛織物の仕上げをする職人〕も〔川の水を〕引いている……慈悲深い神よ！　哀れな僕（しもべ）たちに、なんとすばらしい慰めを与えてくださったことか」。もう一つ、忘れてならない重要な技術革新は、これまでにない輪作体制である。このおかげで、年間を通じて耕せる農地面積が格段に増えた。

農業の生産量が上がるにつれて、生活水準も向上し、結果として歴史に残るほどのベビーブームが到来した。中世盛期の人口の急増ぶりは、五百年前の減少と同じくらいドラマチックだった。一〇〇〇年から一二五〇年までに、人口は二倍か三倍、あるいは四倍にまで増えた。暗黒時代に二千六百万ほどだったヨーロッパの人口は、一三〇〇年頃には少なくとも七千五百万人に増え、なかには一億人と推計する学者もいる。[*] フランスでは五百万から一千六百万ないし二千四百万人に、イングランドは百五十万だったのが、五、六百万ないし七百万人へと急上昇し、ドイツは三百万が一千二百万に、イタリアは五百万が一千万へと増えた。ヨーロッパの一部では、十八世紀か十九世紀になるまで、この当時の人口を超えることなく推移した。たとえばイングランドは、ずっと六百万以下の人口を保ち、ついにアメリカ独立戦争まで来た。フランスの人口がまた一千七百万を超えるのは、やっとナポレオンの時代になってからだった。また、トスカーナ地方もこのあと一八五〇年まで、人口がふたたび二百万を超えることはなかった。

人口が急増するにつれて、都市生活も甦った。黒死病以前のパリの人口はおよそ二十一万、急成長をとげていた織維の都市ブリュージュは五万、ロンドンは六万から十万、ゲント、リエージュ、イーペルはそれぞれ四万だった。フィレンツェの銀行家ジョヴァンニ・

＊　中世の人口統計データは、ごく大まかな数字であり、その点を承知のうえで考慮すべきである。

ヴィラーニは、「ここフィレンツェでは毎年五千から六千人の赤ん坊が生まれている」と自慢した。しかし、人口十二万のフィレンツェも、十八万の人口を抱えるミラノの前ではかすんでしまう。シエーナ、パドヴァ、ピサ、ナポリは、イタリア半島に並ぶ兄弟都市のようなものだったが、人口三万人強のそれらも、紀元一〇〇〇年当時には間違いなく大都会だった。

中世の農村地帯でも人口が増えていた。ドイツのモーゼル谷では、八〇〇年には村の数が三百四十だったのが、一三〇〇年には四倍の一千三百八十になっていた。フランスの農村地帯も同じように目覚ましい成長を果たしていた。ノルマンディー地方のボーモン・ル・ロジェ郡は住民が三万に達したが、それ以後、二十世紀までその数を取り戻すことがなかった。トスカーナ地方のサンジミニャーノはいまでも一三〇〇年の頃より人口が少ない。

イングランドのブロートン村では、一二九〇年頃に住民の数が中世期で最高の二百九十二人を記録した。

人口が増えるにつれて、森林は減っていった。十二世紀から十三世紀にかけての「大開墾時代」に、ヨーロッパ人は暗黒時代からずっと人間の自由を奪ってきた広大な森林から脱出し、ふたたび人間の手で環境を支配しようとするようになった。スコットランドからポーランドまで広がる大きくて暗い大森林にも人類の進歩の歌がこだました。鋸(のこぎり)や斧(おの)をふるう音、木が倒れるときの低いずしんという地響き。沼地の水を抜き、牧草地を切り拓き、畑を区分けし、作物を植え、家を建て、村を建設した。ユスティニアヌスの時代の前から、太陽の温もりを一度も感じたことがなかった地表に日光が降りそそいだ。膨れあがる人口に圧迫され、大陸も外へと突き動かされた。ヨーロッパ南部には、土地を求めるキリスト教国の王たちと植民地開拓者たちがいた。神への信仰と貪欲さを心の内に共存させていた彼らは、かつて無敵といわれたムスリムをスペイン半島の隅まで追いやり、一二一二年には「国土回復運動（レコンキスタ）」の旗を掲げないのはイベリア半島南端のグラナダ王国だけになっていた。東方では、ドイツとフランドルから来た開拓者たちがエルベ川を渡ってドイツ東部とプロイセンのいまだ鬱蒼とした森林に住みついた。ドナウ川流域では、のちにオーストリア＝ハンガリー二重帝国となる地域に、荷車や馬が列をなして押し寄せていた。

人口がさらに増えると、交易もまた息を吹き返した。紀元一〇〇〇年には、イタリアの貿易商がイングランドで商売をする機会はほとんどなかった。しかし、一二八〇年には、交易の再開でふたたび活気づいたヨーロッパ各地を商人が活発に旅するようになり、ついでに病原菌の移動も盛んになった。大西洋と地中海地方を結びつけるのは、草地を縫うように走りアルプスの峠を越えてゆく陸路か、ヘラクレスの柱がそびえるジブラルタル海峡を回ってロンドンの賑やかな港まで行く海路のどちらかであった。ロンドンの埠頭では、到着した船の荷下ろしに、恐竜のように首をもたげた木製クレーンが使われていた。また、それぞれの地域にも交易路のネットワークが生まれていた。たとえば、宝石と香辛料を熱烈に欲しがる裕福な新世代の中産階級が大勢住んでいたフランドル、バルト海沿岸の商人が集まって結成したハンザ同盟の本拠地ドイツなどである。もう一つ、重要な商業のネットワークがシャンパーニュ地方にできあがった。一年に一度、シャンパーニュの大交易市が開かれるこの地方では、召使の娘や洗濯女や女商人が一日限りの娼婦となって、商人たちをもてなした。商人たちのなかには、はるか遠くアイスランドから来た者もいた。また、シエーナやフィレンツェから来た抜け目のない金融業者が付帯条件のたくさんついた貸付金を斡旋していたが、万が一、借金が返済できなければ教会から破門され、地獄に落とされるのだった。

ヴェネチアやジェノヴァの活気あふれる港からも、南東へ向かう交易ルートができていた。地中海を渡り、中東の大きな商業都市を目指す海路である。大気にはマンゴーとヤシの香りが漂い、一日五回、礼拝を知らせる声が雪花石膏（アラバスター）を敷き詰めた街路に響きわたった。アレクサンドリア（エジプト）、アレッポ（シリア）、アッコやテュロス（エルサレム王国）などの都会では、シリア産の砂糖、モロッコやチュニスから運ばれた蠟、クイロンやバグダッドやセイロンなど各地から送られてきた樟脳、明礬（みょうばん）、象牙、綿モスリン、竜涎香（アンバーグリス）、麝香（ムスク）、絨毯、黒檀などが売られていた。ただし、残念ながら、買い手がキリスト教徒だったら、とんでもない高値をふっかけられた。アレクサンドリアではインド製品に三〇〇パーセントの関税がかけられたが、それ以前にアラブ人の仲買人があらかじめ多額の利ざやを稼いでいたのである。

十三世紀初期、「ローマ帝国の四分の三を支配する者」と自称していたヴェネチア人は、欲ばりなアラブ人の裏をかいて東方とじかに取引するうまい手段を考えだした。ヴェネチアの支配層は、フランスから来た十字軍の一団を聖地エルサレムまで無料で運ぶと約束したあと、針路を変えてコンスタンティノポリスを攻撃させた。この計画は見事に成功し、ヴェネチア人は金箔貼りの馬の彫像四体を略奪して故国へもち帰り、サン・マルコ寺院に奉納したほどだった。ヴェネチアのライバルであるジェノヴァ人もさっそくコンスタンティノポリスに交易拠点を築いた。それでも、この都市は、クリミア半島や南ロシアから木材、毛皮、奴隷といった商品を運ぶにはかなりの距離があり、サマルカンドやメルブなどの中央アジアの大規模な市場からはもっと遠かった。夢の都といわれる杭州ときたら、それこそ夢のようにはるか彼方だった。

ペトラルカが「イタリアの二本の松明」と呼んだヴェネチアとジェノヴァにとって、ボスポラス海峡で過ごす夜は不満と憧れに満ちていただろう——しかし、安堵の日はそう遠くはなかった。

モンゴル軍の襲来

伝説によれば、一二三七年のある寒い朝、雪がちらつくなか、三人の名もない人物が馬を駆って、中世ロシアの東の国境に近いリャザニの町に近づいた。一行は一瞬足を止めた。それから、突然そのうちの一人が馬を動かし、大声をあげながら、リャザニまでの雪野原を駆けだした。騒ぎに気づいて、市門に人が集まってきた。その一人が馬上の人物を指差して、「魔女だ」といった。馬に乗っているのは、驚くほど醜い女だった。もう一人が「いや、あれは女妖術師だ」といった。二人がいい争うあいだ、騎手は馬を走らせながらリャザニの門の前を往復し、叫びつづけた。「何もかも十分の一だ！　馬も、人も、何もかも！　十分の一だ！」。

「リャザニの女妖術師」のもう一つのバージョンによれば、土地の言葉が理解できたので選ばれたと思われる騎馬の女は、リャザニに集まっていたロシアの大公の一団に「十分の一」の貢ぎ物を要求した。しかし、この二つのバージョンとも、結末は同じだった。タタールの要求は入れられず、謎の妖術師は消え去り、その訪れさえも忘れ去られる。

それから数か月後のある冬の朝、町の人びとは轟くような地響きで目を覚ました。大慌てで扉が開かれ、なにごとかと危ぶむ人びとが顔を出し、服もろくに調(ととの)えずに通りへ飛びだす人もいた。叫び声がして、人びとが一点を指差した。東を見ると、黒一色の騎馬軍団が地平線の彼方からリャザニに向かって疾駆してくるところだった。子供たちは大急ぎで床下に隠れ、毛布やキルトの下に潜りこんだ。扉には閂をかけた。剣の鞘をはらい、つぶやくような祈りの声が聞こえた。短足のモンゴル・ポニーがリャザニの門前に積まれた土塁を蹴散らすにつれて、早朝の路上に騎馬兵が満ちあふれ、大太刀をふるっての殺戮が始まった。悲鳴が響きわたり、手足が飛び、首がはねられ、積もったばかりの雪の上に血溜まりができた。朝焼けの空に黒い煙が立ちのぼった。午前中ずっと、そして昼過ぎまで、冬の弱い陽射しのもと、リャザニの住民はてきぱきと順序立てて皆殺しにされた。子供たちは両親とともに、女の子は男の子と一緒に、老人と若者の区別なく、貴族とその小作人はひとまとめにして殺された。のちに、ロシアのある年代記作者は、リャザニの住民が「年齢も地位も関係なく」虐殺されたと書いている。

ステップ地帯の西部にモンゴル人が姿を見せたのは、リャザニが最初ではなかった。二十年前にも、短期間ながら、タタールは中世ロシアを急襲したことがあったが、その出来事はどちらかといえば悪質な噂のようなものだった。のちに、ノヴゴロドのある年代記作者はこう書いている。「われわれの罪を罰するために、見知らぬ部族が襲来した……彼らが何者で、どこから来たのかは、神のみぞ知る」。一方、リャザニ襲撃は、世界征服という大きな計画の一環だった。チンギス・ハーンという名前は「人類の皇帝」を意味する。リャザニ陥落は、このモンゴル帝国の始祖が死んですでに十年が過ぎたときだったとはいえ、彼が抱いていた世界征服の野望は、息子や孫たちに受け継がれた。一二一〇年代に中国北部、一二二〇年代に中央アジアの大半を支配下に置いたモンゴルの指導者たちは、一二三五年に大会議（クリルタイ）を開き、その会議で西洋への侵攻を決めた。

ヨーロッパはこの会議のことなどまったく知らなかったが、一二三〇年代には、噂がステップ地帯を越えて西方まで届き、不安が募っていた。中央アジアでの恐ろしい虐殺の話に加え、リャザニを始めとするロシアの町が陥落して以来、毎日のようにタタールの襲撃の噂が伝わってきた。一二三八年、ヤーマスの漁業が休業に追いこまれたのは、得意先だったドイツ人がタタールに怯えて買い付けに来るのをやめたからだった。一二三〇年代後半、ヨーロッパにとってどれほど危険が切迫していたかを示唆する出来事があった。キリスト教世界の最大の仇敵である「山の老人」、すなわち狂信的な「ムスリムの暗殺教団」の指導者が、共同でタタールに対抗しようという提案とともに特使をヨーロッパへ派遣したという噂が流れたのだった。これが事実であれ、単なる噂であれ、この時代の人びとにとっては、ヒトラーとスターリンが手を結んだのと同じくらい大きな衝撃だったことだろう。

一二四一年四月九日、征服されたロシアが廃墟と化したなか、ヨーロッパの精鋭軍はポーランドの平野でモンゴル軍と対決したが、猛襲にあって敗退した。戦闘のあと、タタールは敵の死体から切り落とした耳が詰まった袋九個を本国へ送った。二日後、ハンガリーの大軍がモヒの戦いで惨敗した。その直後、タタールの小部隊がウィーンのすぐそばまでやってきた。東欧に難民があふれるにつれ、ヨーロッパのもっと西では人びとがパニックに陥った。ドイツでは、タタールの正体がじつはイスラエルの失われた二支族、ゴグとマゴグだという噂が流れ、ユダヤ人大虐殺の引き金となった。フランスでは、一人の騎士がルイ九世に、モンゴル軍がじきにソンム川までやってくると警告した。イングランドでは、修道士マシュー・パリスが想像もおよばないほどの大殺戮を予言した。パリスはこういっている。「やつらは怪物だ、人間ではない……冷酷で、残忍で、血に飢えており、犬と人間の血をすすり、その肉を食い、あらゆる人を戦慄させ、途方もない恐怖に陥れる」。ローマでは、教皇のもとに大ハーン・グユクからの親書が届いた。「諸王の長として、汝みずから来るべし、皆ことごとく、我に敬意を表して仕えよ。さすれば汝の服属を認めよう。もしも……神の命を聞き入れないなら、汝らをわれらの敵とみなす」。

しかし、ヨーロッパの運はまだ尽きていなかった。キリスト教世界が大災厄（アポカリプス）に見舞われようとしたまさにそのとき、モンゴル帝国の王族のあいだで対立が起こり、西欧への侵略作戦は中止されたのだった。このおかげで、ウィリアム・ルブルックのような聖職者が東方へ出かけて東西の関係をよりよくするための余地が生じた。こうして、一二五〇年代にモンゴル軍が攻撃を再開したとき、目標にされたのはキリスト教世界ではなく、かつての仇敵だった。一二二〇年代に、モンゴルの騎馬軍団は中央アジアのイスラム勢力を打ち負かした。そして今度は、ムスリムの心臓ともいうべき中近東で、彼らを壊滅させることになるのだった。

一二五九年にバグダッド陥落のニュースを聞いたキリスト教徒の年代記作者は大喜びした。「いま、五百年の歳月を経て、ついにあの都市の不正が糾弾され、かの土地が過去に流した血の分だけ罰を受けることになる」。

それから十年後、ジェノヴァ人はカッファに、ヴェネチア人はドン川の河口にあるタナに住みついていた。さらに数年後には、若いマルコ・ポーロが土着の野生生物を眺めながら、ゴビ砂漠を横断していた。とくに印象に残ったのは、ある動物が至る所に姿を見せることだった。「〔このへんの〕平原には、穴を掘って暮らすエジプトマングースが山ほどいる」。

エジプトマングースとはタルバガンを意味する中世の言葉だった。

第三章　恐怖の跫音

ブロートン村のジョンの記録

人里離れた峡谷の奥深くにひっそりとたたずむブロートン村には、二つの小川が流れ、二本の通りがあるだけで、外の世界からはまったく興味を寄せられそうにない。大方の地図では、ハンティンドンとピーターバラのあいだの何もない灰緑色の空白のどこかに、この村はある。実際、溺れる者がさしのべる手のように峡谷の絶壁の上にそびえたつ教会の尖塔を除けば、ブロートンはこの地方の海底深く沈んだアトランティスのようなものだった。そこは緑濃い、のどかなイングランドの田園地帯の真ん中にあり、オックスフォード粘土層の上に築かれた広さ数千エーカーの目立たない村だった。

中世の村の例にもれず、ブロートンの村も森を切り拓くことから始まった。村の住民ジョン・ギルバートが生まれる三百年前、木々は戸口のすぐ前まで迫っていたが、ジョンが十九歳になった一三一四年には周囲の木々が切り倒され、農地と牧草地が整然と並んで、黄色と緑の市松模様ができていた。夏のある朝、中世の旅人がハンティンドンからの道をやってくると、突然、目の前にブロートン村が姿を現す。日光を浴びて風にそよぐ鳩麦と大麦の畑は広い海を思わせ、そこに肩を寄せ合う茅葺屋根の群れが島のように浮かんでいた。ジョンの時代、ブロートンの住民の数は二百六十八人ほどだった。中世の最盛期には二百九十二人を数えたこともあり、それよりやや減ったとはいえ、大きな差ではなかった。村で飼われていた家畜の数は記録にないが、牝牛、鶏、豚、耕作用の牡牛にとって代わった馬などがそこらじゅうにいたはずだ。家畜たちは村の路地や庭を物見高い観光客のようにうろつきまわり、戸口から覗きこみ、薔薇の花壇で日光浴をし、居酒屋の前にとぐろを巻く老人たちをじっと眺めていた。夜になると、ブロートンの二本足の住民は一つしかない部屋で酒を飲み、料理をし、口論し、愛しあったが、一方、四本足の住民は別の部屋、または同じ部屋で眠り、食べ、糞尿を垂れ流した。

中世のブロートンに村としての歴史文書のようなものが残っているとすれば、せいぜい年間の出生数、死者の数、婚姻件数、それに軽犯罪、売買記録、訴訟などの法廷記録くらいである。そこからわかるのは、ジョン・ギルバートがまだ少年だった十四世紀初めの十年間に、ブロートンでは名前の英語化が進んでいたということだ。一三〇六年、ウィリアム・ピスカトールはウィリアム・フィッサーまたはフィッシャー(ピスカトールに相当する英語名)へと改名し、数年後にはリチャード・ベルカリウスがリチャード・シェパード

（ベルカリウスに相当する英語名）になり、トーマス・コークはトマス・コークと名前を変えた。ジョンの生まれたときの名前はたぶんヨハンネスだったろうし、友人のロバート・クレーンはロベルトゥスだったはずだ。英語化の流行に抵抗した唯一の人物は、村の名前に由来する姓を名乗っていたジョン・ド・ブロートンだった。もともと低い生まれだったのが世間で少しばかり名をあげたせいかもしれないが、貴族的な響きをもつフランス語の「ド」を省きたくなかったようだ。

また、村の法廷記録からは、他の小さな集落と同じように、ブロートンもスキャンダルの種に事欠かなかった様子がうかがえる。一二八八年から一二九九年までに、ジョンの大伯母のアロータは、劣悪な品質のエールを醸造した罪で四回も逮捕されている。詳しい記録はないが、当時の居酒屋の女将（エールワイフ）はエールの発酵を促すために鶏の糞を加えることもあったらしい。アロータの夫、レジナルドの名前も法廷記録にある。一二九一年、レジナルドは「ウォールトン村の女性」との姦通の罪で告発された。これまでのところ、アロータはこの件について公には発言していないが、彼女が次に逮捕されたとき、ギルバート家の数軒先に住む別の男ジョン・クレリクスと腕を組んで法廷に現れたことにはなんらかの意味があるだろう。

ジョン・ギルバートの名前も村の法廷記録に見られる。一三一四年二月、ジョンはラムゼー修道院の仕事をさぼって、ブロートン付近の森でロバート・クレーンやトマス・コークとともにエールを飲みながら、アルペニープリック（ホッケーの一種）をしたことで罰金を科せられている。ブロートンは修道院の領地に属しており、封建的な見地からすれば、村人は修道院への賦役（ふえき）の義務を負っていたのである。

修道院の農奴の一人として、ジョンは週二日、修道院の私有農地で働かなければならなかった。その労働の見返りとして、賦役日にはエール付きの昼食（エールビドレップ）が出されたが、修道士の機嫌が悪いときには、水しか付かない昼食（ウォータービドレップ）になった。しかし、厚切りの焼きたてパンと下女たちの笑顔付きのエールビドレップとはいっても、修道院の畑で二月の凍えるような風に身をさらされ、痛む肩で鉄製の鋤（すき）の重みに耐えることへの報いとしてはあまりにもささやかだった。収穫期には賦役義務が二倍になるので、焼け付くような八月の太陽のもと、ジョンは修道院の畑で十時間も働いた。夕暮れ近くなってブロートンまで歩いて戻ると、今度は夜遅くまで自分の家の畑の世話をし、そのあとでやっと、隣の部屋にいる牡牛の荒い息づかいを聞きながら、床に敷いた藁布団の上で眠りにつくのだった。

ブロートンに住むジョンの行く末は、死の予言のように周囲に漂っていた。父親が引きずって歩く足、おじの曲がった背中（中世の小作人にとって背骨の変形や関節炎はおなじみの持病だった）、三十歳の村人のやつれ果てた顔を見ればわかる。ジョンは働きすぎて体を壊し、若くして死ぬだろう。たぶん四十歳より長生きはできない。そして、ブロートンの頭上に広がる穏やかなイングランドの空に日ごと太陽が昇るのと同じくらい確実に、ジョンが死んだ翌日には修道院の連中が戸口に現れ、別名死亡税とも呼ばれる相続上納物として、夫を亡くしたばかりの妻から、この家で一番上等な馬または牛を取り立ててゆくだろう。

小作人の暮らしは昔からこんなものだった。しかし、少なくとも、景気がよかった十三世紀の何年間かは、小作人の厳しい労働が報われるチャンスは大いにあった。天候に恵まれ、土壌も肥えていたので、それほどの苦労なしに余るほど穀物が穫れ、好況に沸く町の市場では、小麦と大麦の余剰分だけでなく、農民の手工芸品もよく売れた。十三世紀の小作人は次第に自分の土地をもつようになっていたが、その場合、地価の上昇も期待できた。ところが、ジョン・ギルバートの時代になると、このような労働への対価が消えつつあった。

一二五〇年から一二七〇年にかけて、長く続いた中世の好景気は失速し、ついに終わりを迎えた。黒死病をめぐる最大の皮肉は、ペスト菌伝播のきっかけになった中世のグローバル経済が崩壊しかけたまさにそのとき、ペストが発現したことである。とはいえ、ヨーロッパの人びとを怯えさせたのは、全般的な国内経済、なかでも農業経済の急激な失速だった。この経済崩壊は大陸全域におよんだが、どんな事柄についても詳しい記録を残したがるイングランドでは、その状況についてもきちんと文書化された。一三〇〇年頃、耕地面積は減少し、耕作されている土地でも生産量が落ちるか、せいぜい横ばいだった。数世紀にわたって性急すぎる進歩を続けたあげく、中世の農民たちはそれまでのつけを払わされることになった。十二世紀の「大開墾時代」に農地として開拓された肥沃な土地は、耕作のしすぎで疲弊し、もともと農業に向かなかった荒れ地のいくつかは完全に耕作不能となった。

矛盾しているが、生産量が減るにつれて、小麦や大麦などの基本食糧の価格が長期にわたって下落傾向を示すようになった。不況につれて、生活水準も下がり、極貧の暮らしにはまりこむ人びとが増えはじめた。農民の多くは絶望のあまり、あっさり手を引いた。まず個々の農地が放置されるようになり、次に村そのものが見捨てられた。一三二二年、西ダービーシャーの役人の報告によれば、六千エーカーの土地と百六十七戸の家が放棄されたという。都市部の商売や貿易も衰退した。十四世紀初頭、ロンドン中心部の家賃は数十年前よりも下落し、ロンドンの曲がりくねった路地には、痩せこけた貧乏人や物乞いがあふれていた。好景気のあとの不況時には、イングランドの富裕層の必需品ともいえたクラレット［ボルドーの赤ワイン］の輸入量さえ減った。フランス、フランドル、イタリアの村や町でも状況は同じだった。一三一四年には、赤貧の暮らしに耐える人びとがおびただしい数にのぼり、その予備軍も同じくらい大勢いた。

ヨーロッパが突然このような半ば極貧状態に転落したことに注目して、黒死病にマルサス理論を適用しようとする学者も出てきた。十二世紀から十三世紀にかけて、人口増加の速度が資源の増加を追い越した。昼間のあとに夜が来るのと同じくらい確実に、十四世紀のヨーロッパは際限のない人口爆発の当然の結果として、経済破綻と大量死という災厄に見舞われた。ところが、事実を見る限り、そこにはもっと微妙なニュアンスがあったようだ。従来のマルサス理論が説明する事態の展開は、たとえば急増年のタルバガンの群れのように、人口がたえず増えつづけ、やがて夜道で背後から強盗に襲われるように、不意に災厄が降りかかるという筋書きだった。しかし、ヨーロッパでは、そうはならなかった。ベビーブームと好景気はどちらも、ほぼ同じ時期に終わった。おそらく一二五〇年から一二七〇年までのいつかだと思われる。失速後、各地で生活水準が下がり、あるいは停滞したが、これは資源と人口のバランスがぎりぎりで保たれていたことを示す。だが、ペストの発生まで一世紀近く、大幅な人口減少がなかったことからして、マルサス理論があてはまるとはいえないかもしれない。歴史家のデヴィッド・ハーリヒーはこういっている。「多くの人……が飢え、栄養失調の人は間違いなく大勢いた。それでも、彼らはなんとか生き延びた……一三〇〇年頃、地域社会はなんとか住民の数を保っていた」。

好景気が崩壊したあとのヨーロッパの姿は、当然の報いを受けるというより、むしろ首まで水に浸かって背伸びしている人を思わせる。まだ溺れてはいないが、油断はできない。次の上げ潮でほんの少しでも水面が上がれば、死ぬかもしれない。ハーリヒー博士がいうように、人が大勢いるヨーロッパは「この先ずっと」耐えていけるかもしれないが、水のなかで爪先立っている人のように、土地が疲弊し、経済が崩壊したあとでは、ほんのわずかなミスも許されなかった。万事が都合よく運んでいても、頭を水の上に出しているだけで精一杯だったのだ。それなのに、十四世紀初めには、あちこちで都合の悪いことが起こりはじめていた。その筆頭は気候である。

ヨーロッパが水浸しに

ヨーロッパで最初に気候の変化を感じとったのは、サース谷に住むスイス人の農夫たちだったかもしれない。一二五〇年頃、アラリン氷河がふたたび勢いを取り戻して、農夫たちの先祖伝来の牧草地に侵入しはじめたのだ。それとも、異変に気づいた最初の人びとはグリーンランド人だったかもしれない。八月だというのに、急に冷えこむ夜が続き、これまでなかった場所に氷の塊が現れた。「いまや、氷河は……岩礁のすぐそばまで迫ってきており、かつての航路はとても危険で使えない」と、ノルウェー人の司祭イヴァル・バルドソンがいっている。または、気候小最適期［中世の温暖期］の終結に気づいた最初のヨーロッパ人はカスピ海の漁師だったかもしれない。十三世紀末には、カスピ海の水位が上がるほどの大雨が降りつづいたからである。

ヨーロッパの中央部では、一三〇〇年頃に気候小最適期が終わり、小氷河期がやってきた。[*] 冬の冷えこみが年々厳しくなっていることには気づいていたが、人びとをもっと不安にさせたのは、夏がこれまでになく寒く、雨が多くなったことだった。一三一四年まで、収穫量は減るか横ばいのままで、食品の価格が急騰していた。その年の秋、水はけの悪い畑に立った農夫たちはみな同じことを考えていた。この次の夏も、こんなに寒く、雨ばかり降ったら、そのときは犬や猫どころか、生ゴミさえ、食べられるものならなんでも口にしなければならないだろう。一三一五年の夏が近づくにつれ、太陽の復活を願う祈りが捧げられたが、まるで駄々をこねる子供のように、冷気と雨雲はぐずぐずと居すわった。三月があまりに寒かったので、ヨーロッパの野原にはもう春が来ないかもしれないと思う人もいた。四月になると、灰色の空は不気味なほど暗くなり、それまで見たことがないほどの土砂降りになった。冷たく、激しく、叩きつけるような雨だった。雨にあたると、肌はちくちくし、目は痛み、顔が赤らんだ。鋤の刃のような強さの雨は、湿気でゆるんでいた地面を引き裂いた。ヨークシャー南部のある地域では、滝のような雨で表土が流され、岩盤が露出した。別の場所では、畑が急流へと変貌した。天候不順な一三一五年の春、ヨーロッパ各地で、人びとは家畜をつれて木の根もとにうずくまり、強い風と雨を避けようと

＊　小氷河期がいつ始まったかは論争の的になっている。ほとんどの専門家はアルプス氷河がふたたび前進しはじめた一三〇〇年だとしているが、本当の小氷河期は、寒さが厳しくなった一六〇〇年代まで始まらなかったとする者もいる。

身を縮めていた。ザルツブルクの年代記作者によれば、「あちこちで水が氾濫し、ノアの洪水もかくやと思えた」という。

なかでもフランドルの大雨は凄まじかった。来る日も来る日も、アントウェルペンとブリュージュに砲弾の一斉射撃を思わせるバリバリという雷鳴の音が轟いた。間をおいて光る稲妻に照らされて、町並みのあいだを縦横に走る運河の筋が浮かびあがり、滝のようにほとばしる水が見えた。川岸に沿って建ち並ぶ煤（すす）けた長方形の家並みは、フランドルの狭い街路に向かって危うげに傾き、まるで真っ黒な顔の酔っ払いが肩を寄せ合っているようだった。どこの家でも、雨漏りと浸水に悩まされ、火もおこせず、パンには黴（かび）が生え、子供たちは寒さに震え、大人たちは祈るしかなかった。たまに雨が止んで、灰色の雲の切れ間から一条の金色の光が射しこむと、人びとは天を指差してこういった。「ありがたや、これで雨も終わりだ！」。しかし、その翌日か、翌々日には、黒い雲が空を覆い尽くし、また前と同じように雨が降りだした。

天候不順に悩まされた一三一五年の夏のあいだ、荒れる大西洋から、壁のように厚くて重い雨雲が次から次へと押し寄せた。堤防が決壊し、村は流され、鉄砲水で何千人もの死者が出た。ヨークシャーとノッティンガムでは低地地帯に大きな内海ができた。イングランドのミルトン村の近郊では、集中豪雨で王室の荘園が水浸しになった。場所によっては農地がその先何年も使いものにならなくなり、完全にだめになった所もあった。

だれよりも大きな打撃をこうむったのは、十二世紀の「大開墾時代」に耕作限度ぎりぎりの痩せた土地に追いやられていた貧農だった。イングランドの三つの郡だけでも、一万六千エーカーの耕作地が放棄された。シュロップシャーのある村の住民は、「六人の小作農が物乞いで生きている」と書いた。その夏の終わりまでに、六人だった物乞いの数はとんでもない数にまで膨れあがった。一三一五年の初秋、ヨーロッパの至る所で、貧しい人びとが木陰に身を寄せ合い、木の葉やぬかるみをぱたぱたと叩く雨音を聞いていた。彼らは野原を歩きまわって、「牛のように草を食(は)み」、道端にたたずんで物乞いをした。居酒屋(エールハウス)や食堂(タヴァーン)の裏で、黴の生えた残飯をあさった。フランス人の公証人は、たまたま友人を訪ねたとき、こんな光景を目にした。「男女のうちの大半が……裸足で、女はともかく、裸同然の男たちは大勢いた」。もっと北のフランドルでは、「貧民街から聞こえてくる泣き声は岩のような心でさえ動かすだろう」と書いた人がいた。

一三一五年の収穫は、いつまでも人びとの記憶に残るほど惨憺たるものだった。小麦とライ麦は立ち枯れや水浸しになり、オート麦と大麦とスペルト小麦はようやく換金できそうだったが、収穫量は十分とはいえなかった。なんとか枯れずにすんだ穀物は湿気にやられて、実が熟していなかった。ライン川の下流では「小麦の価格が上がりはじめ……日ごとに高くなった」。フランスの年代記にも、「とくにパリで」食品が「高価(シェルテ)」になったと書かれている。ルーヴェンでは、小麦の価格が七か月で三二〇パーセントも上昇し、イングランドでは一三一三年に四分の一トンあたり五シリングだった小麦が、わずか二年後には四十シリングになっていた。その年の秋、イングランドの農村部一帯では、貧しい人びとが家計のやりくりに頭を悩ませていた。穀物のうちで最も値段が安い大麦でも、家族の年間の消費分は六十シリングだったが、平均的な労働者の年収はその半分にしかならなかった。豆、オート麦、豌豆(えんどう)、麦芽、塩も同じくらい値上がりした。そのうえ、たとえ買う食品があっても、橋や道路が流されている状態では輸送もままならなかった。

一三一六年の初冬はさらに苦難が増した。食品の価格は手が出ないほど高くなり、人びとは鳥の糞、家族のペット、黴の生えた小麦やオート麦まで食べ、ついにはどうしようもなくなって、人間まで食べはじめた。アイルランドでは、真っ暗な雨の夜、シャベルで土を掘りかえす音や骨から肉を剝がす音が聞こえてきた。飢えた人びとが「墓地の死体を掘りだし、頭蓋骨から脳をほじくりだして食べた」。アイルランド人を無作法だと蔑んでいたイングランドでは、人を食べたのは囚人だけだった。修道士のジョン・ド・トロークローによれば、「獄中の盗人たちは……まだ息のある仲間たちをむさぼり食った」という。飢餓が深刻になるにつれ、口にできないほど凄惨な話がこそこそと囁かれるようになった。「あまりの空腹に耐えかねて自分の子供を食べた……人もいた」とドイツ人のある修道士は書いている。同時代の別の記録にもこうある。「ヨーロッパ各地で、親は子供を殺し、子供は親を殺し、その遺体を食べた」。

人食いについての記述が誇張だと考える歴史家は少なくないが、人肉食そのものを否定する人はいない。

落ち穂をめぐる殺人事件

一三一六年の春、社会秩序は崩壊しはじめた。ブロートンでは、アニエス・ウォルモット、レジナルド・ロジャー、ベアトリス・バス、ウィリアム・ホースマンの四人が食べ物を盗んだ罪で村から追放された。ウェークフィールドのアダム・ブレイは、一家の農場から一ブッシェル［約三十六リットル］のオート麦を盗んだという理由で息子のジョンを逮捕させた。これまでは、イングランドの数十か所の村では、落ち穂拾いをめぐる争いが暴力沙汰に発展した。これまでは、刈取り人の手からこぼれた穀物は貧民の取り分だったが、貧困が広がったため、裕福な農民さえ水浸しの畑を這いずりまわるようになった。その年の夏、ただでさえ収穫が少なかった穀物の落ち穂をめぐって、少なくとも二人が喉をかき切られた。暴力事件が多くなるにつれて、男たちは武器を手にするようになった。ナイフ、剣、棍棒、矛などが農民の武器だった。食品や、その代用品は片っ端から盗まれ、しかも、盗みは陸ばかりか、海の上にまで広がっていた。一三一六年四月、海賊による襲撃事件が増加していることを憂慮したエドワード二世は臣下の船乗りたちに向かって、「わが国に食糧を運んでくる同胞および外国人に対し、海上において殺人などの重罪行為をなした罪人たちを退治」するよう命じた。

一三一六年の五月から六月末まで、雨は降りつづいた。カンタベリーでは、藁をもすがる思いの人びとが海峡の陰鬱な空のもとに集まり、「澄みわたった空」を求めて祈りを捧げたが、徒労に終わった。ブロートンでは滝のような雨が降り、その勢いがあまりにも強かったので、小麦と大麦がぬかるんだ畑に倒され、アイロンでもかけたようにぺちゃんこになった。ヨークシャーにあったボルトン修道院の畑は、十八か月間も雨が続いたため、水浸しになってほぼ全滅した。一三一六年にボルトン修道院の畑でとれたライ麦の量は、平年より八五・七パーセント減だった。凶作が二年連続したために人びとの抵抗力はぐっと落ちていた。「身の毛のよだつ、残酷な死」や「涙なしには語れない死」や「とても言葉にできないような死」がそこらじゅうにあった。痩せこけた体は、半ば壊れかけた小屋や森の空き地からあっというまに消え、氾濫した畑の泥水にうつぶせになって浮かび、都市の掘割に流され、地すべりした泥の塊から手足を突き出し、濁流に壊された橋の下敷きになった。アントウェルペンでは、たくましい港湾労働者が夜明けの町を「死人はいないかね！」と叫んで歩きまわった。ドイツのエルフルトでは、雨でずぶ濡れになった死体が市壁の前のぬかるんだ溝に投げ入れられた。ルーヴェンでは、死体回収用の荷馬車が「一日に二度、三度と……憐れむべき小さな遺体を、市の外にできた新しい墓地へと運んだ」。トゥールネーでは「哀れな物乞いがばたばたと死んでいった」と、修道院長のジル・リ・

ミュイシスが嘆いていた。

人間の苦しみに共鳴するかのように、ヨーロッパの家畜も次々と大量に死にはじめた。羊と牛の一部は肝臓ジストマにやられ、また炭疽菌で死んだ者もいたはずだ。だが、一番よく見られたのは牛疫ではなかっただろうか。牛疫とは、鼻汁やよだれ、目やになどが出て、慢性の強い下痢を起こす不治の病気である。雨が続いた一三一六年の六月と七月、夏を知らせる調べには、ぬかるんだ牧草地で糞便にまみれて横たわる死にかけた家畜たちの苦しげな声が混じっていた。

偏った食生活、腐敗した食品、病気に対する抵抗力の低下も、ひどい病気で死ぬ人が増える原因の一つだった。とくに多く見られたのは麦角(ばっかく)中毒で、イングランドのある修道士はこう書いている。「これは赤痢に似た病気で、腐った食品を食べると起こる……この病気には喉の痛みや、急な発熱を伴う」。しかし、この説明では、中世の時代に「聖アントニウスの火」と呼ばれたこの病気の本当の恐ろしさが十分には伝わらない。穀物や牧草に寄生する麦角菌は、まず筋肉組織を破壊して、痛みを伴う痙攣を生じさせる。次に、循環器系がやられ、血管が収縮して、血流が妨げられる。その結果、手足が黒ずんで、壊死(えし)に至ることさえある。ＬＳＤのような幻覚が伴うことも珍しくない。一八四七年のアイルランド飢饉を参考にするなら、ビタミン欠乏症も多かっただろう。一三一五年から、ようやく雨の止んだ一三二二年までのあいだに、ペラグラ（ナイアシン欠乏症）のせいで脳の機能が損なわれたり、ビタミンA不足による眼球乾燥症で視力を失ったりした人も大勢いたはずだ。発疹チフスの流行でさらに大量の死者が出たかもしれない。

飢えて死ぬのは、まだ運がよかった。末期には皮膚が脆（もろ）くなって茶褐色に変わり、髭や陰毛が濃くなり、生きる気力が徐々に失われる。

一三一四年以降、ブロートン村の記録から名前が消えるジョン・ギルバートも、そんな死に方をしたのだろうか。顎鬚を伸び放題に伸ばし、死んだような目をして、霧と雨のなかを何か月もさまよったあげく、ある日、野原にへたりこんで、空を見上げ、この時代の大勢のヨーロッパ人と同じように、もう立ちあがる気力もないことに気づいたのだろう。

この間の凶作は総称して「大飢饉」と呼ばれる。大飢饉は人類にとって大きな悲劇だった。イングランドでは五十万人が死に、フランドルとドイツの都市部では住民の一〇パーセントから一五パーセントが犠牲になった。また、正確な数字はわからないが、ヨーロッパの農村部でもかなりの数の死者が出たはずだ。

しかし、これほど悲惨な大飢饉も、このあとに来る災厄の前兆にすぎなかった。

飢えた体を狙う病

黒死病を生き延びた人びとは、現代人が喫煙と肺がんの因果関係を知っているように、ペストと栄養失調の因果関係に気づいていた。フィレンツェに住むジョヴァンニ・モレッリによれば、フィレンツェのペスト死亡率が五〇パーセントにもなったのは、前年にイタリア中部が深刻な飢饉に襲われたせいだった。農村地帯の百人に二十人はパンを食べていなかったという。「体への影響はどれほど大きかったか」。フランス人のシモン・クーヴァンも、栄養失調はいわばペストの侍女のようなものだと信じていた。「十分な食事がとれない栄養不良の人びとが真っ先にペストの餌食になった」と彼はいう。ところが、近代の歴史家は、ペストと栄養失調の因果関係に疑問をもつ人が多い。たとえばフィレンツェのような個々の例をあげて、少し前に飢饉に見舞われたにもかかわらず、黒死病による死者の数は中程度か、むしろ軽かったことをあげて反論したのである。別の矛盾を指摘して反論する学者もいる。大飢饉からペスト大流行までの期間に、実際のところ、食生活はかなり改善されていた。食事の内容がよくなったのだから、栄養不良が黒死病を引き起こす要因になるはずがないと彼らはいう。

しかし、ペストと栄養不良の因果関係を見逃しているのは、彼らが見るべき場所を間違えているからかもしれない。黒死病のあと、ペストは局地的に何度か発生した。一三六六年から一三六七年にかけて、一三七三年、一三七四年、一三九〇年、一四〇〇年などだが、これらはすべて飢饉と重なった。さらに重要なのは、大飢饉によって極度の栄養不良に陥った何百万ものヨーロッパ人は、そのせいで黒死病への抵抗力をなくしていたかもしれないという仮説である。「飢饉が……三年続けば、幼児の将来の健康状態に長期的かつ甚大な悪影響をおよぼす」というのは、プリンストン大学の歴史学教授ウィリアム・チェスター・ジョーダンである。教授によれば、幼い頃の栄養不良は、往々にして、免疫系の正常な発達を阻害し、生涯にわたって病気にかかりやすくなるという。

大飢饉に関する研究書の著者でもあるジョーダン教授は、次のように述べている。「推論ではあるが、黒死病に見られる大量死は、この流行時に三十代から四十代だった貧しい人びとが一三一五年から一三二二年までの大飢饉のさなかに幼児期を過ごしており、その結果、ペストにかかりやすかったことが影響しているのかもしれない。大飢饉の時代にすでに大人だったり、大飢饉のあとで生まれたりした人びとは、病気への耐性がもっと強かった」。

ジョーダン博士の結論は動物の研究にもとづくが、イギリスの研究者S・E・ムーア博士の近年の研究によれば、胎児期の栄養不良も免疫系の発達に影響するという。アフリカの青少年グループを研究したムーア博士は、「栄養不良のために体が衰弱する空腹期」（冬から初春にかけて）に生まれた若者は、「食物の豊富な収穫期」に生まれた者とくらべて、伝染病で死ぬ確率が四倍も高いことを発見した。博士は次のような結論を導きだした。「文献から得られたその他の証拠も、子宮内での成長遅延（この場合、母親の摂る食料の不足が原因である）によって、免疫系発達の感受期における細胞分裂を遅らせるという仮説を裏付けている。こうしたメカニズムにより、胎児期における阻害が体内に『組みこまれ』て、成長後まで長期にわたる影響をおよぼすのである』。

歴史資料からも、大飢饉と黒死病の関連性がうかがえる。この両者の結びつきは、ペストによる死者数に反映されている。飢饉によって子供が大勢死んだ地域では、黒死病大流行のときの死者の数が少なかったはずである。なぜなら、飢饉のときの栄養不良によってペストにかかりやすくなった大人たち、すなわち先天的に免疫系の欠陥をもつ人びとが少ないからである。中世フランドルでの死亡率は、このパターンにぴったりあてはまる。大飢饉のさなかに伝染病で大勢の子供が死んだこの地方では、ペストが大流行したとき、近隣の地域より死者が少なかったのだ。

中世の環境を考えた場合、伝染病を発生させる危険因子は、食糧と人口のアンバランスだけではなかった。気候変動や土地の劣化、穀物に有毒な黴や菌が寄生するずっと前から、ヨーロッパ大陸は処理しきれないほど大量のゴミを出していた。一二〇〇年頃、中世の都市は早くも塵芥(じんかい)に埋もれかけていたが、好景気が過ぎたあとの数十年間で、状況は悪化したと思われる。耕地を失った何千人もの農民が、家畜を引きつれて、ヨーロッパ各地の都市へ押し寄せたからである。十四世紀になって三十年もたつと、道路に捨てられたゴミの山が原因で、殺人事件まで起こるようになった。一三二六年のある朝、ロンドンのある商店の主人が自分の店先に鰻(うなぎ)の皮を捨てて行こうとした行商人を見咎(みとが)めて、胸ぐらをつかんだ。

「鰻を拾え」と主人は要求した。

「いやだね」と行商人は答えた。

パンチの応酬があり、ナイフが閃き、次の瞬間、行商人は通りに倒れて息絶えていた。

町の衛生状態がますます悪化するにつれ、人びとの不満は抑えがたくなった。屋外の屠場や詰まってばかりいる排水溝について、ごうごうたる抗議の声があがり、ゴミをあさるクマネズミの大群に対しては、もっと激しい非難が浴びせられた。十四世紀の英仏辞典を見れば、中世の町がどれほど鼠だらけだったかがわかる。たとえば、こんな例文がある。「お客様……失礼ながら、こちらのお部屋は、鼠の大群が出ることを除けば、快適そのものでございます」。中世の人びとは、鼠の危険性について無知だったわけではない。「二ペンス分の重さのバイケイソウ」や「トリカブトの粉末か練り餌」といった鼠よけの処方は評判がよく、広く用いられていた。ただ、人間のかかるペストにクマネズミが関係しているとは、夢にも思わなかったのだ。

これでは歴史に無関心だったように思えるが、そうではない。近代以前の人びとはすぐれた観察力をもっていた。古代ローマの時代に疫病が大流行したときは、スペイン在住のローマ総督が鼠の駆除屋に気前よく報酬を支払った。中世から近代初期までのインドおよび中国の民話にも、クマネズミとペスト菌の関連性を示唆したものがあった。その一つがインドのパンジャーブ地方に住む美しいアーサフ・ハーン姫の伝説である。

ある日、中庭を散策していたアーサフ・ハーン姫は、伝染病のせいでよたよた歩く鼠を見かけた。姫は「猫におやりなさい」と命じた。奴隷がよろよろする鼠の尻尾をつまんで、姫の飼い猫に放った。猫はすばやく鼠に飛びついたが、すぐに放して逃げていった。数日後、猫は姫の寝室の外で死んでいた。その翌日、鼠を拾いあげた奴隷が死んだ。それからというもの、アーサフ・ハーン姫の奴隷が一人ずつ死んでゆき、最後に姫だけが残った。

それから二、三世紀のち、中国の詩人師道南（しどうなん）がクマネズミとペスト菌と人の関係を表す詩を書いた。

東に鼠の死骸
西に鼠の死骸……
人は逝く……壁が崩れるがごとく……
だれも死者のために泣かず……
悪鬼のごとき疫病の到来
にわかに暗くなる明かり
それもついに消えた
暗い部屋に、人と亡霊と遺体を残して

クマネズミという配達人

ヨーロッパ人がペスト菌とクマネズミとの関連に気づいたのは、十九世紀後半のパンデミック第三波のときだった。このとき初めて、鼠（と蚤）がヒトペストの主要な媒介動物であることが判明した。それ以後、クマネズミに関して、その歴史や起源など、さまざまなことがわかった。クマネズミが最初に地上に出現したのはアジアのおそらくインドで、最終氷河期に入る前だったと思われる。体重は百十グラムから三百四十グラムで、同じくヒトペストを媒介する近縁種のドブネズミの半分ほどだが、体格で劣るところは、旺盛な繁殖力で補われた。一組のつがいが三年間繁殖しつづけ、生まれた仔が一匹も死なず、そのすべてがつがいを作ったと仮定して（幸い、どれも仮定である）推計で三億二千九百万匹の子孫が生まれることになる。

　クマネズミは侮れない能力の持ち主であり、だからこそ媒介動物として手ごわい存在になった。たとえば、敏捷（びんしょう）さである。助走なしで高さ一メートル近くジャンプでき、十五メートルの高さから落ちても無傷でいられ、垂直の壁を含めて、ほぼすべての障害物を乗り越え、ほんの数センチの隙間があれば通り抜け、どんな場所にも侵入できた。齧歯類を意味するローデント（rodent）という英語は、「齧（かじ）る」を意味するラテン語の動詞 rodere から派生した。強力な顎筋をもち、口のなかに唇を引きこめる（そうすると、ものを噛み切るための前歯である切歯が自由に使える）ので、鉛管やそれほど硬くないコンクリートや日干し煉瓦程度なら齧って穴を開けることができる。

クマネズミはもともと用心深い性質なので、その点も媒介者として有利である。ふつうは夜間に活動し、巣にも逃げ道を作っておき、慎重にまわりを偵察する。偵察は、少なくともある程度まで、学習でかちえた行動のようだ。餌をとろうとするあいだに、母鼠から偵察の訓練を受けている仔鼠の様子が観察されている。仔鼠は一、二メートル先まで走っていっては母親が追いつくのを待ち、母親がその先の安全を調べているあいだずっと待っている。母親に軽く突かれて、初めて安心して前進する。また、もう一つ、動物にしてはかなり珍しい習性がある。なんと笑うのだ。仔鼠は遊んだり、くすぐられたりすると、齧歯類に特有の笑い方でゴロゴロと喉を鳴らすことがわかっている。通常、クマネズミは生来の性質として行動範囲がとても狭い。都会の鼠は道路の反対側に何があるのか興味を抱くかもしれないが、これまでの研究によれば、あえて通りを渡ろうとしないことが確認されている。都会の鼠は死ぬまで一つのブロックから出ないことが多い。田舎の鼠の行動範囲もそれほど広くはなく、せいぜい一、二キロである。だが、クマネズミが本当に移動を嫌っていたなら、いまでもアジアの珍種として人に知られず、トカゲの一種であるコモドドラゴンと同じ運命を辿っていただろう。クマネズミは実際には盛んに移動する。その理由を考察すれば、ペスト大流行において交易と環境破壊がいかに大きな役割を果たしていたかが明らかになるだろう。

たとえば、ときたまクマネズミの群れ全体がそれまでの生息地を捨て、数百キロの距離を移動することがある。定住性のクマネズミを移動にかりたてる要因は、穀物の胚芽、さらに詳しくいえば、そこに含まれるビタミンEが不足し、欲求が高まるからである。環境がふだんどおりなら、クマネズミはめったに移動しない。だが、環境破壊が起きたとき、どうなるかは容易に想像がつくだろう。

数キロ以上の距離になると、クマネズミは長年の友である人間をあてにする。こっそり船に乗りこんだ鼠は世界初の密入国者となった。近代の研究によれば、クマネズミは飛行機、スーツのポケット、長距離トラック、ジャワ島の荷役用の馬が背負う袋のなかなどで見つかっている。交易の発達は、クマネズミにとって、より微妙とはいえ、もっと重要な形で恩恵をもたらした。野生では、群れの安定が保てなくなるほど数が増えたとき、長期にわたる悪天候と餌不足によって、おのずと個体数が減少する。ところが、ラクダの隊商、荷馬、船、さらに後年になると、列車、飛行機、トラックなどが出現したおかげで、数を調整するメカニズムがうまく働かなくなった。商人の出現と同時に、高度な適応力をもつクマネズミは餌が豊富にある場所へ脱出できるようになったのだ。

クマネズミがいつヨーロッパに到達したのかという問題も論議の的になっている。クマネズミが初めて西洋に現れたのは十字軍の時代、すなわち十二世紀頃だったと主張する学者がいる。しかし、それでは「ユスティニアヌスの疫病」やローマ時代に作られたクマネズミそっくりの彫刻の説明がつかない。この彫刻は少なくとも紀元一世紀までさかのぼれる。もっと信頼できそうなのは、フランスの生物学者F・オードワン＝ルゾー博士の学説で、それによればクマネズミの到来はキリスト誕生の少し前だったという。クマネズミと交易の密接な関係を考えれば、侵入地点は、シルクロードの砂漠か、ローマと中国の使節の会見場所だった中央アジアの高所にある峠、またはローマ人がインド沿岸部に築いた交易所だったと思われる。

ヨーロッパに移ってからのクマネズミの歴史で、注目すべき二つの日付は、六世紀と紀元一〇〇〇年である。六世紀には、「ユスティニアヌスの疫病」で地中海沿岸地方のクマネズミ（と人間）が大量死した。紀元一〇〇〇年は、勢いを取り戻したキリスト教世界がふたたび増えはじめた人口を維持できるだけの食糧を生産し、それに伴って大量のゴミを出すようになった年である。その三百年後、人口過密、市の周囲に廻らした壁、原始的な下水設備のおかげで、中世の都市はクマネズミの楽園となった。*

＊　劣悪な衛生状態のせいで中世ヨーロッパの都市は病気の温床となっていた。そのため、地方からたえず流れこむ人びとがいなければ、規模の大小を問わず、どんな都市も人口を維持できなかった。

中世のロンドンとパリの通りには、豚、牛、鶏、鵞鳥（がちょう）、山羊、馬などがうろつきまわり、その点では田舎のブロートンとなんら変わりはなかった。中世の時代、家主は自宅前の清掃をする決まりになっていて、動物の糞の掃除もするはずだったが、ほとんどの都市住民はいいかげんにすませていた。ロンドン郊外のファリンドン・ウィザウトに住むウィリアム・E・コスナーがよい例である。コスナーは「馬の糞や尿の臭いが強烈すぎて〔彼の家の前を〕人が通れない」という理由で訴えを起こされたほどだった。

中世の街路はそんな具合だったが、もっとひどい所では、まるで激しい殺し合いのあとのようになった。納屋で飼っていた家畜が死ぬと、そのまま外へ放りだされることが多く、死体は夏の陽射しにじりじりと焼かれ、鼠に齧られ、近所の子供たちに突つきまわされた。子供たちは腐りかけた牡牛や牝牛の死体から骨を抜きとり、それを削ってさいころを作るのだった。市の野犬捕獲人は、野良犬を処分した（つまり殺した）あとの屍骸を片づけず、床屋外科医は瀉血（しゃけつ）で抜いた血を、自分の店の前だけ避けて、所かまわず捨てていた。そんなことが重なって、あたりは激しい戦闘の翌日のような惨状になったのである。

野犬捕獲人や床屋外科医に加えて、都会に住むクマネズミの頼もしい味方になったのは肉屋である。パリやロンドンのような大都市では、屠畜の作業が通りのすぐそばの戸外で行なわれ、しかも後始末がぞんざいだったので、ほとんどの都市の肉屋街は、骨や内臓のかけらがごろごろしていた。おびただしい数の鼠と蝿と浮浪児がそれを目当てに集まってきた。

都市を汚染する最大の元凶は、いっぱいになった室内用便器だろう。とくに寒い雨の晩などは、一階まで階段を下りるのが面倒だった。そのため、中世の都市では、窓を開けて、三回「足元注意!」と声をかけたあと、中身を路上にぶちまけるのが当たり前になっていた。

「健康な若者は、入浴すべきではない」

近代以前には清潔な都市など一つもなかったが、古代ローマの大都市の中心部には、よくできた下水設備が築かれていた。たとえば、エトルリア人は生ゴミや排泄物を流すための大規模な下水網を作った。また、古代ローマの導水路は田園地帯から、都市の住民一人あたり一日三百ガロン〔一トン以上〕の水を運んでいた。中世にも、注目に値する立派な衛生設備があった。イングランドにあるダーラムの修道院もその一例で、実際に訪れた人がこう書いている。「大部屋に設けられた便座は、一つずつ、木製の仕切り板できちんと区切られ、一人〔の修道士〕がもう一人を見ることができないようになっていた……〔そして〕便座のそれぞれに十分日が当たるように、明かり取りの小窓が便座の数と同じだけあった」。さらに、便器を通って落とされた排泄物を近くの川まで流す地下の「水路」も備わっていた。

中世の都市にも公共の下水をもつ所は多かったが、ダーラムの機能的なトイレに匹敵するものはほとんどなかった。たいていの都市の下水システムは、まず、家が建ち並んだ通りに浅く掘られた蓋のない溝がスタート地点となった。そこから、都市の中央部にめぐらされたもっと太い排水溝のネットワークを経て、主となる排水口へとつながっていた。汚水が流れこむ場所は、ふつうはテムズ川やセーヌ川のような大きな河川だった。家の近くに川があれば、汚物を流すために水を引きこむこともあるが、都市部ではそれができなかったので、汚水を流すにはもっぱら重力と雨水が頼りだった。理屈のうえでは、大雨が降れば、傾斜した溝のなかの汚物は排水口まで流され、川に投棄されるはずだった。しかし、雨が降らないとその理屈は通らなくなった。溝のなかに糞便が山のようになり、尿があふれ、生ゴミが積もって、鼠のご馳走となった。それに、たとえ雨が降っても大して役に立たなかった。かなりの大雨でも、汚物はせいぜい隣接する通りまでしか流されなかったのだ。それでも、なんとか下水システムの終点の排水口まで流される汚物と塵芥はかなりの量になり、それを受け入れる川は、見た目にも惨憺たる状態となり、ひどく不快な臭いを放った。そんな悪臭を放つテムズ川を訪れたエドワード三世は、その光景にぞっとし、堤を埋め尽くした「糞便やゴミやその他のがらくた」に怒りを表した。

ロンドンの下水システムの不備を補っていたのは市の清掃職員だった。市内の各区には「ビードル［見張り人］」および「アンダービードル［その補佐］」というディケンズ風の呼び名をもった検査官の一団がいて、中世の町の通りを突つきまわし、じろじろ眺め、臭いを嗅ぎ、家の前のゴミはきちんと片づけてあるか、路地の掃除は行き届いているかと質問して歩いた。やや裕福なロンドン市民は、家のなかにトイレを作ったり、ガードローブを用いたりした。これは「向かいの家とのあいだに二本の梁を渡した上に」置かれた宙吊りのトイレだった。ガードローブの所有者には、寒い夜に便器を使う苦労から解放される工夫だったが、近所の人にとっては、路地に糞便が山と積まれ、続けざまの不愉快な臭気と蝿の大群（鼠はふつう、人間の糞便を食べない）をもたらす元凶だった。ビードルとアンダービードルは、下水にまつわる不正行為についても調査した。イングランドにペストが到来する前の年、何も知らない隣人の家の地下に排泄物をパイプで流しこんでいた二人組の悪党が逮捕されるという事件もあった。

ビードルたちの下には、街路の清掃作業に従事するレイカーたちがいた。彼らは溝の詰まりをとり、動物の死体を片づけ、通りや路地のゴミをすくって、テムズ川やフリート川などのゴミ捨て場に投げ捨てた。

中世のロンドンでは、ビードルとレイカーほど汚いものを扱う仕事はないといわれたが、そのうえ、市民からはまったく感謝されなかった。一三三二年、クリップルゲート区のあるビードルが何者かに襲われ、痛めつけるだけでは足りないというかのように、彼の荷車まで盗まれた。二、三年後には、ビリングズゲートの二人の女性が、レイカーたちの一団を口汚く罵り、それがあまりにひどかったので市当局が逮捕を命じたほどだった。実際、当時の記述からすると、中世のロンドンは下水をめぐって、ちょっとした内戦状態になっていたようだ。一方には、罵声を吐いたビリングズゲートの女性たちやファリンドン・ウィザウトに住むゴミ溜めの主のウィリアム・E・コスナーなどの不心得者。それに敵対するのは、「昼夜を問わず、家々から汚物が投げ捨てられている」ことを叱りつけた国王エドワード三世、国王の怒りを宥(なだ)めようとして、だれも守ろうとしない汚物処理に関する条例を連発した弱気な市長、市民に蔑まれるビードルとアンダービードルとレイカーたち、そして、腹立ちのあまり殺人さえしかねない商店主のような一般市民たちだった。

穀物貯蔵庫、オート麦や大麦の畑、家畜の群れなども、中世の田園地帯に鼠をはびこらせる原因となった。また、ヨーロッパの田舎に見られる建物の構造も鼠の鋭い歯に対抗できなかったので、農民を危険にさらすことになった。農民のほとんどは、中世の石膏ボードとでもいうべき荒打ち壁の小屋に住んでいた。これは木の枝を格子状に編んで、その上に泥や粘土を塗りつけただけのものだった。この壁はとても脆かったので、あるとき朝食をとっていたイングランドの不運な農民が、間違って壁を突きぬけてきた槍に刺されて命を落とすという事故さえあった。

二十世紀初頭にエジプトのサダル・バザール村でペストが流行したときの記録から、農村の暮らしにおいて鼠に有利となるもう一つの条件が浮かびあがる。この村の鼠の数を調べると、家畜と同じ屋根の下で暮らしていた家には九・六四、そうでない家には八・二四で、前者のほうが後者よりも鼠の数が多いことがわかったのである。

肉体美を重んじた古代ギリシャ人は、清潔さを主要な徳と考えていた。ローマ人も衛生状態をきわめて重んじ、ローマの公衆浴場はまるで神殿のような造りだった。ディオクレティアヌス帝の大浴場は、「ローマの最下層民でさえ、ちっぽけな銅貨一つで、アジアの王たちも羨むほどの楽しみを毎日のように味わうことができた」とエドワード・ギボンは書いている。しかし、自己犠牲を主要な徳の一つに数えあげていた初期のキリスト教徒は、入浴を悪徳とはいわないまでも、誘惑の一種とみなしていた。温かいお湯に身を浸したりすれば、どんな不埒な考えが浮かぶかわかったものではないというのだ。そんな危険を頭において、聖ベネディクトゥスはこういった。「健康な人びと、とりわけ若者には、めったなことで入浴を許すべきではない」。聖アグネスはこの戒めをまじめに受けとめ、死ぬまで一度も入浴をしなかった。

入浴に対する宗教上の不信感は中世後期に薄らいだとはいえ、個人の衛生観念を大きく前進させるまでには至らなかった。一三四七年に生まれたシエーナの聖カタリナも、けっして風呂に入らなかった。もっとも、カタリナの最大の偉業といえば、便通なしで数か月過ごすことができる（といわれた）能力かもしれない。アッシジの聖フランチェスコも、神の貴重な水を無駄にはできないという理由で、めったに入浴しなかった。平信徒はもっと俗っぽい理由でバスタブに浸かることを拒みつづけた。中世のエチケット指南書が「文明人の証、他者への礼儀」として入浴をいくら熱心に勧めても、朝起きたときに顔と手を洗ってすませるほうがずっと楽だったのだ。一階までわざわざ階段を降りてゆくより、便器の中身を窓から投げ捨てるほうが楽だったのと同じである。服を脱いだり、着替えたりするのも、ごくたまだった。そのため、十四世紀の英仏辞書には実際に役立つこんな用例が載っていた。「やあ、蚤にこんなに食われたよ！」。

もちろん、黒死病のおもな媒介者となる昆虫はネズミノミ（*Xenopsylla cheopis*）だが、人びとの体がどんな状態だったかを考えると、中世のペスト大流行にはヒトノミ（*Pulex irritans*）も重要な役割を担っていたように思える。

ペストは戦争を好む

カッファを始め、ヴェトナムやアフガニスタンを見ればわかるとおり、人間の活動のうち、戦争ほどペストと緊密な関係をもつものは他にない。また、歴史のうえで、十四世紀ほど暴力が横行した時代もあまりない。ペスト大流行に先立つ数十年間、スコットランド人はイングランド人を殺し、イングランド人はフランス人を殺し、フランス人はフランドル人を殺し、イタリア人とスペイン人はお互いを殺しあっていた。はっきりいえば、この野蛮な数十年間に、戦争の本質が根本から変わった。軍隊はもっと大規模になり、戦場は血まみれになり、一般市民への攻撃が増え、家屋や建物の破壊が日常茶飯事になった。こうした数々の変化とともに、中世の戦場はペストにとって格好の活躍の場となり、兵隊たちはペストの流行を拡大するのに一役買うようになったのである。

「中世後期の軍事革命」とも呼ばれるさまざまな出来事がいつ始まったかは、歴史家によって解釈が異なるが、一三〇二年七月の蒸し暑い七月のある日、フランドルのクールトレという村の外れの草地をスタート地点にしてもかまわないだろう。包囲された仲間（十四世紀のフランドルはフランス領だった）を救うためにクールトレへ向かっていたフランスの騎士団の大軍は朝のうちにその草地にさしかかったが、そのとき、弓と槍を手にした決死のフランドル市民軍数個大隊に行方をさえぎられた。彼らは冑（かぶと）代わりの洗面器と鎧の代わりの漁網で身を固めていた。

正午過ぎ、フランス軍の指揮官アルトワ伯ロベールが対フランドル軍攻撃の号令を発すると、騎士団は夏の風に三角の旗をはためかせながら、丈の高い草が生い茂った平地を前進しはじめた。その様子は「権威あるフランス王室」の騎馬戦士にふさわしく威風堂々たるものだった。やがて両陣営の中間にあった小川の所まで来ると、フランス軍は駆け足になった。その直後、大きな「びゅん！」という音が響き、雲ひとつない七月の空にフランドル軍の弓から、おびただしい数の矢が放たれた。続いて、もっと大きな「どーん！」という轟きが起こった。フランス軍の数百頭の軍馬が時速三十キロの勢いでフランドル軍の戦隊に激突したのである。中世の伝統的な軍事理論からすれば、この突撃の衝撃で、フランドル兵はボウリングのピンのように地面になぎ倒されるはずだった。あとは馬の蹄で踏みつけ、馬上から槍で突けば終わりだった。しかし、クールトレでは戦の神がこのルールを引っくり返した。フランス軍はフランドル軍の防衛線を突破できず、護岸壁にはばまれる波のように打ち砕かれた。まるで塀から真っ逆さまに落ちたハンプティ・ダンプティのように転げ落ちた人と馬とで、地面の上は大混乱に陥った。

しっかり武装し、覚悟をもって戦えば、たとえ歩兵でも、戦場の花形である騎士団に勝てるというのは発見であり、その後の戦闘で何度も確認しなおされた。こうして中世の軍事戦略に革命がもたらされた。そして、あらゆる革命の例にもれず、歩兵の革命からも予期しなかった副作用が生じた。その一つは、中世の指揮官が歩兵の役割を重んじるようになったこと。二つ目は、騎兵一人分の給料で弓や槍をもつ歩兵が五、六人も雇えたので、歩兵のほうが安あがりだと気づいた指揮官が隊の規模を拡大したことである。軍隊の規模が大きくなるにつれ、戦闘の規模も大きくなり、非情なものになっていった。数が増えたこともあるが、それだけではなく、戦闘自体が過激になったせいでもあった。その一因として、元農民の多い歩兵たちには騎士道にのっとった戦い方などできるはずもなく、まして相手が貴族とあってはなおさらだった。戦時のストレスを含め、ストレス全般は人体の免疫力を低下させる。その結果、より大規模になって暴力性も増した戦争は、病気への抵抗力が弱い人間の集団を作りだしたとも考えられる。もっと確実にいえるのは、軍隊の規模が大きくなるにつれて、兵隊は不潔になり、ゴミの量が増え、それにつれて鼠と蚤が増えたことである。

十四世紀の軍事面におけるもう一つの大きな発展は、シュヴォーシェ（略奪行）戦略だった。これは、中世の時代の軍事上の大きなジレンマ、つまり包囲網を突破する方法として考案された。「城を一年以内に落とすことはまず無理である。たとえ落とせたとしても、費用がかさみすぎるので、王とその臣下にとっては征服しても割に合わない」と主張したのは、十四世紀に定評のあった軍事評論家ピエール・デュボアである。デュボアは著書『遠征の成功と戦争短縮の原則（*Doctrine of Successful Expeditions and Shortened Wars*）』で、包囲されたときの対抗策を簡単に説明しているが、それは敵を直接攻撃するのではなく、別の所を攻めることだった。一般市民を攻撃すれば、敵は城に籠もっていられず、市民を守るために出てこざるをえない、とデュボアはいう。こうして生まれたのがシュヴォーシェ戦略である。敵地の田園地帯へ、掃討作戦の任を負った大人数の襲撃隊を送りこむことは、デュボアがいうほど目新しいものではなかった。過去にも前例があり、一〇六六年のノルマン人によるイングランド侵攻の際にも用いられた。一般人を標的にすることも、先例がなかったわけではない。オノレ・ブーヴェはフランス人らしく肩をすくめながら、こういった。「時と場合によっては、罪のない貧しい人びとが傷つき、財産を失うことがあってもやむをえない」。

しかし、中世最大にして最も血なまぐさい戦争といわれる英仏間の百年戦争をきっかけにして、シュヴォーシェは破壊力のある攻撃の一手段として定着した。この戦争は一三三七年に始まったが、一三四七年にペストが到来するまでの十年間、シュヴォーシェの達人になっていたイングランド人は、デュボアの同胞であるフランス軍に対し、その戦略をじつに効果的に用いた。一三四〇年代を通して、楔形の隊形をとったイングランドの騎兵部隊はフランスの田園地帯を縦横無尽に駆けめぐり、農場や村に火をつけ、一般市民を強姦したり殺したりし、牛を略奪した。イタリアの詩人ペトラルカは、この戦争のさなかにフランスを訪れ、破壊のものすごさに驚いて、友人にこんな手紙を書いた。「至る所に無残な破壊と悲哀と荒廃があふれ、至る所に見捨てられて荒れ果てた農地がある。至る所に崩れて人気のない廃屋がある……要するに、至る所、アングル人［イングランド人］が残した悲惨な爪跡だらけだった」。

もっと胸をえぐられるのは、イングランド人の凶行について書いたフランス国王ジャン二世の記述である。「大勢の人びとが虐殺され、教会は略奪され、肉体は傷つけられ、魂は迷い、若い娘や処女たちの花が散らされ、貞節な妻や未亡人は辱めを受け、町や荘園や建物は焼きはらわれた……キリスト教徒の信仰は……挫かれ、商業は……消滅した……この戦争がもたらした悪行や非行はあまりにもたくさんありすぎて、それについて語ることも、数えあげることも、文字にして残すこともできない」。

「現在」を考察しても、せいぜいうまくいって、「過去」への不十分な手がかりにしかならないだろう。それでも、近代戦に関するいくつかの研究を見ることで、中世の世界がどれほどペストに感染しやすい状況だったかを知るもう一つのヒントが得られるかもしれない。たとえば、旧ソ連軍に関する米陸軍の報告書である。一九八〇年代のアフガニスタン侵攻作戦では、ソ連側の戦死者の数は三パーセント以下と少なかったが、病気にかかった兵隊は驚くほど多く、とくに伝染病の患者が多かった。アフガニスタンで戦った兵隊の四人に三人、つまり同国に派兵されたソ連軍全体の七五から七六パーセントが病気になって入院した。なかには腺ペストの患者もいたが、ほとんどはマラリア、コレラ、ジフテリア、赤痢、アメーバ赤痢、肝炎、発疹チフスだった。

これほど高い罹患率は、何が原因だったのだろう。その答えは、あいもかわらぬ軍隊生活の実情を浮き彫りにする。報告書によれば、大きな原因の一つは軍の衛生状態だった。平均的なロシア兵は三か月に一回しか下着を替えず、軍服と毛布の洗濯も同じくらいの頻度でしかなされず、生水を飲み、ゴミを片づけず、野営地の便所を使わずに自分のテントの近くですませ、炊事当番のときでさえ、上官に命令されない限り、排泄後の手洗いをしなかった。注目すべきは、戦闘によるストレスが高い罹患率に関係していたかもしれないという指摘である。先に述べたように、ストレスは人間の免疫機能を損ない、病気への抵抗力を弱める。もちろん、略奪に励む兵隊に怯えていた民間人にも同じことがいえる。

二番目の報告はヴェトナムからのものである。一九六六年から一九七四年まで、ヴェトナムでは二万五千人のペスト患者が出たが、その大半は現地のヴェトナム人だった。米陸軍の医療関係者によれば、このペスト大流行の原因の一つは、国土の大部分が包囲に似た状態に置かれていたことだという。一九六七年の冬、アメリカの軍医団が調査した重砲基地が典型的な例である。その基地では二十一人のペスト患者がいたが、原因はすぐにわかった。兵隊たちは、家族連れの者も多かったが、ヴェトコンの迫撃砲や砲兵による攻撃を避けて地下にもぐって暮らしていた。高温多湿の不潔な掩蔽（えんぺい）壕は、齧歯類の巣穴にそっくりで、個々人の衛生状態もひどいものだった。入浴設備が地上にあったのでだれも体を洗えず、同じ理由で、便所も使えなかった。黒死病の大流行を前にしてカッファに足止めされたジェノヴァ人や、包囲されたカレーのフランス人にとって、悪臭を放つ糞便や軍用食の残りや血の染みついた包帯が散乱したヴェトナムの掩蔽壕は、見慣れたものだったろう。そんな悲惨な状況でも、軍医たちはなんとか十七人のペスト患者の命を救った。だが、あとの四人は病気がかなり進行していたため、現代の抗生物質をもってしても救うことができなかった。

村の住民を追い立てる作戦は、シュヴォーシェ戦略以来の戦争に見られる特徴の一つだが、これもヴェトナムのペスト菌には好都合なことだった。一九六九年、ドンハー村では六百人以上のペスト患者が出たが、その大半は子供だった。ここでも米陸軍の医師団は、鼠と蚤がたくさんいることに気づいた。しかし、この村のペスト大流行は、包囲のせいではなく、資源のアンバランスが原因だった。小さなドンハー村は準備もないまま、DMZ（非武装地帯）から南へ逃げてきた難民とケサンから東へ逃げてきた難民の両方を受け入れることになった。だが、一気になだれこんできた不潔な難民の群れに対処できるだけの衛生設備がここにはなかったのである。

もちろん、戦争、飢饉、衛生設備の不足という三つの要因がどのように、そしてどの程度まで、黒死病につながる道を用意したのか、正確なところはわからない。だが、これだけはいえる。一三四六年末か一三四七年初めにペスト菌がカッファをあとにした頃、ヨーロッパはすでに顎先まで水に浸かっており、しかも潮はまだ満ちつつあった。

第四章　シチリアの秋

◆一三四七年十月、シチリア
ついにヨーロッパ到着

地中海は神秘そのものだ。まず、水没した山々という謎がある。その高い山並みはかつてチュニジアとシチリア、スペインとモロッコを結びつけていた。地中海の原形といわれる神秘的なテティス海の謎もある。ユーラシア大陸が誕生する前に、この海は世界の表面を横切って、東の大海とつながっていた。さらに、地中海で命を落とした人びとの謎もある。ヴィヴァルディ兄弟は、インド諸島への航路を求めて船出し、果てしない緯度と経度の彼方に姿を消した。そして、何よりも大きな謎がある。「骨の髄まで病気に侵され」て、カッファを逃げだしたジェノヴァ人たちの運命だ。

「ジェノヴァよ、語れ。お前たちはいったい何をしたのか」。ペストの死者になりかわって、同時代のある人が問いかけた。しかし、ジェノヴァはこの船隊について沈黙を守り、いまも語ろうとしない。黒死病に関する文献のそこかしこに不意に出現するカッファのペスト船は、まるで夜の海に漂う亡霊のようだ。ある文献によれば、「香辛料を積んだ三隻のガレー船が……いやな臭いのする風に吹かれて、東方から迷いこんできた」という。また、「感染した船員を満載して」クリミア半島から戻ってきた四隻のジェノヴァ船についての話もあった。もう一つの記述は、二隻から十二隻と数はまちまちだったが、小アジアから地中海に向かっていたジェノヴァ商船隊が、黒海の港ペラ、コンスタンティノポリス、メッシーナ（シチリア）、ジェノヴァ、そしてマルセイユまで、行く先々にペストを運んだというものだった。

六月、東洋が次々と大災厄に見舞われていた頃、ヨーロッパでは、不気味な何かが近づいていることに気づく人はほとんどいなかった。一三四七年のイングランドの夏は、どことなく一九一四年の夏を思わせるセピア色の輝きを放っていた。北フランスの平野で華々しい勝利を収めたばかりの金髪のイングランド王エドワード三世は、ロンドンで馬上槍試合のシーズンを楽しんでいた。一方、テムズ川沿いのウェストミンスター宮殿では、娘のジョーン王女が、カスティーリャ王国の勇ましい皇太子ペドロからの贈り物であるスペイン人歌手のセレナーデに耳を傾けながら、宮殿の芝生の上をそぞろ歩き、穏やかな六月の夕暮れを過ごしていた。シエーナでは、不動産投機を副業とする靴屋のアニョーロ・ディ・トゥーラが、市の歴史の執筆に取り組むかたわら、カンポと呼ばれる広場の物件に目を光らせ、妻のニコルッチャや五人の子供たちと仲睦まじく暮らしていた。パリでは、サンジェルマン・ロクセロワ教会のジャン・モルレ神父が建設基金の帳簿付けをしていた。基金への寄付はごくまれにしかなかったので、モルレ神父はまだ堤のなかったセーヌ川に沿って、朝のうちにゆっくり散歩することができた。川風のおかげで岸の粉挽き水車はたえず動いていて、川沿いの道には「一列に並んだ黒い頭」のような細長い小屋が立ち並んでいた。その夏、レマン湖畔にあるトノンの町では、ほぼ毎朝、門の付近で床屋外科医のバラヴィニーがユダヤ人街の仲間たちと噂話に興じている姿が見られた。ナポリでは、大気に「甘く軽やかな夏の香り」が満ちあふれた暖かな夜、ヨーロッパ一の美女にして、キリスト教世界随一の悪女と評されたナポリとシチリア両国の女王ジョヴァンナに殺人の容疑がかけられていた。

七月、ブロートン近辺の畑が麦藁帽子をかぶった農民で一杯になり、アヴィニョンの修道士が冷たい空気を逃さないよう窓に板ガラスをはめていた頃、コンスタンティノポリスはすでに諦念と絶望に覆われていた。このビザンツ帝国の首都は、黒海の南、ダーダネルス海峡の北に位置し、西洋への玄関口として、標的になりやすかった。ヨーロッパに向かってクリミア半島を出航した船は、この都市を通過しなければ母国に帰れなかった。こうして、一三四七年の春、または初夏、ペストに感染したジェノヴァ人はコンスタンティノポリスの港に降り立った。アメリカ先住民の伝説に出てくる黒い帽子をかぶったよそ者のように死を運んできたのだった。

コンスタンティノポリスの九〇パーセントが黒死病で死んだというヴェネチア人書記の推計はもちろん誇張だとしても、一三四七年の夏から秋にかけてビザンツ帝国の首都を襲った疫病をようやく生き延びた者にとって、それはけっして忘れられない体験になっただろう。「来る日も来る日も、われわれは友を埋葬しつづける。〔そして〕日を追うごとに、街は空っぽになり、墓の数だけが増えてゆく」というのは宮廷学者のデメトリオス・キュドーネスだった。死者の数が増すにつれ、市民たちの心は恐怖と利己心で醜く歪んでいった。「他人を思いやる気持ちをなくし、〔感染への恐れから〕おたがいを避けた。息子が死んでも父親は埋葬の労をとらず、息子も父親への最後の孝行をしない」。

ペストはまた、ビザンツ帝国の皇帝ヨハンネス六世の心に生涯消えない傷を負わせた。「到着してすぐ……〔皇后はわれわれの〕末息子の死を知った」と皇帝は書いているが、知られている限り、これが十三歳で死んだ息子アンドロニコスについて触れた唯一の記述だった。息子の死後、世俗的な世界への興味を失った皇帝は退位し、修道院の房にたった一人で引きこもって、祈りと悲しみ、そして服喪のうちに生涯を終えたのだった。

ペスト菌は、コンスタンティノポリスから交易路を南へ辿って、ダーダネルス海峡に達した。ヨーロッパに向かう旅人をエーゲ海とその先の地中海へと運ぶ、一筋の細い海域である。一三四七年の夏、世界はダーダネルス海峡によって二分されていた。すぐ西側には日の光を浴びたヨーロッパの緑の丘がつらなり、そこはまだペストに汚染されていなかった。一方、東側には、ペストが蔓延した小アジアの平原が広がっていた。海峡を飛び越えたペスト菌は、かつてこの海峡に船を並べて橋の代わりにし、軍隊を無事渡らせたクセルクセス王に敬意を表して、ペルシャに立ち寄った。それから、エーゲ海が視界に入ってくる頃、ペスト菌は自分のクローンを生みだした。こうしてできたペスト菌の別の一波は北に向きを変え、ギリシャを通って、ブルガリア、ルーマニア、そしてポーランドを目指した。もう一つのペスト菌の波は、地中海を南下して、エジプトとレヴァントに向かった。そして、三つ目の波は、東へ引き返し、夏の終わりに地中海のキプロス島を襲った。邪悪なものをはねつけるように、島はたちまち猛反撃に出た。初めに大地が裂け、「巨大な地震」で木々が根こそぎ倒れ、丘が崩れ落ち、建物が倒壊し、数千人が命を落とした。続いて、海が牙を剝いて、大津波が押し寄せた。島を襲った高波は、太陽に届くかと思うほどだった。母親は子供を慌てて抱え上げ、農夫は畑から逃げだした。鷗(かもめ)は怯えてキーキーと鳴きながら、いっせいに飛び去った。岸と大波のあいだで立ち往生した漁師たちは、真っ黒な水の壁の向こうに地中海の輝く陽光が消えてゆくのを見ながら、臨終の祈りを早口でつぶやくだけだった。次の瞬間、大波が砕け散ると同時に激しい衝撃波が生じ、その轟音は海を越えて何キロも先まで伝わった。やがてキプロス島の沿岸地域の大部分が水の下に沈み、波立つ海面には白い泡だけが浮かんでいた。「船は岩礁にぶつかって粉々になり……豊穣さと美しい花々で知られたこの島は一面の荒れ地と化した」と、ドイツのある歴史家は書いている。その次に、空気そのものがやられた。「病気を運んできた風は、ひどい悪臭を放っていたので、人びとはとても耐えきれず……不意に倒れたかと思うと、苦しみながら死んだ」*。あいつぐ災害に怯えたキプロス人は、アラブ人の奴隷たちがこの機に乗じて反乱を起こすのではないかと不安になった。そこで、慈悲の心を捨てて、剣をとることにした。その陰鬱な秋、来る日も来る日も、男ばかりか、女子供も含めた何百人ものムスリムが、ねじくれた枯れ木と水溜まりだらけの、使われなくなったオリーブ園に駆り

＊北アイルランドのベルファストにあるクイーンズ大学考古学・古生態学部のマイケル・ベイリー教授の仮説によれば、瘴気〔ミアズマ〕の原因は「ガス放出」という珍しい地質現象だという。海底の地下に閉じこめられていたガスが噴出して大気中に汚染物質が流出するこの現象は、近年では一九八六年にアフリカ大陸カメルーンのニオス湖で見られた。硫化水素のガス雲が発生し、千七百人の犠牲者を出したが、生存者によれば、そのガスは「腐った卵」のような臭いがしたという。封じこめられていたガスが湖底から放出された理由は不明だが、キプロスの場合は、地震が引き金になったと推測する人びともいる。(M. G. L. Baillie, "Putting Abrupt Environmental Change Back into Human History", *Environment and Historical Change*, ed. Paul Slack〔Oxford: Oxford University Press, 1999〕, p.68)

集められ、皆殺しにされた。しかし、奴隷たちを手にかけた男たちも、一週間とたたないうちにペストで死ぬことになった。

ペスト菌の四つ目の波は、地中海を西に向かい、ある島に上陸して、キプロス以上の悲嘆と苦悩をもたらした。

シチリア島はヨーロッパの岸辺からほんの数キロしか離れていない。だが、そこは完全な別世界である。より原始的で、より狭量で、そして何にもまして暴力的な世界だったのだ。島の上に広がる空の青ささえ暴力的だった。太陽も同じく、あまりにも眩しい。島の人びとも同様、激しいまでに情熱的である。そして風までが暴力的だった。夏にチュニジアから地中海を越えて北へ吹きつけるシロッコは目を刺し、喉を焼き、肺のなかを砂で一杯にする。シチリアの歴史もまた暴力に満ちている。数えきれないほどの裏切り、征服、流血、絶望に彩られた歴史のせいで、陽光あふれる地中海のこの島は、悪意に満ちた運命論者の巣窟となった。シチリア出身の小説家レオナルド・シャーシャはこう語る。シチリアでは「未来を語るときに独特の用法をする。『明日は田舎へ行くつもりだ』とはいわず、『明日は田舎へ行くことになっている』という。意志未来の表現がない国で、人は悲観的にならずにいられるだろうか」。

シチリア島の歴史における最大の悲劇は、おとぎ話のように始まる。「一三四七年十月のことだった。*その月になったばかりの頃、十二隻のジェノヴァのガレー船がメッシーナに入港した」。これを書いたのは、フランシスコ会修道士ミケーレ・ダ・ピアッツァである。ガレー船がどこから来たのかは記述がなく、カッファか、黒海の別の港か、コンスタンティノポリスか、ルーマニアか、またはもっと近くだったかもしれない。だが、船にはとくに変わった様子や不審な点はなかったようだ。船が埠頭に着く頃、メッシーナはふだんどおりの日常を送り、世界が一変する前の最後の平和を享受していた。漁師はその日の収穫を水揚げし、老女たちは窓越しに噂話に興じ、子供たちは金色に輝く長い砂浜で追いかけっこをし、心地よい秋風が狭い路地を吹きぬけた。やがて錨が下ろされ、渡り板がか

＊　黒死病に関する同時代人の記述を解釈するときには十分に注意すべきだと歴史家たちが主張する理由は、修道士ミケーレの記述を見れば明らかだ。その他の史料によれば、ジェノヴァのガレー船がメッシーナに入港したのは十月ではなく、九月下旬だったと思われる。また、船の数が実際に十二隻だったこともありうるが、中世人にとって十二という数が魔術的な意味をもつ特別な数字だったから選ばれたという可能性もある。同時代人が書いたペストの記録について、もう一つ問題なのは盗作である。古代の著者の表現や言い回しの借用はよくあり、ときには丸写しにすることさえあった。人気の高い二つの原典は、紀元前五世紀にトゥキディデスが書いた「アテナイのペスト」と、タキトゥスが残した紀元二世紀のローマで発生した「アントニヌスの疫病」についての有名な記述である。(Ole J. Benedictow, *The Black Death 1346-1353: The Complete Story* 〔Woodbridge, Suffolk: Boydell Press, 2004〕, p.70)

けられ、ジェノヴァ人の船員たちが転げるようにして桟橋に降り立った。彼らは「骨の髄まで病に冒されていて、彼らの一人と話しただけで伝染し……死を免れなかった」。

こうして黒死病はヨーロッパに到来した。*

直後から、人びとは病気で倒れはじめたが、その様子はメッシーナの人びとがこれまで見たこともないものだった。第一に、と修道士ミケーレは語る。「腫れ物のような……レンズ豆くらいの大きさのしこりが太股か腕にできた。〔それから〕激しく血を吐き、三日間ひっきりなしに嘔吐したあと、もはや治療の手立てはなく、死ぬしかなかった。しかも、彼らだけでなく、彼らと話した人びとがみんな死んだばかりか、彼らの持ち物をもらったり、触れたり、動かしたりした人びとまでもが死んだ」。

修道士ミケーレが描写したのは、腺ペストから派生した肺ペストのようだ。リンパ系で始まったペスト（リンパ節に腫脹ができる）が肺に転移したもの（喀血する）である。メッシーナでは急速に汚染が広がったことからして、到着した時点ではまだ肺ペストの症状がなかったとしても、そのあとすぐに発生したはずだ。つまり、あるときを境に、ペストはヒトからヒトへ、咳や唾液などの飛沫を介して空気伝染するようになったのである。

もっと不可解なのは、ペストにかかったジェノヴァ人がどうやってメッシーナまで来られたのか、ということである。乗組員のなかには生まれつきペスト菌への免疫をもつ人が少しはいたかもしれない。科学的にはまだ立証されていないが、仮にCCR5—Δ32がペストへの抵抗力を高めたと考えても、クリミア半島またはコンスタンティノポリスからシチリアまで数か月かかる旅のあいだ、船を操れるほどの人数がはたして生き延びられただろうか。発症から死までの短さからして、メッシーナにペストを運んだ船の出発地点は、もっと近いイタリアのどこかだと考えるほうが理にかなっている。

中世の時代、外洋航海はまだ非常に危険だったので、まっすぐ目的地に向かうことはまずなかった。長期にわたる航海でも、ロッククライマーが慎重に岩のでっぱりを伝っていくように、船は海岸線に沿って少しずつ進み、三日か四日ごとに物資補給と交易目的で港に立ち寄った。沿岸航行（コステジャーレ）と呼ばれるこの航海法のおかげで、ペスト菌は、船から船へと港伝いに移動し、船員を片っ端から殺しつつ、じりじりとヨーロッパへ近づいていった。

親が子を捨て、ペットだけが残った

メッシーナはすぐにジェノヴァ人を追放したが、ペスト菌はすでにこの都市の大動脈に入りこんでいた。死者の数が急増するにつれ、教会や商店はしんと静まりかえり、海岸で遊ぶ人がいなくなり、漁船は打ち捨てられ、通りから人影が消えた。やがてメッシーナも、

＊ ペストはこれより数日ないし数週間前にヨーロッパの別の港から進入した可能性もあるが、ヨーロッパ史に初めてペストのことが記載された場所はシチリアのメッシーナだった。

まるでコンスタンティノポリスのように、二つの都市に分けられた。苦痛と絶望に包まれた感染者の町、そして恐れと憎しみに支配された、まだ感染していない人びとの町である。修道士ミケーレによれば、「この病は激しい嫌悪感を呼び起こし、たとえば息子が発病したら……父親はあっさりと息子を見捨てた」。その秋、メッシーナでは大勢の人が死んだが、そのほとんどは親や子に看取られることがなかったばかりか、告解を聴く司祭も、遺言状を作る公証人もそばにいなかった。昔ながらの忠誠と信頼を寄せつづけたのは、動物だけだった。「猫と……家畜は、けっして飼い主のもとを離れなかった」と修道士ミケーレはいう。

メッシーナはついに、ほとんど無人の街と化した。修道士ミケーレはそんな街の様子も見ていた。狂った犬がやみくもに駆けまわる荒れ果てた通り。夜になって近郊の畑や葡萄園で野宿する人びとの焚き火の揺らめき。汗まみれで逃げてきた難民であふれかえる埃っぽい日にさらされた道。死に場所を求めて近くの森や小屋へとさまよい歩くペスト患者たち。また、修道士ミケーレは、現代人の感覚からすればマジック・リアリズムのように思える出来事についても書いているが、実際には、おそらくパニックが引き起こしたヒステリー行動だったのだろう。その一つは、「前肢に抜き身の剣をもった黒い犬」*が教会に駆けこんで、祭壇にあった銀器やランプや燭台を倒したというものである。もう一つの話は、メッシーナへ運ばれる途中の聖母マリア像が突然動きだし、街の罪深さに恐れをなして市内に入ることを拒んだという。「大地に大きな裂け目ができ……聖母像を担いでいたロバが石のように固まって動かなくなった」と修道士ミケーレはいう。

近年、イギリスのある歴史家は、黒死病に見舞われたイングランド人がそれほどパニックに陥らなかったと誇らしげにいった。「友人や親戚がばたばたと死んでゆくなか……他人とのあらゆる種類の接触が危険だとわかっていながら……中世のイングランド人はふだんどおりの生活を続けた」。確かにそのとおりではあったが、イングランド人が毅然としていられたのは、人間性だけの問題ではなく、幸運に負うところもあった。イングランドの場合、ペストはある日突然、空から降ってきたわけではなかった。一三四八年の夏まで被害が出なかったイングランドは、一年近くのあいだ、情報収集と冷静な対処の準備ができた。メッシーナやコンスタンティノポリスのような都市は、けっして大げさではなく、広島や長崎と同じ状況にあった。何の前触れもなくペストに襲われたというだけではなく、かつて経験したことがなく、また想像さえできないほど大量の死者が出たのである。何千、何百の規模ではなく、死者は数十万、数百万にのぼった。しかも、わずか数時間で、社会的な人間関係のすべてを完全に消滅させるほどの死だった。同時代の記録にはこう書かれ

＊　中世のシチリアでは狂犬病が流行していたと思われるので、ある程度まで事実にもとづいた話かもしれない。(Philip Ziegler, *The Black Death* [New York: Harper and Row, 1969], p.42)

ている。ある日、「遺言状を作ろうとした一人の男が死んだ。その遺言状を作成した公証人が死に、告解を聴いた司祭が死に、遺言状の立会人になった人びとが死んで、翌日、この全員がそろって埋葬された」。

未曽有の大災厄に直面したシチリア人が平常心を失うのも無理はなかった。

シチリアの黒死病にまつわる物語は、メッシーナとその南にあるカターニャという二つの都市の物語でもあった。カターニャ人は、メッシーナの人びとをうぬぼれやで傲慢だと思っており、この尊大な北の隣人を昔から嫌っていた。そのうえ、ペストから逃げてきたメッシーナの人びとがどっと押し寄せることになって、二つの都市の関係はますます悪化した。用心深い住民は難民に向かって、「メッシーナから来たのだったら、話しかけないでくれ」といった。尊大だという噂には根拠があったようで、メッシーナの人びとはいきなり、カターニャが何よりも大事にしていた聖遺物、聖処女アガタの聖骨を貸してくれといいだしたため、カターニャの人びとは呆気にとられ、さらに悪評が立った。いくら厚かましいメッシーナ人でも、これは行きすぎだった。メッシーナをペストから救うために聖アガタが北へ出かけているあいだ、だれがカターニャを守ってくれるのか。修道士ミケーレの筆致も、この要求について書くときは少々むかついていたようだ。「メッシーナの人びとよ、あなたがたはなんと愚かなことを考えるのだ……〔聖アガタが〕メッシーナに住みたいと思ったなら、彼女は最初からそういっていたはずだ」。

深刻な事態になったのは、カターニャのジェラルド・オルト司教が、ふとした拍子に罪悪感から弱気になったせいである。世論の圧力を受けて、司教はメッシーナからの難民の受け入れを禁止することに賛成していた。ところが、神と自分自身の良心を宥めるため、司教は聖アガタの聖骨を貸してほしいという難民の願いを受け入れただけでなく、自分でメッシーナへ届けると約束したのだった。カターニャ市民は今度も呆気にとられた。司教の行為は、カターニャ市民の許しも得ずに、魂の武装解除を強制したようなものだった。怒った群衆がたちまち結集して、大聖堂に向かった。一日おきに司教の前でひざまずき、頭を垂れていたカターニャ市民だったが、恐ろしい疫病が目前に迫っているこのときばかりは、遠慮などしていられなかった。この日、大聖堂に押し寄せた人びとは権威を恐れず、はっきりとものをいった。大聖堂のなかで司教に向きあうと、単刀直入にこういったのだ。「聖骨をメッシーナに渡すくらいなら、司教に死んでもらったほうがましだ」。自分の信念に忠実たろうとするオルト司教は、約束を破ることはできないといいはった。だが、ようやく妥協案が見つかった。聖アガタの聖骨は渡さないが、それに次いで貴重な、聖骨が浸されていた聖水をメッシーナに渡すことになった。しかも、オルト司教がわざわざ出向いて、汚染された都市にみずから聖水をふりまくことになった。

一三四七年秋のシチリアにまつわるほとんどのエピソードと同じように、二つの都市の物語も不幸な結末を迎えた。聖水の効果もなく、メッシーナではペストが猛威をふるいつづけた。聖アガタの聖骨も守ってはくれず、カターニャもペストに見舞われた。シチリア島の魂ともいうべき二つの貴重な聖遺物と近しく接していたにもかかわらず、オルト司教はペストにかかって悲惨な死を迎えた。

シチリアの摂政だった意気地なしのジョヴァンニ公爵にまつわる物語もハッピーエンドにはならなかった。シラクサ、トラパニ、シャッカ、アグリジェントで死者が続出し、ペストが島全体に広がるにつれ、公爵は自分の身の安全のほか、何も考えられなくなった。修道士ミケーレによれば、「彼は逃亡者のように各地を転々とした……カターニャの森にいたかと思えば、ル・ブランクという塔に籠もり……かと思うと、今度はサンサルヴァトーレの教会にいるという具合だった」。一三四八年、ペストが下火になったと確信して、公爵は隠れ家から出て、「サンタンドレアという土地」に落ち着いた。彼がやっと姿を現したと知ったペスト菌は、シチリアを離れる前にその新居を訪れて公爵の命を奪った。

修道士ミケーレは、年代記の終わりに近づくと、もうお手上げだというかのように、こんな言葉を書きこんだ。「他にいうべきことはあるだろうか」。

それほどはなかった。一三四八年の秋、ペストがようやく燃えつきたシチリア島では、生者と同じくらい、死者が幅をきかせていたということくらいである。内陸の荒涼たる火山台地、海沿いの平野に点在する淡い緑の峡谷、そして島の美しい海辺に死体が転がっていた。シチリアでは住民の三分の一がペストで死んだといわれる。だが、正確な数字はだれも知らない。

◆一三四七年十一月から十二月、ジェノヴァ

口を閉ざす海運都市

ジェノヴァ人の「気質」について研究したジェノヴァのある神父は、彼らを「ロバ」にたとえた。「ロバの気質とは、いうなれば……大勢群れているくせに……そのなかの一頭が棒で叩かれると、残り全部が四方八方に逃げだして、散り散りになることだ」。

メッシーナから追放されたジェノヴァ人は、その気質をいかんなく発揮した。「四方八方」に散って、他の港を次々と汚染しはじめたのだ。しかし、一三四七年の絶望的な秋、地中海にペスト菌を撒き散らしたのは追放されたガレー船だけではなかったはずである。ペストはカッファに次いで黒海の周辺に広がった。それから、コンスタンティノポリス、ルーマニア、ギリシャへと伝染してゆき、パニックに陥った人びとが西へ向かっていっせいに逃げだした。十一月になると、ヨーロッパの南海岸には、ペストに汚染された難民船が二十隻以上も辿りついていたに違いない。その一部は地中海をさらに西へ向かい、残りはアドリア海を目指した。どの船も大型の水素爆弾に匹敵する殺人兵器を積んでいた。そ

して、すべてとはいわないにせよ、船長の多くは、船の積荷の売れ行きが彼ら自身の収入に関係していることもあって、生来の貪欲さにいっそう拍車がかかった。そこで、死体と死にかけた人びとを船倉に満載しながら、ペスト菌に冒された船は港から港へと移動して、積荷を売りさばいていった。同時代のある人の話によれば、フランスとイタリアの港から追放された三隻のペスト船は「スペインの海岸線に沿って大西洋へと針路をとり……最後まで商売をした」という。イタリア本土だけでなく、フランス、スペイン、エジプト、サルデーニャ、コルシカ、マルタ、チュニスは、昔から盛んだった地中海の交易路によって汚染された。一三四七年の秋、イタリアはペストに対してヨーロッパで最も無防備な場所だった。

イタリア半島は何年も不運続きだった。大地や空まで混乱に陥ったかのように見えた。一三四五年には、まるで天の底が抜けたような大雨が半年間も降りつづき、畑は水浸しになり、橋が流され、未曽有の大飢饉が起きた。ある同時代人によれば、「一三四六年から翌年にかけて……基本食糧の不足が深刻になり、大勢の人が飢えて死に、生き残った人びとは小麦の代わりに草や雑草まで食べるほどになった」。フィレンツェでは、一三四八年の春に恐ろしいペストが襲来したが、その前年の春にも悲惨な飢饉に見舞われていた。一三四七年の四月、フィレンツェ市民のほとんどは、市が配給するパンでようやく生き延びていた。間近に迫った惨事を感じとったように、イタリアの大地も震えはじめた。大きな地震が、ローマ、ヴェネチア、ピサ、ボローニャ、ナポリ、パドヴァを襲った。* キプロスのときと同じように、この地震で有毒ガスが大気中に噴出したかもしれない。地域によっては、ワイン樽のなかの空気が濁ったと愚痴をいう醸造業者もいた。イタリア半島の全域で、戦争が始まるという噂が流れ、実際に内紛が起こった場所もあった。

飢饉と雨、洪水と地震のさなかでも、イタリア人は懲りずに殺しあっていた。ジェノヴァはヴェネチアと戦闘状態にあり、ローマ教皇は神聖ローマ帝国皇帝と衝突し、ハンガリー人はナポリ人と戦っていた。また、ローマでは、ともに貴族の名門であるコロンナ家とオルシーニ家が、マフィア顔負けの残虐ぶりで、たがいの喉をかき切っていた。「中世後期のヨーロッパ全般にあてはまることは、イタリアではさらに強調されてあては

＊　近代のペスト大流行に関する研究から、イタリアで起きた自然の大変動がいかにペストの流行に寄与していたかがわかる。一九九四年にインドで発生したペストは地震が引き金になったという。米国疾病管理センター疫病部門の長ケネス・ゲージ博士によれば、ペストの巣窟に密集していた齧歯類の巣穴が地震によって崩れ、その結果、野生の齧歯類の群れが人間の生活圏に近づき、そこでクマネズミと蚤を交換したのである。現在、世界中でペストが最も多発しているアフリカでは、周期的に訪れる集中豪雨と深刻な旱魃がペスト流行の原因になることが多い。齧歯類の群れは餌が豊富になる雨の多い年に増え、旱魃になって餌が減ると、空腹のため、餌を求めて町や村までやってくるのである。

まる」と、歴史家のフィリップ・ジーグラーはいう。「人びとの肉体は、突然襲いかかった致死性の高い深刻な伝染病への抵抗力がなかったばかりか、気持ちのうえでも……思いがけない災厄を無抵抗で受け入れようとする……傾向があった。集団死願望について語ることは、形而上学の分野に足を踏み入れるも同然とはいえ、この世で、人生に絶望する権利をもつ人がいるとすれば、それは十四世紀半ばのイタリアに生きた農民に違いない」。

西欧で最もペストの危険にさらされていたのがイタリアだとしたら、そのイタリアで最もペストの危険が大きかったのはジェノヴァだったかもしれない。雄大な山々を背景にして、「立派な城壁にとりまかれ……数々の美しい邸宅」のある美しい都市ジェノヴァも近隣の都市と同じ苦しみを味わっていたが、それに加えて、傲慢さと野望から生じた特別な重荷も負わされていた。東方交易を一手に収めた大帝国の中心となったジェノヴァには、アジアから来るすべてのものがおのずと引き寄せられてきた。宋の陶磁器、セイロンの香辛料、ビルマの黒檀、さらにはモンゴル高原で発生した大量死さえも。

みずからの弱さを自覚したせいか、一三四七年の秋、ジェノヴァは厳重な警戒態勢をとっていた。当時の記述によれば、ジェノヴァで初めてペスト患者が出たのは一三四七年十二月三十一日だったが、その秋の出来事を時系列順に見てゆくと、ペスト菌が最初に到来したのはその八週から十週間前だったことがわかる。十月下旬のある朝、メッシーナから追放された船団の一部と思われる三隻か四隻のガレー船がジェノヴァ港に入ろうとして、すぐに追いはらわれた。船団はふたたび散っていったが、そのうちの一隻はフランスの地中海沿岸をマルセイユまで北上し、無防備だったこの都市にペスト菌をもたらした。最初にメッシーナで、二度目にジェノヴァで、そして三度目にマルセイユでまた追放されたこの船は、他の二隻と合流し、「スペインの海岸線に沿って大西洋へ」と向かったが、やがて最後に目撃されたペスト船団の断片として、歴史の記録のなかに埋もれていった。

それでも、ジェノヴァ市当局による十月の迅速な対応は、わずかな時間稼ぎにしかならなかった。十二月末、冬のジェノヴァ沖に二番目のペスト船団が現れた。ジェノヴァ船であることはわかったが、出航地は不明だった。メッシーナか、コンスタンティノポリスか、それともクリミア半島か、あるいはその他の場所かもしれなかった。だが、この船団が死を覚悟していたことは明らかだった。「骨の髄まで病に冒されていた」乗組員は、最期に一目だけでも「立派な城壁」や「数々の美しい邸宅」のある故郷の街を見たかったのだろう。このときも、船は「火矢などの兵器」で退けられたが、すでに手遅れだった。年代記のいう十二月三十一日の事件はこのことかもしれないが、この二度目の寄港で、ペストは市内に侵入した。それきり、ジェノヴァは沈黙に閉ざされた。イタリアの大都市のなかでペストの記録を残さなかったのは、この都市くらいのものだった。一三四八年の冬から春にかけて、黒死病が蔓延したこの時期の記録として現在まで残るのは、一人の名士の訪問記と、個人の果敢な行動と自己犠牲にまつわるいくつかのエピソードだけである。

献身的な行動をとった一人が、シモーニアという女性だった。一三四八年二月末、彼女はペスト末期の悲惨な状態にあった友人アミニジーナを看取った。身の危険を顧みず、そばを離れず、汚れた寝巻きを着替えさせ、泣き叫ぶ友の手を握り、口のまわりの血と唾と嘔吐物を拭ってやった。一三四八年二月二十三日、死の床にあったアミニジーナは、シモーニアにささやかな謝礼金を遺すといった。同じ日、ジェノヴァの別の場所、ペストが猛威をふるっていた冬の街路を見下ろす仕事場では、公証人のアントニオ・デ・ベニチオが遺言状を作成していた。デ・ベニチオと、その同僚のグウィードット・デ・ブラチェッリおよびドメニコ・タッリーギの三人は、この街から逃げださなかった。この三人の行為は、一見したところオルト司教やシモーニアのような献身とは無縁に思えるかもしれない。しかし、いっぺんに大量の死者が出て、多くの財産や不動産の所有権が突然、宙に浮いてしまったとき、遺言状などの法的書類を作成する公証人は、社会の秩序を維持するのに欠かせない重要な役割を果たしていた。公正証書がなければ、社会の有効資源を死者から生者へ、きちんと受け継がせることができない。譲渡証書がなければ、この世は混沌と無秩序に陥っていただろう。

ペストが蔓延していたジェノヴァを短期間ながら訪れたのは、キリスト教世界でも名うての悪女にして、ナポリとシチリア両国の女王、気が強く、美しいジョヴァンナだった。親殺しのリジー・ボーデンとスカーレット・オハラを足して二で割ったようなジョヴァンナは、ここでも騒ぎを起こした。三年前の九月の夜、女王の夫だったハンガリー出身の十八歳のアンドラーシュが、ナポリの月光のなか、バルコニーで首を吊って死んでいるのが発見された。女王の愛人、タラティーノのルイージは、ある同時代人に「当代随一の美男」と評された肉体美の持ち主だったが、ジョヴァンナ女王はこの愛人と共謀して夫のアンドラーシュを殺害したという疑いをかけられた。女王がペストの蔓延するジェノヴァを訪れたのは、アンドラーシュの親族であるハンガリー人が、若者の非業の死に腹を立ててイタリアに侵攻軍を差し向けたからだった。ハンガリー人たちは、女王と愛人のルイージ、それに二人の犯罪に手を貸した者を一人たりとも逃すまいと決意していたのだ。一三四八年の三月、公証人のデ・ブラチェッリがデスクに向かって遺言状を作成していた頃、そしてジェノヴァの「立派な城壁」に沿って死体が山と積まれていた頃、美しいジョヴァンナは、ロマンス小説のヒロインのように息を切らして、ジェノヴァ港に停泊していた高速船に駆けこんだ。やがて、このキリスト教世界でも名高い美男美女カップルは、アヴィニョンで再会する。そして、その地で、ナポリ女王は裁判にかけられるが、この裁判は世間の注目を浴び、一時期はペストさえかすませてしまうほどだった。

黒死病に見舞われたジェノヴァについて、わかっていることはこれ以外にはほとんどない。ただし、こんな噂話はあった。夏の夜にコロンブス像の足元に立つと、ペストで死んだ人びとの話し声が聞こえるというのだ。もちろん、その声は、夜風に揺れる小型のレジャー用船舶が立てる軋み音にすぎない。ジェノヴァはすばらしい港に恵まれていたが、それと同時に、風も自然がこの都市に贈った恵みだった。風は南と西に向かって吹いた。それは、中世のジェノヴァ人が行きたいと願った方向だった。だが、その風が止む所まで行き、そこで何が待ちかまえているかを知ったとき、ジェノヴァ人はそう願ったことを後悔しただろう。

ジェノヴァでは、八万から九万ほどだった人口の三分の一がペストで死んだといわれている。だが、シチリアと同様、正確な数字はだれも知らない。

◆ 一三四八年一月、ヴェネチア

それでも誇りを失わず

同胞を「ロバ」にたとえたジェノヴァ人の神父は、ジェノヴァの最大のライバルだったヴェネチア人の気質についても考察した。「ヴェネチア市民は豚に似ている……それどころか、まさに豚と同じ性質をもっているのだ。豚の群れは……打たれたり、叩かれたりすると、全員が一団となって、叩いた人間に向かって走りだす」。

ヴェネチア人に特有の性格として、神父は虚栄心の強さを加えるべきだったかもしれない。「ローマ帝国の四分の三を支配する」都市は自慢話が大好きだった。船のスマートさ、金融業者の金回りのよさ、女性の美しさ、貿易商の勇敢さにかけては、ヴェネチアにかなう者がいないと豪語していたのだ。この地の年代記作者によれば、ヴェネチア人は「水が流れる場所ならどこでも」商売の手段を見つけたという。よそ者にいわせれば恥知らずの一言だったが、そんなヴェネチア人の自己愛ぶりが最もよく表れた例は、ロレンツォ・ティエポロの総督（ドージェ）就任を祝ってくりひろげられた一日がかりのパレードだった。

このパレードはまず、朝一番の華やかな帆船パレードで始まった。五十隻の壮麗な帆船をつらねたヴェネチア船団が湾の入り口を滑るように横切っていった。甲板と帆柱には歓声をあげる船乗りが鈴なりになって、風を孕（はら）んだ帆は膨らんだ頬のようだった。そのパレードは枢機卿の行列のように威風堂々たるものだった。それが終わると、アドリア海の午後のきらめく陽光のなか、派手な衣装に身を包んだ二列のラッパ手に先導されて、この都市の各ギルドのメンバーによる行進がサン・マルコ広場からスタートした。ラッパ手のあとには、鍛冶屋の親方たちが頭に花の冠を載せ、色鮮やかな旗をひるがえしながら行進していった。その次は毛皮職人の一団で、金銀糸入りの織物（セーマイト）と緋色の絹服に白テン（アーミン）とリス（ヴェール）の毛皮でできたマントをまとっていた。そのあとは、深紅の星を散らした白い長衣姿の仕立屋の親方。そして、光沢のある金色の衣装をまとった金細工職人。行進の末尾を飾るのは、彼らの前を歩く、破廉恥な服装をした奴隷女たちをじろじろ眺めたり、ぽかんと見とれたりしながら歩いていく不埒な理髪師たちだった。

だが、ジェノヴァ人の神父の評は当たっていた。ヴェネチア人は虚栄心が強かったかもしれないが、危機に際しては結束が固かった。一三四八年一月、冴えわたった夜明けにペストがひっそりと動きだしたとき、その結束力が役立った。ペストを神の天罰だと諦めた運命主義者のシチリア人とは違って、有能で活動的なヴェネチア人は、心理学の用語でいう主体性なるものを発揮した。当時の状況では、黒死病に対するヴェネチアの対応は、統制がとれ、理にかなっており、治安維持に関しては非情なまでに堅固だった。三月二十日、深刻な危機がひしひしと感じられるなか、ヴェネチアの統治機関である市議会と総督（ドージェ）のアンドレア・ダンドロは、有力な貴族を集めて行動委員会を設立し、この委員会の提言にもとづいて、ある程度の一貫性をもったペスト対策が講じられることになった。一三四八年の冬から春にかけて、ペストに苦しめられたイタリア北部および中央部の都市では、公衆衛生という概念が芽生え、ヴェネチアがこの新分野の先頭に立つことになった。

市当局の指示のもと、ヴェネチアへ入港する船には、例外なく船内捜索が実施された。外国人をかくまったり、（埋葬のために故郷へ移送されてきたヴェネチア市民の）遺体を隠したりしていた船には火がかけられた。治安維持のため、居酒屋（兼宿屋）は営業を止められ、運河を行き交っていた派手な色のワイン運搬船は締めだされた。許可なくワインを販売した者は、見つかれば罰金が科せられ、ワイン樽を押収されて、中身のワインは運河に捨てられた。四月三日、暖かな季節が近づくにつれて、市議会は新しい指令を出した。数日後、市所有のほっそりしたゴンドラの一団が運河に姿を見せた。ゴンドラは鎧戸の閉まった建物のあいだを進み、漕ぎ手の「死体(コルピ・モルティ)、死体(コルピ・モルティ)はないか」という声が響きわたった。同時代の記述によれば、「家に死人が出たら、その死体を艀(はしけ)に投げ入れるべしとの法令が出され、違反者には重い罰が科せられた」のだった。

ヴェネチアの潟湖(ラグーナ)に五月が訪れると、死体を満載した輸送船団が白波の立つ鉛色の海をせわしなく行き来して、吹きさらしのサン・ジョルジョ・ダレガ（海草の聖ジョージ）島とサン・マルコ・ボッカカラメ島に向かった。船団が運んでいたのは、街路、運河、病院、慈善施設などから回収された貧しい人びとの死体だった。「ローマ帝国の四分の三」を支配する都市の市民だったことを顕彰して、それぞれの遺体には正確に一・五メートルの深さの墓穴が与えられ、最後にヴェネチアの景色を見せてもらい、司祭による最後の祈りが捧げられた。いま有名なリゾート地になっているリドの近くのサン・エラスモ墓地に埋葬される場合も、同じ決まりが適用された。

夏になると、どこを見ても喪服姿ばかりが目につくようになり、人びとの士気の低下が深刻な問題となった。ヴェネチアは「死者の共和国」になりつつあった。八月七日、悲嘆に沈む市民の気力をなんとか奮い立たせようとして、市議会は喪服禁止令を出した。自宅の前に遺体を安置して弔慰金を集める習慣も廃止された。貧しい人びとが住む地域でよく見られたこの習慣は、ペストの時代には不適切とみなされたからである。新しい恩赦の制度も設けられた。寂れた運河や街路に通行人を取り戻すため、刑務所の囚人が釈放され、市当局は借金を返せずに追放されていた人びとの受け入れ条件を緩めて、借金の五分の一を支払うと約束した者には帰還を許すことにした。

ヴェネチアでも集団的な逃避行は見られたが、市当局は脱出しようとする市民に対して厳しい態度をとった。六月十日には、一日あたりの死者数が六百人に近づき、市当局は職場に出てこない市職員に対して、八日間以内に仕事へ戻らない場合は解雇するという最終通告を出した。

ヴェネチアにペストを伝染させたのはカッファだといわれることが多い。だが、船の乗組員がその長い航海をもちこたえたかどうかは別として、仮に、カッファかコンスタンティノポリスが汚染源だとしたら、イタリア半島の東側にあるヴェネチアは、メッシーナと同じ時期か、むしろもっと早く汚染されていてもおかしくなかったが、実際には数か月あとだった。アドリア海のバルカン半島側にあったヴェネチアの植民地ラグーザ（現在のドゥブロヴニク）には、一三四七年後半にクリミアからの船団が寄港しているが、感染源はこちらだと考えたほうがいいかもしれない。同時代の記録によれば、ヴェネチアの死者数は十万人となっているが、人口が約十二万人だったとすれば、ほぼ八〇パーセントという途方もない死亡率になる。ヴェネチア史に詳しい歴史家フレデリック・C・レーンの推計によれば、ペストによる死亡率は約六〇パーセント、数にしてざっと七万二千人だというが、これでも驚くべき数字である。

黒死病をもってしても損なうことができなかったのは、ヴェネチア人としての誇りだった。ペスト大流行のときの勇敢な貢献に対して報奨金が与えられた市所属の医師フランチェスコ・ディ・ローマは「別の場所で暮らすくらいなら、ここで死んだほうがいい」といったものである。

黒死病に対するヴェネチア人の徹底した対応は、水爆戦争についての米国原子力委員会の研究『ディザスター・アンド・リカバリー』の正しさを立証している。ペストによる大量死の最盛期に、ヨーロッパは広島や長崎に匹敵する大惨事に見舞われたが、死がどれほど身近に感じられても、また、よほど愚かでない限り希望など抱けなかったときでも、文明はかろうじて保たれた。危ういときもあったが、なんとか維持された。公証人、市当局、教会の指導者、医師、貿易商といった人びとが率先して働き、政府や裁判所、教会や銀行などの機能をぎりぎりのところで保たせようと努力したからである。人間の立ち直りの力を高く評価したこの研究報告は正しい。どんなに悲惨な極限状態におかれても、人はなんとか生きてゆくものなのだ。

◆一三四八年冬の終わりから早春にかけて、イタリア中部

名医も倒れる

「〔一三四八年〕一月初め、ジェノヴァのガレー船が二隻、ルーマニアから到来した……〔乗組員が〕魚市場に現れたので、ある人が彼らに話しかけた。すると、その人はたちまち……病気になって、死んでしまった」

ピサの魚市場で起きたこの出来事は、黒死病が次の段階に移ったことを示している。海に面したピサの背後には、河川と道路と交易路が織りなす複雑なネットワークが存在し、そのネットワークの先には、トスカーナ地方の大都市がいくつもあった。血の臭いを嗅ぎつけたかのように、それまで海を介して伝播していたペストが不意に向きを変え、野生動物の獰猛さをもって内陸に襲いかかった。東に八十一キロのフィレンツェでは、事態を憂慮した市当局が、ペストの襲来に備えて奔走していた。市民は家のなかと通りを清潔に保ち、肉屋は市が定めた屠畜に関する条例を遵守すべしという通達が出された。中世のフィレンツェは男色が盛んなことで有名だったが、そんな男娼たちや娼婦たちは追放され、すでに汚染されていたピサやジェノヴァなどの土地から来る者には五百リラの罰金が科せられた。四月初め、あまり清潔になったとは思えない街に、衛生特別委員会が設置されたが、

この委員会は軍隊に準じる力をもっていた。「空気を悪くしたり、汚染したりする恐れのある……腐敗物や感染者をすべて」強制的に撤去する権限が与えられたのだった。

北では、フィレンツェのすぐ隣にあるピストイアが、異例の公衆衛生勧告を次々と発していた。晩春の暖かいそよ風が街の広場を吹きぬける頃、市の役人は次のような告示をした。今後、「遺体は……木でできた箱に納め、蓋の厚板を釘で打ちつけてからでなければ、息を引き取った場所から運びだしてはならない」。さらに、「墓穴は腕二本半分の深さまで掘ること」、「葬儀の参列者が遺体または遺族に付き添うのは、教会の入り口までとする」、「喪中のあいだは絶対に新しい服を着ないこと」、「鐘の音が病人の気に障ったり、怖がらせたりしないように、鐘撞き男は葬送の鐘を鳴らしてはならない」というものもあった。

しかし、これらの告示のうち、少なくとも一つは耳になじんだものだった。それはこんな内容だった。「当然のことながら、騎士、法学者、判事、医師を埋葬するにあたっては例外とする。彼らの遺体に対しては、後継者が望むままに弔意を表すことができる」。

フィレンツェの南に位置するペルージャでは、事態を憂慮した市当局がジェンティーレ・ダ・フォリーニョに助けを求めた。その時代を代表する名医だったジェンティーレは、ヒトの妊娠に関する論文で大きな名声を博していた。ゾウの妊娠期間は二年、ウマは十二か月、ラクダは十か月と決まっているのに、なぜヒトの妊娠期間だけに個人差が出やすいのかという難問に取り組んでいた彼は、ヒトが性交中に興奮することがその理由の一つではないかと考えた。また、高い評価を得た別の論文では、その当時、やはり難問とされていたもう一つの謎に取り組んだ。傷口から毒を吸いだすには、その分野の権威であるセルピオンがいうように空腹時がよいのか、それとも同じくらい有名なマイモニデスやジョージ・ザ・ジャーマンがいうように満腹時がよいのかという問題である。ジェンティーレは後者の考えを支持した。

ペストについて見解を求められたとき、ペルージャの医学校の教授だったジェンティーレは、まず相手を安心させようとした。市当局の要請を受けて書かれたペスト論は、今回の疫病よりずっと危険な流行病が過去にもあったという控えめすぎる論調だったため、近代のあるドイツ人学者が、とても一三四八年に書かれたものとは思えないと批判したほどだった。だが、論文に見られる冷静な筆致は、おそらく地理的に距離があったせいではないだろうか。この論文を書きはじめた頃、ペストはまだはるか遠くにあったので、ジェンティーレは体験から得た知識がないまま執筆せざるをえなかった。のちに加筆された部分は、ペストがペルージャに近づいて詳しい情報が入ってから書かれたものである。それを読むと、この「医学界の第一人者」がペスト菌特有の破壊力にすぐ気づいたことがわかる。加筆部分では、ペストに対して、「未曽有の」とか「先例のない」といった表現が用いられている。

フィレンツェが道路を掃除するよう市民に呼びかけ、ヴェネチアが不審な船に火をかけているあいだ、シエーナはあいもかわらず、「シエーナの栄光（ラ・グロリエ・デ・シエンネ）」に捕らわれていた。市の記録によれば、一三四八年二月、トスカーナ田園地帯の冬景色のなかをペストが東へ邁進していた頃、シエーナを統治する九人委員会にとって、市立大学を一流の国際的な研究機関へと格上げすることが何よりも緊急の課題だった。委員会はいかにもシエーナ人らしい解決策をとることにした。賄賂である。一流の国際的な研究機関という認定がもらえるなら費用はいくらかかってもよいといふくめて、この分野の全権をもつ教皇庁に使節団を送った。シエーナになんらかのペスト対策が存在したとしても、それはいつのまにか雲散霧消していた。

フィレンツェの南約百二十キロの距離にあるオルヴィエートは、間近に迫った危険に対してあまり例のない対応をとった。無視を決めこんで、何もしなかったのだ。一三四八年の冬の終わりから春までの市の記録を調べたフランスの歴史家エリザベート・カルパンティエによれば、ペストに関する記述はまったくなかったという。オルヴィエートの行政組織である七人委員会は、一三四六年と一三四七年の飢饉、それに長く続いた血なまぐさい内戦で打ちひしがれていた市民たちをこれ以上、落胆させたくなかったのかもしれない。そんな危うい状況では、ペストの噂が出ただけでパニックに陥ってしまうだろう。もしかしたら、七人委員会は、魔術的な考え方にすがろうとしたのかもしれない。その話をいっさい口にしなければ、玄関の扉に印として仔羊の血をつけておいたイスラエルの子らの家を死の天使が通りすぎたように、ペストもオルヴィエートの街を通りすぎてくれる、と。

冬の名残の雪がすっかり融けて、朝の空がふたたび金色の陽光で満たされたとき、ペストがやってきた。三月から四月初めにかけて、死者が少しずつ出はじめたかと思うと、一気にその数を増した。四月十一日、死者の数がシチリア並みになって、フィレンツェ市議会は審議を中断した。六月初めには、シエーナが続き、七月五日にはオルヴィエートも同じことになった。オルヴィエートの七人委員会はといえば、八月二十一日に七人の委員の一人がペストから回復しかけていたものの、残りの六人はすでに死んでいた。一三四八年の陰鬱な春から夏にかけて、委員会の会議では「ペスト」という単語がたった一回しか発されていない。それも、六月になってからである。その頃、オルヴィエートの街はペストに丸ごと呑みこまれそうになっていた。同時代の推計では、オルヴィエートの死亡率は九〇パーセントとなっているが、カルパンティィエ博士によれば、五〇パーセントぐらいが妥当な数字だという。六月、ウンブリアの丘陵地帯に夏の暑さが訪れた頃、名医の誉れ高いジェンティーレ・ダ・フォリーニョは、一人の田舎医師としてペルージャで患者を診ながら死を迎えた。熱烈な信奉者だった弟子の一人はのちに過労死だったと主張したが、ジェンティーレの病状をざっと見る限り、死因はペストだったようだ。地名がピストルの語源となったピストイアは、厳格な公衆衛生対策をとったが、メッシーナの聖アガタの聖骨と同じくらい効果がなかった。ピストイアの年代記作者によれば、「生き延びた者は皆無に近かった」という。もちろんこれは誇張だが、半世紀後のピストイアの人口は、十三世紀半ばの人口のわずか二九パーセントまで減っていた。また、近郊のボローニャでは、一三四八年六月八日に作成された遺言状の数が新記録を達成したが、このボローニャの黒死病による死亡率は三五パーセントから四〇パーセントだった。

だが、フィレンツェとシエーナの死亡率はとてもそんなものではすまなかった。

第五章　ヴィラーニかく記せり

◆一三四八年三月

燎原の火のごとく

一三四八年三月のどんよりと曇った午後、フィレンツェ市民ジョヴァンニ・ヴィラーニの書斎では過去と現在が交錯していた。ヴィラーニがデスクに向かってペストの歴史をまとめていたとき、ペストはすでに市の西側の村まで来ており、数日のうちにフィレンツェへも達すると思われた。その日、教会から歩いて帰る途中、ヴィラーニは街の背後につらなる丘を目指して東へと走るたくさんの馬車や荷車を見た。帰り道に沿った店や家の多くはすでに閉まっていた。逃げだせる者はさっさと街から逃げだし、逃げだせない者はただひたすら祈るしかなかった。元銀行家で、終生フィレンツェの年代記を書きつづけた七十二歳のヴィラーニは、書くことに慰めを見出したに違いない。そこで、このときもペンをとった。歩いて家まで帰る道すがら、ささやかなペスト史をどんなふうに書きはじめようかと考えてきた。「トルコとギリシャで勢いを得た……この疫病は、シチリアとサルデーニャとコルシカに飛び火した」。そこで一息つき、ヴィラーニは文章を読み返した。次は何を書くべきか。去年の十一月以来、フィレンツェにはペストの噂が飛び交っていた。だが、どれを信じたらよいのだろう。ああ、そうだ。老いた年代記作者は思い出した。いかにも本当らしく聞こえ、しかも忘れがたい話があった。大きな勇気とばかばかしいほどの愚かさに満ちた話だ。ペストの危険も顧みずに、ジェノヴァからクリミア半島へ向かった八隻のガレー船の物語である。四隻は戻ってきたが、「帰路の船上で次々と感染して……乗組員は全員ペストにかかっていた」。あとの四隻は死者を乗せたまま、いまだに地中海のどこかをさまよっているという。老ヴィラーニがこの船団の旅について書きはじめると、部屋は沈黙に包まれた。暖炉の残り火が立てるぱちぱちという音、閑散とした通りを駆け抜ける馬車の音しか聞こえなかった。ヴィラーニが書きつづけるうちに、背後の窓から射しこんでいた午後の薄明かりは、やがて三月の夜の無機的な黒さのなかへ溶けこんでいった。

若い盛りのジョヴァンニ・ヴィラーニは、フィレンツェでは一目おかれる存在だった。驚くほど広い知識をもっていたヴィラーニ青年は、なんでもうまくこなせそうに見えた。

穀物の消費量からフィレンツェの人口を計算し、市の毛織物産業に従事する人びとの数を割りだし、ウェルギリウスやキケロ風の筆致で、何巻にもおよぶフィレンツェ史を書くこともできた。三十歳で銀行家として成功し、四十歳のときは市政のリーダー的立場につき、フィレンツェ社会の頂点にやすやすと達した。こうして、上品な紳士ヴィラーニは、市の貨幣鋳造所の長になり、その後、市政のトップである統領（プリオーレ）を二期務めた。フィレンツェは、「古代ローマ共和国を除いて、どんな共和国や都市国家」よりも誉れ高い都市だった。眼鏡と近代的な銀行制度を発明した都市であり、ローマ教皇ボニファティウス八世が土、風、火、水の四大元素に並ぶ、地上の第五の元素と呼んだ都市だった。フィレンツェがこれほどの栄華をきわめることができたのは、多才でそつのないシニョール・ヴィラーニのおかげでもあった。軽はずみな結婚をしたことだけが唯一の失敗に思えた時期もあった。二人目の妻である気位の高いモンナ・ディ・パッツィが奢侈（しゃし）禁止令（服装規定）に違反したとき、ヴィラーニは浮かない顔で不満をもらした。「男の分別や良識など……女の無節操な欲望の前では何の役にも立たない」。

しかし若い頃に名声を一身に浴びたヴィラーニも、この一三四八年三月には名誉を失った貧しい一人の老人でしかなかった。財産を失い、名声も回復不能なほどに損なわれていた。その十年前、六十二歳のときに破産したうえ、債務者監獄に入るという二重の屈辱を味わったのである。監獄から出ると、ヴィラーニはふたたび年代記の執筆に取り組んだ。

どんな苦境にあっても年代記執筆の情熱だけは失わなかったが、監獄暮らしを経験したあとは、わびしい老年期を反映するかのように、大きな災害やこの世の終わりを思わせる出来事に関心を寄せるようになった。しかも、一三四〇年代のフィレンツェには、そんなエピソードが絶えなかった。

ペストに襲われなかったとしても、一三四〇年代はフィレンツェにとって散々な十年間になったはずである。一三四〇年には、ひどい伝染病が蔓延した。翌一三四一年にはピサとの戦争があった。一三四三年には、政変と内紛が起こった。この内紛は、やがて一般市民まで巻きこんだ恐るべき蛮行に発展し、老いた年代記作者は大きな衝撃を受けた。警察長官とその息子をリンチにかけた暴徒の様子について、ヴィラーニはこう書いている。「父親をいっそう苦しめるために、その目の前で、息子の手足を切断し、体を切り刻んだ。それが終わると、同じことを父親にもした。非情な連中のなかには……生の肉を食らう者までいた」。一三四〇年代半ばの環境大変動と金融破綻によって、フィレンツェの状況はさらに悲惨なものとなった。一三四五年には集中豪雨があり、一三四七年には大飢饉が起こった。この二つにはさまれて、一三四六年には財政難に見舞われた。百年戦争の戦費をフィレンツェから借りていたイングランド王エドワード三世は、百三十六万五千フローリンという大金を返済できなくなったのだ。ヴィラーニは「国が一つ買える」ほどの金額に呆れるばかりだった。

だが、多くの災厄のなかでも、この老年代記作者の興味を強くかきたてたのはペストだった。聖アガタの聖骨をめぐってカターニャとメッシーナが争っていた一三四七年の秋、ヴィラーニは、そら見たことかといいたげに、こう書いた。「この疫病のことは……去る三月、占星術師によってすでに予言されていた……処女宮とその支配星の……水星は……死を意味する」。一三四七年末から一三四八年初めにかけて、自然界に不吉な前兆が続いたことから、ヴィラーニはアルノー川の流れるこの平野が死に蹂躙されるに違いないという確信を強めた。ペストが到来する前の冬、またもや大地が割れ、北イタリアとドイツのあちこちで地震が起きた。一三四七年のクリスマスの直後、アヴィニョンでは謎めいた「火柱」が立ちのぼった。目撃者によれば、その金色の光線は「虹と同じく、太陽光線によって」できる自然現象ということだったが、ヴィラーニは納得しなかった。たとえ、それが自然現象だとしても、出現したこと自体、「やはり、これから起こる大きな事件の前兆」に違いないというのである。ヴィラーニの用いる「大きな」という形容は、つねに「恐ろしい」を意味した。

実際にペストが到来すると、リア王にも似たヴィラーニの予言が的中した。陰鬱な三月のある日、フィレンツェの三重の市壁をすり抜けたペスト菌は、包囲戦に勝利した死の王のように、征服した都市を見てまわった。そこかしこに足を止めては、「絵のような景色」に感嘆し、フィレンツェの「美しい街路、美しい病院、美しい宮殿、美しい教会」を汚染していったのだ。ペスト菌はこれまで以上の凶暴性を発揮し、家や教会に押し入って、「乾燥したものや油性のものに火が燃えうつるときのように、あっというまに」住民に飛びかかった。サンタ・マリア・ノヴェッラ修道院のドミニコ会修道士は八十人、サンタ・クローチェ・デル・コルヴォ修道院のフランシスコ会修道士は六十人がペストで死んだ。フィレンツェ全体では、学齢期の子供が八千人から一万人、毛織物の職工が三万人、公証人と弁護士が六百人、内科医と外科医六十人という大量の死者を出した。この最初の成果に勢いづいたのか、ペストは日ごとに凶暴性を増しつつ、人びとを殺していった。雨の多いじめじめした四月、よく晴れた五月と殺戮は続いた。やがて夏が来て、重なりあう赤茶色の屋根瓦を七月の太陽が焼く頃になっても、ペストの勢いは衰えなかった。それだけが唯一の楽しみのように殺戮を続けたのである。

ペストがフィレンツェを席捲しようとしていた春の初め、ヴィラーニはペスト小史を書き終えた。発祥から現時点までペストの軌跡を辿ったあと、彼はこう書いた。「そして、このペストが終息したのは……」。ここで、彼はペンを置いた。いずれペストが終焉を迎えたら、その先を書くつもりだったらしい。悲観的な性格の老人にしては珍しく、将来を楽観する態度だった。しかし、やがてわかるように、これは根拠のない楽観だった。

それから七百年がたったいまも、ヴィラーニの最後の文章は完結していない。

ボッカッチョが見たフィレンツェの悲劇

ジョヴァンニ・ボッカッチョの物語集『デカメロン』は、黒死病が猛威をふるうフィレンツェを見下ろす丘陵地が舞台となっている。その冒頭では、「見目麗しく」高貴な生まれの数人の娘たちが市内で葬儀に参列している。そのあとで、教会の暗く陰鬱な身廊に腰をおろしたグループはすっかりふさぎこんでしまった。外は暑く、通りにはペストが蔓延し、苦しみと死の世界が待ちうけている。突然、グループの一人であるパンピネアというかわいらしい娘がぱっと顔を輝かせ、仲間たちにこういった。「ねえ、みなさん、何もしないでここに坐っていても……埋葬される遺体を数えるより〔他に〕することはないわ……そうだとすれば（私たちみんな、そうだとわかっているわね）、ここにいたってしょうがない……ご一緒に、どこか別荘にでも出かけませんこと……郊外へ行けば、小鳥のさえずりが聞こえ……新緑の丘や野原、海のように波打つ麦畑も眺められるでしょう」。

『デカメロン』に登場する才気煥発な二十代の若者たちは想像の産物だったが、教会での会話の前に出てくるペストの情景は実話である。ジョヴァンニ・ボッカッチョはフィレンツェの黒死病を生き抜いており、*彼の記述は、この時代に書かれた他のどんな作品よりも、ペストに襲われた都市に暮らすことの不安と恐れをありありと捉えている。

「身の毛もよだつばかりのこの書き出し」という言葉でボッカッチョは物語をはじめ、次に当時のフィレンツェの「恐ろしさ」を読者に伝えるため、ちょっとした例をあげた。それに「ある日、この病気で死んだ乞食が体にまとっていたぼろ布が通りに捨てられた。それに気づいた二匹の豚は、その習性にしたがって、まず鼻面でぼろ布を突つきまわし、ずたずたにしてから口にくわえ、両頰に当たるほど激しく左右にふりまわした。その直後、まるで毒でも盛られたかのように悶え苦しみ、破滅の元凶となったぼろ布の上に四肢をだらしなく広げて二匹とも息絶えた」。

かつてフィレンツェを訪れたあるヴェネチア人は、「清潔で、美しく、楽しい場所」と評したが、ボッカッチョが描きだしたこの都市は、屋根のない広大な墓穴となっていた。「昼夜を分かたずに、街頭で息絶える者の数は知れず……自分の家で息を引きとる者の数はさらに多かったが、遺体が腐敗し悪臭が漏れ出てきて、初めて近所の人に気づいてもらえるようなありさまだった。こういうふうに所かまわず死んだ者たちの臭いがあたりには満ちみちていた」。

ペストによって生じた不和について、ボッカッチョはこう書いている。「隣人同士がお互いを避けるだけではなかった……この疫病は、男女を問わず、人びとの心に大きな恐怖

＊　ボッカッチョがペスト流行時のフィレンツェにはいなかったと考える学者もいる。その根拠は薄いとはいえ、当時のボッカッチョの居場所については意見が割れている。

を植えつけたので、兄が弟を、叔父が甥を、妹が兄を、さらには妻が夫を捨てることもざらだった。だが、もっと忌まわしく、ほとんど信じがたいのは、父母が実の子供に対して、まるで赤の他人であるかのように、看病や世話を放棄したことだ」。

死にかけた人びとは、家族に見捨てられたうえ、他人の助けをあてにすることもできなかった。「病に冒された大勢の人びとは、男女を問わず……慈悲深い友人たち（そういう者はごく少数しかいなかった）や法外な報酬を目当てに看護にやってくる召使……だけが頼りだった。召使は手抜きの世話にもかかわらず、高い賃金をもらっていたが、その召使も払底していた」。ボッカッチョにとって、病人を見捨てるのと同じくらいショックなことがあった。「以前だったら考えられないようなことだが、女性がこの病気になると、名家の出の上品な美女であっても、男の召使に世話されることを甘んじて受け入れたのだ。相手の年齢さえ問わず、そればかりか、女同士にしか見せないような体の隅々まで、平気で男の召使の目にさらしたのである……そのせいか、病気から回復した女性はそれ以後、慎み深さを失ったように見えることが多い」。

ボッカッチョはこうも書いている。「死者のなかには、多少とも助けの手をさしのべれば助かったはずの人が大勢いた……こうして適切な看護がなされず、しかもこの疫病の毒性がきわめて強かったために、昼となく夜となく死んでゆく者たちは町にあふれ、その噂は耳にするだに恐ろしかったから、ましてや実際に死体の山を見た人びとはただ愕然とするしかなかった。それを思えば、生き延びた市民のあいだで、従来のしきたりに反する新たな習慣が生まれたのはやむをえないことかもしれない」。

さらにボッカッチョは、これまでの華美で大げさな「フィレンツェ流の葬儀」をペストが一変させてしまった事情についても述べている。「従来は……親類の女たちや近所の女たちが喪中の家に集まって、故人に最も近しかった女性同士で泣き明かす習慣だった……また、死者の家の前には、近親者とならんで近所の住人や大勢の市民たちが集まり、故人の身分に応じて聖職者たちもやってきた。こうして棺は身分の同等な人びとの肩に担がれ、蠟燭と賛美歌に囲まれ、盛大な葬列のうちに、生前に選んでおいた教会へと運ばれていくのだった。だが、ペストが猖獗（しょうけつ）をきわめるにつれ、こうした風習はすたれた……大勢の女たちが集まるどころか、だれにも看取られず、孤独に死んでいく者も大勢いた。ましや、集まった人びとに悼んでもらったり、涙を流してもらえたりした人はほんのわずかだった。それどころか、訃報が届いても、笑いさざめいたり、お祭り気分になったりすることが多かった。女たちも優しい憐れみの情などかなぐり捨て、わが身かわいさゆえに、巧みにこの習慣を取り入れてしまった」。

ボッカッチョによれば、さらに悲しいのは、夏の通りを行く葬列に加わる人数があまりにも少ないことだった。「十人や十二人もの近親者たちが教会まで葬列に付き従うようなことは……めったになく、棺の担ぎ手も地位のある立派な市民ではなく、零細な身分の者たち（彼らは死体運搬人と呼ばれ、金目当てにこの仕事を請け負っていた）が引き受けるようになった。そのやり方はいかにもぞんざいで、棺を受け取ると、故人が遺言で指定した教会へわざわざ運ぶような手間はとらず、一番近い教会へさっさと運んでいった」。

『デカメロン』に登場する不吉な「ベッキーノ」こと死体運搬人たちは、ペストが蔓延したフィレンツェの市内をハゲワシのように旋回していた。彼らは街を見下ろす丘からやってきた荒っぽい田舎者だった。「恐怖のうちに生きるのは死も同然」という銘のついた頭蓋骨の印を身につけて、市郊外の丘陵地帯からやってきた彼らは評判が悪かった。というのも、死をものともせずに傲慢な態度をとったばかりか、空元気を出してうるさく騒ぎまわったからである。悲嘆と喪失感に覆われていたフィレンツェの市内で大酒をくらい、売春宿に通い、ばか騒ぎをし、こそ泥を働くベッキーノはまるで陽気な海賊だった。春が夏になるにつれ、フィレンツェはますます物騒になった。真夜中に玄関の扉がいきなり打ち破られたかと思うと、酔ってシャベルをふりかざした男たちが乱入し、金を出さなければ強姦して殺すと脅しをかけることもあった。

しかし、「フィレンツェ流の葬儀」を脅かす最大の一撃は、ベッキーノでも死を笑い飛ばす女たちでもなく、ペスト患者用の墓穴だった。ボッカッチョはこう書いている。「どこもかしこも一杯になってしまったので、教会の墓地という墓地に深い溝が掘られ、そのなかに新たに運ばれてきた亡骸（なきがら）が何百となく投げこまれた。列をなして並べられたさまはまるで船荷のようだった。遺体を一列に並べるとその上に薄い土をかぶせ、さらに同じことがくりかえされて何層にも重ねられていった」。

ジュリア・カルヴィ教授によれば、後年フィレンツェにペストが再発したとき、この墓穴の存在が市民の心に重くのしかかったというが、黒死病時代のフィレンツェでも同じことがいえた。「〔フィレンツェ市民にとって〕これほど非常識で、異常で、冷酷に思える埋葬はなかった……一族の地下墓所からも、通っていた教会からも遠く離れて……家庭生活や近所づきあいから切り離され……裸のまま、獣に食い荒らされ、風雨にさらされるのだ」。多くの人にとって、この墓穴はさらに大きな恐怖を与えるものだった。現代では、死は個人のものとされ、「私の死」が大事だが、これは中世のヨーロッパで生まれた概念である。歴史家のキャロライン・ウォーカー・バイナムによれば、古代ギリシャ・ローマ時代から中世の初期まで、「死は――少なくとも叙事詩や年代記に記された死は、壮大な公式行事だった」という。「だが、中世後期には、死は次第に個人のものとなっていった。絵画や物語では、〔死は〕一人の人間が自分の過去と向き合い、人生の意味をふりかえる瞬間とみなされるようになった」。ペスト患者用の共同墓地は、こうした考え方に反するものだった。死が没個性の軽いものとみなされ、獣のような野垂れ死にでしかなく、一人一人の区別さえできず、これでは「来るべき復活の日」にも審判が受けられない。

しかし、黒死病でさえ変えられなかったのが、人間の本性だった。フィレンツェの人びとは、現在にも通用するようなペスト予防対策をとった。ボッカッチョはこう書いている。「酒をやめて節制した生活を送れば、感染の危険を抑えられると主張する人びとがいた。そこで、彼らは集団を作り、世間から孤立して暮らすことにした。快適に暮らせる場所を探して、隠棲した……自分たちだけで閉じこもって波風の立たない暮らしを送り、上等な食品と高級ワインを少量だけ口にして、なにごとにも節度を守った」。

「これと正反対の考え方をする人びともいた。この恐るべき災いを追いはらう確実な方法は、酒に溺れ、人生をとことん楽しみ……あらゆる欲求を満たし……すべてを途方もない冗談にして笑い飛ばすことだというのだ」。こうした考えに賛同する人びとは「昼となく夜となく、居酒屋から居酒屋へと移動して浴びるように酒を飲むか、さもなければ……個人の家に集まって酒を飲むこともあったが、そこでの話題は、笑える話かおもしろい話だけに限られていた……余命わずかな人のように、財産を蕩尽(とうじん)し、自分の体までぞんざいに扱った」。

三番目のグループは「中道をとり……自分たちの欲求が満たされる程度に、ほどほどの自由を味わい、けっして禁欲的にはならなかった。そこで、街を歩くときには、花束、香りのよいハーブ、さまざまなスパイスなどを手にもって、しょっちゅう匂いを嗅ぐようにした。かぐわしい香りは、脳に安らぎを与える何よりの良薬と考えられていたのだ。なぜなら、瀕死のペスト患者の放つ悪臭、死体から出る腐臭、煎じ薬などの強烈な臭いが、大気中にたちこめていたからである」。

四番目のグループは、パンピネアやその友達のような行動をとった。ボッカッチョはこう書いている。「あるいは、おそらく最も安全には違いなかっただろうが……この疫病を避ける最良の薬とは、逃げだすことに他ならないと主張する人びともいた。この処方にしたがって、大勢の男女が自分のことだけ考えるあまり、おのれの町を、家屋敷を、はては身寄りや財産までを捨てて逃げだした……みずから進んで亡命者となり、田舎に隠れ住んだ。そうすれば、神の……怒りから逃れられるとでもいうように」。

もう一人のフィレンツェ人、マルキオーネ・ディ・コッポ・ステファニによる年代記は、ペストが蔓延した時代の都会生活を思い描こうとするときに役立つ。ペストの流行から数十年後に書かれたものではあるが、ステファニの巧みな比喩によって、ペスト患者用の墓穴の恐ろしさがひしひしと伝わってくる。死体は「次から次へと積み重ねられ、まるでラザニアのチーズのように層をなして」いた。さらにステファニは、死にかけている病人を友人や親類がどんなふうに捨てるかも詳しく説明している。夜になると、ペスト患者は「親類たちに、どうか見捨てないでくれと懇願する」。見苦しい事態になるのを避けるため、親類たちは泊まっていくという。寝るときになって、親類たちは「夜中に起きずにすむよう、枕元に甘いものとワインと水を置いておく」と患者にいいふくめる。ステファニによれば、この親切めかした行動は策略の一部だった。「病人が眠ると、〔親類たちは〕立ち去って、二度と戻らなかった」。そんな放置と裏切りのドラマには、もっと冷酷な第二幕があった。翌朝、目を覚まし、まんまと置き去りにされたことを知ったペスト患者は、這って窓の所まで行き、助けを呼ぶ。だが、「だれも……病人のいる家に入りたくなかった」ので、病人の叫びは無視された。こうして、ペスト患者は暖かい朝の光のなかで、自分の血と嘔吐物にまみれ、孤独に死んでいくのだった。

ステファニの年代記は、フィレンツェのペスト流行時によく見られた悲喜劇のような晩餐会のこともとりあげている。これには「十人の小さなインディアン」を連想させるところもあった。「[ペストのせいで]人びとはひどく落ちこみ、恐怖に囚われた……そこで、男たちは仲間同士で集まり……食事をともにすることで気晴らしをしようとした。十人の仲間が一日ずつ順番で食事の用意をし、次の晩にはどこで食事をするか、決めることにしていたのだった」。だが、その次の晩になって訪ねてゆくと、そこの主人が「病に倒れて、夕食の支度ができていないことがあった。あるいは、十人分の食事を用意したのに、二人か三人は欠席ということもあった」。

大勢のフィレンツェ市民にとって、黒死病のもたらした状況でとりわけ異様に感じられたのは、通りや広場にたちこめる不気味な静けさだった。ふだん、教会の鐘は朝と正午と晩に鳴り響いたが、ペストのあいだ、その重々しい鐘の響きがとても耐えがたくなったので、市当局は鐘を鳴らすことを禁じた。「鐘を鳴らすことも……大声で告知することもなくなった。病人が聞くのを嫌がり、健康な者もやる気がそがれたからである」。人間の本性がむきだしになり、貪欲さがあらわになった。「召使や、病人の世話をする人びとは、一日あたり一フローリンから三フローリンを要求し、商品の値段も上がった」とステファニはいう。「病人に与える菓子や砂糖などの値段は急騰した。砂糖は一ポンドにつき三フローリンから八フローリンもした……鶏や他の家禽も値上がりし、卵一個が十二ペンスから二十四ペンスにもなった……蠟を手に入れることは至難の業となった。フィレンツェ人が好む派手な葬儀を〔市当局が〕禁じていなかったら、一ポンドの蠟の値段は一フローリン以上も上がっていたことだろう……このペスト大流行で金儲けをしたのは薬種商、医者、家禽を扱う商人たち、ベッカモルティ〔直訳すればハゲワシの意味で、ベッキーノの別名〕、そして青果商人だった。青果商人は、ペストの毒を吸いだすといわれたゼニアオイ、イラクサ、ヤマアイなどのハーブを材料にした湿布を売っていたのである」。

なぜここまで被害が拡大したのか

フィレンツェを襲った黒死病については、驚くほど詳細な記録が残された。このペストによる死者の数はおよそ五万とされ、フィレンツェの人口が約十万だったので、死亡率は五〇パーセントに達する。治安はなんとか保たれていたが、混乱と無秩序はそこらじゅうで見られたようだ。大きな暴動は起きなかったが、逃げだす人は多く、貪欲さは至る所で目にされた。一三四八年には、市の役人たちが、死者の遺産である三十七万五千フローリン金貨を自分の懐に入れるという事件があった。また、現代のペストではリンパ節の腫脹が一つしかないのがふつうなのに、フィレンツェのペスト患者には二つの腫脹がしばしば見られることもわかっている。さらに、動物がたくさん死んだことも記録にある。ボッカッチョの二頭の豚の他に、犬や猫に限らず、鶏にまでガヴォッチョロ（ペストの腫れ物）ができたという報告もあった。

しかし、いまだに論争の種になっているのは、なぜペストがとくにフィレンツェで猛威をふるったのか、という問題である。

この問題を考察してゆくと、もっと大きな、そしてもっと激しい論争の的となっている未解決の謎の核心に踏みこむことになる。パンデミック第三波のペストとくらべて、中世後期のヨーロッパを襲ったペストは、なぜこれほど悲惨な結果になったのか。十九世紀末にインドと中国を訪れたヴィクトリア時代の科学者は、猛烈な破壊力をもち、すばやく進行し、すべてを呑みこんでしまう怪物がそこに待っているに違いないと思っていた。ジャーナリストのウィリアム・セヴェーニは、イギリスの雑誌『フォートナイトリー・レヴュー』の読者に向かって用心を促した。「現実から目をそらしてはいけない。〔いったん〕恐ろしい疫病が……足がかりを得たら、ローマ人が恐怖に震えて『ハンニバルがすぐそこに！』と叫んだときよりも、はるかに大きな危険が迫るだろう」。

ところが、何百万もの死者を出したとはいえ、パンデミック第三波のペストは黒死病時代のペストにくらべて、ずっと扱いやすかった。二十世紀初頭のインドで、ペスト菌は一年に平均十三キロ移動した。南アフリカでは、それより少し速く、年に十三キロから三十二キロだった。一方、黒死病の時代のヨーロッパでは、一三四八年一月から三月の二か月間で、ペスト菌はピサからフィレンツェまで、八十一キロを走破した。フランスとイングランドでも、ペストの進み方は速かった。マルセイユからパリまでは、一日に約四キロ、ブリストルからロンドンまでは一日に約三・二キロの速度で移動した。

感染率も驚くほど差があった。パンデミック第三波のとき、インドではペストが流行する季節になると、人びとは病人の出た家から二百メートルほどの距離をおいた場所に避難し、テント生活を送るなどして、流行がおのずと収まるのを待った。実際、ペスト菌がきわめて不活発だったので、イギリスから植民地の医療機関に派遣されていた医師たちは、パンデミックのときに一番安全な場所は病院のペスト病棟だなどと冗談を飛ばしたくらいだった。それに引き換え、黒死病の時代のペストは、まさにピラニアだった。『デカメロン』に登場する二匹の豚は感染したぼろ布をふりまわした直後に死んだが、これは文学的な誇張ではなかった。中世のペストは伝染があまりにも速かったので、当時の医学界の重鎮のなかにも、患者を見ただけで病気が移ると思っていた人がいたほどだった。モンペリエのある医師はこう書いている。「即死を引き起こすのは、病人が発する気（スピリット）である。病人の目から漏れ出た気は、そばで見ている健常者に襲いかかるのだ」。中世のペストには、現代のペストではめったに見られない症状もあった。喉と肺の壊疽性の炎症、胸の強烈な痛み、血が混じった激しい空咳、抑えられない嘔吐、いやな体臭、病状の悪化の速さなどである。ミケーレ・ダ・ピアッツァ修道士と同じく、年代記作者のヴィラーニもペスト患者のほとんどが三日以内に死んだと記している。

最も目につく違いは死亡率である。黒死病の時代には、死亡率が三〇パーセントから四〇パーセントになるのはふつうで、イングランド東部とイタリア中央部の都市では、五〇パーセントから六〇パーセントという考えられないほどの数字になった。歴史家のサミュエル・K・コーンによれば、パンデミック第三波のピーク時でさえ、死亡率は三パーセントを超えなかったという。この推定値については疑問もあるが、全般的に、黒死病の時代とくらべて、パンデミック第三波の死亡率は劇的に低かったというコーンの主張に異を唱える人はいない。

一九八〇年代には、これらの相違点を根拠にして、中世のペストに関する新しい理論が登場した。学者たちのあるグループは、黒死病がペストではなく、炭疽症か、または出血熱と呼ばれるエボラ熱に似た別の病気の大流行だったと主張しはじめた。「ペスト否定論者」とでも呼ぶべきこのグループの主張は「後記」で検証することにして、ここでは近年、中世の黒死病発生地の数か所でペスト菌のDNAが発見されたことだけをいっておきたい。

しかも、パンデミックの第二波と第三波の食い違いを説明するのに、黒死病を根底からひっくり返す必要はまったくない。

微生物学者のロバート・ブルベイカーによれば、この二つの大流行における相違点のほとんどは、中世の医学とヴィクトリア時代の医学の進歩の差を考えれば、すぐに解消できるという。もう一つ、考えられる説明としては、植民地だったインドの医療機関はある程度の水準に達していたが、そんな医療機関が存在しなかった中世の社会にペストのような伝染病が発生したときのインパクトの大きさがある。ウイルス性の感染では、免疫を得て生き残った人びとが大勢いたので、次に病気が流行したとき、彼らが病人の看病をし、作物の刈り入れもできたが、ペストの場合は、免疫をもって生き残る人がほとんどいなかった。CCR5—Δ32をめぐってさまざまな発見はあったが、いまのところ、最も信頼できるデータによれば、ペスト菌は感染した人に永久的免疫を作らない。黒死病の時代、この生物学的な特異性によって、大規模にわたって二次的な大量死を引き起こした可能性がある。ボッカッチョとステファニの両者が示唆したように、これほど大勢の人が死んだ理由は、このペストの毒性がとくに強かったことよりも、むしろ看病をするはずの人びとが死んだり、病気になったりしたからだったと思われる。そのうえ、道路掃除人もばたばたと死んでいったため、中世の通りはもっと不潔になり、鼠も増えたはずである。さらに、食糧を生産する農家とそれを都市へ運ぶ荷役人足がペストでみな死んでしまったため、ただでさえ栄養が足りていなかった人びとが、ますます栄養不良になった。

黒死病の大量死の規模がこれほど大きくなったことの三番目の説明は、この中世版パンデミックの原因が異常に毒性の強いペスト菌株だったとするものである。これは、もともとマーモットが媒介するペストだったが、それがヨーロッパに近づくにつれて鼠に伝播したものだという。一方、パンデミック第三波は、それほど致死性の高くない鼠ペストであり、ほとんどは鼠のあいだの流行にとどまった。

ロシア人科学者の多くは、たとえばラットやアレチネズミのペストにくらべて、マーモット媒介のペストのほうが強い毒性をもつのは、長年にわたって進化の歴史を共有してきたからだと考えている。おそらく、ペスト菌がステップ地帯に初めて出現して以来、共生してきたマーモットは、その他の齧歯類にくらべて、この菌に対する抵抗力をつける時間がたっぷりあったはずである。生物学の観点からすると、ペスト菌はマーモットの体内で生きていけるよう、超伝染性という戦略を取り入れて核兵器並みの強さを身につけたことになる。たとえば、肺親和性をもつように進化したこともその一例である。

西欧の微生物学者の多くは、齧歯類の種類によってペスト菌の毒性が異なるという説に疑問を抱いている。とはいえ、黒死病をめぐる多くの説と違って、ロシア人学者が支持するマーモット説にはシンプルさという長所がある。この説をとれば、中世のペストをめぐって歴史家や科学者がさんざん頭を悩ませてきた多くの謎がすっきりと解決できるのだ。

たとえば、きわめて高い死亡率、イタリアの温暖な春や夏でさえ肺ペストが多く見られたことなども不思議ではなくなる。

こうした要素の一つ、または複数が重なりあって、フィレンツェに大量死をもたらしたのかもしれない。その数か月後には、フィレンツェから南に数十キロのシエーナでも同じことが起こった。ただし、シエーナはそれ以上の大量死に見舞われた。その夏、ひっそりと静まりかえった通りに立ち昇る死の歌は、『デカメロン』の悲嘆に満ちた葬送歌よりも耳について離れなかった。

◆一三四八年の四月から五月、シエーナ

広場に漂う家族の残像

「シエーナの大量死は五月に始まった」と、アニョーロ・ディ・トゥーラは書いた。他の史料では、ペストの到来は四月半ばとされている。わかっているのは、フィレンツェと同じく、シエーナでも田園地帯に春がやってくるにつれて、恐怖の念が募っていったことである。郊外からシエーナまで油を運んでいた荒っぽい連中でさえ、家に籠もるようになった。商店は鎧戸を閉め、裁判所は閑散とし、シエーナの富と誇りの象徴だった毛織物産業も停滞した。それでも、宿命ともいうべき一三四八年の春に死が到来したとき、シエーナ

の生活のある部分だけは前と変わらず推移していた。

十年間、一日と欠かさず続いてきたように、シエーナ市民の一日は、朝、大聖堂の足場に立った作業員の大声に起こされて始まり、家路につく夕暮れどきには、真っ白な大理石でできた大聖堂の林立する尖塔と何体もの彫像が暮れなずむトスカーナの空のもとで薔薇色に輝くという、トスカーナ地方でも指折りの眺望に包まれて終わった。莫大な金を費やして、シエーナの中心にあった教会を壮大な聖堂に造り変え、トスカーナ版サン・ピエトロ大聖堂にしようという発想はいかにもシエーナ人らしかった。ダンテは『神曲 地獄篇』〔寿岳文章訳、集英社〕で、シエーナ人を「虚栄心の強い人びと」と嘲笑したが、もっと正確にいえば、中世のシエーナ人は「勘違い」していたのかもしれない。はるかに豊かな大都市フィレンツェのせいで影が薄くなるのを不満に思っていた小都市シエーナは、十三世紀になってからずっと、実体以上に大きく見せようと虚勢を張ってきたが、そのほとんどは惨憺たる失敗に終わった。ジェノヴァとヴェネチアを見て、都市に栄光をもたらすのは海運力だと考えたが、シエーナは海に面していなかったので、市の南の海岸沿いに位置し、マラリアの温床だったタラモーネ村を大きな海港に改築しようとして大金を注ぎこんだ。その二、三十年前には、栄光と富の源泉は織物の生産だと考えたが、水資源に乏しいシエーナは（布を作るには水が不可欠だった）、ディアナと呼ばれる伝説上の地下河川を探して岩だらけの丘陵地帯を掘削し、これでまた大金を無駄にしていた。

アニョーロ・ディ・トゥーラは、夢を見つづけるシエーナにとって最高の代弁者だった。アニョーロの年代記にも現実は描かれていたが、都市の栄光を求めて「さんさんと日を浴びた高地」目指して前進するシエーナの前で、その現実は影をひそめた。こうして、一三二四年に市壁が拡大されたとき、アニョーロは誇らしげに、シエーナの「人口が急増したために……ヴァル・ディ・モントーネの市壁を拡大〔しなければならない〕」と書いた。また、一三三八年に市議会が市の教会を拡張すると決議したときは、アニョーロのペンにただならぬ熱がこめられ、まるで黄金色の海に漂う巨大なゴシック船のごとくアルノー平原の上に浮かぶ新しい大聖堂がありありと目の前に浮かぶほどだった。「シエーナはいまや順風満帆である。こうして、市の聖堂をさらに大きく優美にするための工事が始まった」。一三四六年には集中豪雨と大飢饉に見舞われたが、それでもアニョーロの陽気さは変わらなかった。彼は市の中心にあるカンポ広場を訪れ、「イタリア中のどの広場よりも美しい」といっている。

アニョーロ・ディ・トゥーラは、ジョヴァンニ・ヴィラーニと同じく、市の歴史を記録したが、この二人にそれ以上の共通点はなかった。裕福な商家の息子だった年長のヴィラーニは、教養があり、洗練されていて、財産を失う前は市政の要職に就いていた。一方のアニョーロはごくふつうの庶民だったが、野心家ではあった。最初は一介の靴職人として人生をスタートしたようだ。一三二四年一月に彼が買った木型などの道具類の領収書が現存している。それ以外は、母の名前がドンナ・ジェッポであり、育った場所がシエーナのオルヴィーレ地区だったことくらいしかわかっていない。しかし、のちに文章を書くようになったことからして、子供の頃になんらかの教育を受けたはずである。また、自分の署名をアニョーロ・ディ・トゥーラ・デル・グラッソ、つまり「でぶのアニョーロ」と書くことが多く、大食漢だったと推測できる。

体だけでなく、望みも大きかったようだ。手に入る情報を見る限り、アニョーロは出世の意欲に燃えた若者だった。たとえば、妻のニコルッチャの持参金の額を見れば、彼が自分より上の身分の結婚相手をつかまえたことがわかる。三百五十リラというのは、職人の妻の持参金としては、かなり高額である。残っている他の史料からも、靴職人にしては不相応な野望を抱いていたことがうかがえる。ビッケルナ（シエーナ市財務省）の高官の妻に贈った品物の領収書が何枚も残っているのだ。アニョーロは非常勤の収税官として働いていたのだが、高官に催促されたのか、あるいは自発的なものだったのか、いずれにしても上役の機嫌をとるために贈り物をしたことは間違いない。

数か月後に税務署からこの贈り物に相当する金額の払い戻しを受けていることから、金に関してはやり手だったと推測できる。ニコルッチャの持参金や彼自身の不動産売買もその裏付けになっていて、一三四二年にはフォンテブラッダという場所の近くの広場を十二フローリン金貨という高値で売った記録もある。不動産売買に加えて、税の徴収官、そして靴職人である。いかに野心家の若者とはいえ、仕事が多すぎはしないだろうか。もしかしたら、アニョーロだけでなく、妻のほうも亭主の尻をはたくタイプだったのかもしれない。いつの時代にも実家の家柄を鼻にかける妻は多いから、アニョーロも自慢話をしょっちゅう聞かされていたのではないだろうか。そんな力関係が結婚生活に作用していたのかもしれない。一三三〇年代から一三四〇年代にかけて、アニョーロ・ディ・トゥーラの名前で登録された家があまりにも多いので、歴史家はこの時代のシエーナに同姓同名の人物が何人もいたのではないかと考えたほどである。だが、他の理由も考えられる。家がすべてアニョーロ・ディ・トゥーラのものだとしたら、次々と大きな家に住み替えていったことになる。家柄を鼻にかける妻に、一介の靴職人と結婚したことを後悔させないようがんばっていたのだろうか。

もう一つ特筆すべきは、夫妻のあいだに五人の息子がいたことである。アニョーロが年代記のなかで子供たちのことに言及したのはたった一か所である。だが、その一か所の記述には、あふれんばかりの感情が凝縮されており、彼の家庭生活が目の前に浮かんでくる。クリスマスに母のドンナ・ジェッポの家を訪ね、日曜日にはカンポ広場へ出かけ、夕方になるとシエーナの入り組んだ路地を抜け、いくつもの小さな広場を散策した。五人の息子たちは広場を駆けまわって、朱に染まった空に鳥の群れを追いちらし、アニョーロはそんな子供たちを追いかけて息を切らし、ニコルッチャは大声でやめなさいと注意し、とくに肥満体の夫には無茶をするなとお灸を据える。

一三四八年の初夏、この幸せな暮らしは聖堂のそばの野原で幕を閉じた。

ペストに関して、シエーナが最初に公式な対応を示したのは六月になってすぐだった。続いて、民事裁判所を九月まで閉鎖するという市議会の告知が出された。その後、十日ほどして、ペスト患者用の墓穴が出現しはじめた頃、役人たちは市の運営でおなじみの作戦に出た――金による解決、そして神頼みである。六月十三日には、神の怒りを宥めようとして、貧民救済のために一千フローリン金貨を出し、さらに市内でのギャンブルが「永久に」禁止された。六月三十日には、信徒たちの大行進に用いる「松明と蠟燭」を買うための補助金が出された。

アニョーロにとって、市議会の開催場所である市庁舎（パラッツォ・プッブリコ）はなじみ深い建物だった。彼の年代記には、一三三七年の修復工事に関する記述がある。「シニョーリ〔議員〕とその秘書のための部屋が〔会議室の上に〕増築され、ローマ史の一場面……が外の壁に描かれた」。一三四八年の五月から六月にかけての辛い時期に、パラッツォの廊下にはアニョーロの姿があっただろう。がっしりと太った体で、顔に悲しげな表情をたたえたこの男は、家族を亡くした同僚にお悔やみをいい、暑さにうだって悪臭を放つ街路に積み上げられた死体をどう処理するかという議論に耳を傾け、増築されたばかりの二階の部屋で死んでゆく人びとに慰めの言葉をかけていたかもしれない。そうだとしても、アニョーロはそのことを書かなかった。年代記を見る限り、ペストが蔓延していたその夏、アニョーロは市内を歩きまわっていたようだ。

「シエーナのあちこちに幅の広い溝を掘り、死体を葬ることになった。だが、死体を放りこむと、その上にわずかな土をかけるだけだった」

聖堂に向かって歩くアニョーロの姿も見かけたはずだ。いまや、聖堂の屋根にも壁にも作業員の姿はなかった。身廊にはおびただしい数の蠟燭が灯されていた。

「そのあと、同じ溝に他のたくさんの死体を投げ入れ、その上にも土をかけ、こうして死体を何層にも重ね、溝が埋まるまで同じことをくりかえすのだった」

さらにアニョーロは、いつも日曜日にニコルッチャや子供たちと遊びにきたカンポ広場を抜けてゆく。

「家族は遺体を溝まで運んできた。司祭も呼べず、ろくな葬儀もできず、それしかできることはなかったのだ」

そして、ディ・トゥーラ家の子供たちが大声をあげながら駆けまわって、夕暮れの空に鳥の群れを追いちらした小さな広場へも。

「遺体のなかには……かける土が足りず、犬に引きずりだされるものもあり、犬に食われた死体が市内のあちこちに転がっていた」

こうして最後の情景が目の前に浮かびあがる。一三五六年か一三五七年の四月の暖かな日曜日、アニョーロは工事が中断されたままの聖堂に近い墓地にたたずんでいる。そこは、だだっ広いだけの野原である。ペストに見舞われた一三四八年の夏、あまりにも大量の死者が出たため、個人の墓標や墓石は用意できなかった。だから、ペストで死んだシエーナ市民の多くがここに葬られていると記した石碑が立っているだけである。アニョーロはこの石碑の前に花束を供えて祈りの言葉をつぶやいた。そのあと、家に帰る途中、アニョーロはペスト患者用の墓地を初めて目にした日のことを思い返した。あの日の臭いと情景。飢えた犬の群れが牙を剝き、威嚇しあいながら、やわらかい土を掘りかえすさま、炎天下で上半身裸になって墓を掘っていた体格のよい田舎の連中、悲しみに暮れる父母たちの泣き声、浅く掘った溝のなかに放りこまれた、脂ぎった白い死体の山、そして彼自身のこと——彼は怒りにかられて墓掘り人からシャベルを奪うと、別の場所にもっと深い穴を掘ったのだった。

この日、アニョーロは一三四八年の年代記を締めくくる最後の文章を書いたのかもしれない。

「こうして、私こと、でぶのアニョーロ・ディ・トゥーラは、妻と五人の子供をみずからの手で埋葬した」

シエーナの死者の数は大変なものだった。アニョーロによれば、市内で「五万二千人」が死に、そのうち三万六千人は「ヴェッキ」、すなわち老人だった。田園地帯の死者の数は二万八千と記されている。ペスト以前の人口が九万七千人ほどだったとすれば、死亡率は八二パーセントになり、近代の歴史家にいわせれば、とてもありえない数字である。現在では、死亡率は五〇から六〇パーセントと推計しなおされている。ペストによって、シエーナはもう一つの犠牲を強いられた。賭け事の永久禁止令は六か月もしないで撤回された（シエーナはまた破産した）が、七百年後のいまも聖堂の修復工事は終わっていないのだ。

◆一三四八年の夏、ローマ　かつての帝都は無法状態

八月、ペストはオルヴィエートからローマまで南下した。ローマでは中世イタリアの都市でくりひろげられた風変わりなドラマのなかでも、とびきりの一幕が開かれようとしていた。

ムッソリーニを三倍ハンサムにし、無分別さを四倍にすれば、このドラマの主役、コーラ・ディ・リエンツォになる。ローマの護民官と自称するこの男は、途方もない夢想家で、地元の英雄だった。名門貴族がマフィア式に牛耳っていたローマの支配体制を覆した功績

のせいで、ローマの民衆はハンサムなコーラの言動をたいていのことなら大目に見た。居酒屋の親父のもとに生まれた田舎者という素性を隠して、ドイツ皇帝が生ませた私生児だという空想を吹聴することさえ咎めなかった。しかし、コーラが他人の流した血でわが子を騎士に叙したときは、さすがのローマ人もその非道さにたじろいだ。

このドラマの二人目の登場人物は、コーラの仇敵ともいうべき八十歳のステファノ・コロンナである。ローマで最も権勢をふるう貴族であり、まさに自然の驚異といいたくなる人物だった。「偉大なる神よ、この老人の威厳ときたら、たとえようもない」と、同時代のある人は書いている。「なんという声、なんという顔つき……あの年齢にして、気力のなんたる凄まじさ、そして強靭なる体力！」。コーラの追随者がステファノの息子と孫息子と甥を殺したときも、この老人は喪に服そうとせず、「道化に媚びへつらって生きるくらいなら、死んだほうがましだ」といい放った。

このドラマの三人目の登場人物は、洗練されて教養の高い教皇クレメンス六世だった。狡猾で、快楽主義者だった教皇は、ロビンフッド物語のタック修道士に負けない胴回りをもち、性欲の強さでも抜きん出ていた。それを裏付けるようなエピソードがある。派手な遊蕩を咎められたとき、彼は「医師の助言を守っただけ」だと釈明したという。また別の話では、色好みで有名な歴代教皇の名前を書きこんだ「小さな黒い手帳」を批判者の目の前につきつけ、教会を力強く導く優秀な聖職者ほど、恋の戯れにもすぐれているのはなぜかと問いかけたという。

おもな登場人物の最後は、フランチェスコ・ペトラルカである。文学界で名声をかちえていたペトラルカは「過激派シンパの名士（ラディカルシック）」の草分けともいえた。ハンサムなコーラに会ったあと、ペトラルカは「人というより、神を見たような気がした」と書いたものである。これによって、人を見る目はなくても、すぐれた詩人の素質があることは証明できた。

これらの人物にドラマを演じさせた機械仕掛けの神（デウス・エクス・マキナ）、すなわちその舞台を用意したのは中世ローマの惨憺たるありさまだった。一三四七年には、古代ローマのかつての偉大な首都はひどく衰退し、汚らしい廃墟と化していた。壁のない建物、屋根のないアーチ、彫像のない台座、水のない噴水、アーチのない円柱、どこにも続かない階段だけの都市だった。古代ローマ時代には五十万か、おそらくそれ以上あった人口が、三万五千にまで減っていた。そして、生計を立てる手段が他になかったため、中世のローマ人は崩壊しつつある都市をさらに餌食として生き延びた。帝国時代の廃墟から盗んだ大理石と煉瓦で、裕福な人びとは陰鬱な城や不恰好な塔を建て、貧しい人びとは臭い粗末な小屋を建てた。パラティーノの丘に立つ広壮な宮殿やディオクレティアヌス帝の浴場、バシリカ・ユリアまでもが解体され、窯に放りこまれて、石灰の原料になった。ローマで使い道がないものは、他の都市に売りさばかれた。イタリア各地の大聖堂や、ロンドンのウェストミンスター寺院でさえ、一部はローマ帝国時代の瓦礫でできている。中世の時代には、夏の朝になると、頭に包みを乗せてバランスをとりつつ、急いでサンタンジェロ橋を渡ってゆく女たちや、テヴェレ川の堤で鍋や漁網の上にかがみこむ漁師の姿をまだ見ることができた。しかし、悪臭を放つ汚れた川の向こう、午後の陽射しさえ瓦屋根より下に届かないほど狭い通りに貧乏人がひしめく市の中心部を一歩離れると、そこには凹凸のある草地と壊れた建物、それに放牧地しかなかった。旧帝都の境界をなしていたアウレリアヌスの市壁まで一面の荒廃が広がっていたのだ。

ローマの路上生活は、この都市の現状をそのまま反映していた。中世のイタリア全体にいえることだが、ホッブスのいう「人間同士が狼のように激しく争う」状態は、暴力が横行する中世ローマで最高潮に達した。ローマの支配階級であるコロンナ家やオルシーニ家といった名門貴族は、たえず争っていた。貴族同士の暴力をピラミッドの頂点とすれば、最底辺には貧乏人同士の暴力があった。かっぱらい、強盗、ごろつき同士の喧嘩などである。一三〇九年に、市の権威を守る最後の頼みの綱だった教皇がアヴィニョンに逃げだすと、ローマの秩序は完全に崩壊した。同時代の記述にはこうある。「統治者がいなくなると、毎日のように暴力沙汰が起こり、強盗事件が頻発した。修道女や子供までが暴行を受け、夫婦の寝室から力ずくで妻がさらわれた。仕事に出かける労働者は、市に入る門の前で金品を盗まれた……。司祭までが悪事を働くようになり、あらゆる罪が解き放たれた。こうなったら、掟は一つしかない――剣という掟である」。

コーラ・ディ・リエンツォが流血のローマを救う者と称して出現するに至った背景には、ローマ市民の郷土愛に加えて、コーラの兄弟がコロンナの手下に殺されたことへの私怨、それにセネカやリウィウスやキケロに影響されて燃えあがった情熱も混じっていた。古代の英雄について学んだあと、想像力豊かな若いコーラは暮れかかる放牧地にたたずみ、崩れた円柱やアーチを眺めながら、こんな疑問を口にした。「懐かしくも善良なあのローマ人はどこへ行ったのか。高貴な品性はどこにあるのだろうか。あの繁栄の時代に戻れたらどんなに幸せだろう」。タイムマシンは手に入らなかったので、コーラは次善の策をとった。新しい自分を空想で作りあげたのだ。彼は世間に名が知られるずっと前から、こんな署名をしていた。「ローマ執政官にして、人民および孤児と未亡人と貧者にとっての唯一の総督」たるコーラ・ディ・リエンツォ、と。さらに、ドイツ皇帝ハインリヒ二世がローマ旅行の途中に立ち寄った居酒屋の女将と関係をもち、できた子供が自分だといいふらすようになった。

コーラが初めて世間の注目を浴びたのは、一三四三年にアヴィニョンを訪れたときだった。当時、貧乏だが優秀な少年たちに門戸が開かれていた数少ない職業の一つが公証人だったが、彼もその頃、公証人になっていて、重要な商業使節の一員に任命されるほどの名声を得ていた。教皇に去られ、無法都市と化したローマの観光に活気を取り戻すため、市当局は教皇クレメンスに頼みこみ、一三五〇年を聖年と宣言したうえで、ローマを訪れた巡礼者に贖宥（罪を軽減すること）の特権を与えてもらうことにした。一三〇〇年にも同じような祝賀の儀式をして、ローマに百万人を超える観光客を呼び寄せたのだった。ところが、代表団が教皇に面会したとき、コーラはその機会をとらえて、貴族によるローマの寡占支配と暴力の横行を厳しく糾弾した。仲間は突然のことに驚いて、彼を黙らせようとしたが、これまでにも公の場で貴族たちを「馬泥棒、人殺し、山賊、姦通者」と呼んだことのある教皇は、この熱意にあふれた若い公証人に強い印象を受けた。こうして、アヴィニョンを発つ前に、コーラは教皇の庇護のもとでローマの司祭という新しい肩書をかちえた。

このアヴィニョン訪問で、コーラは詩人のペトラルカとも知り合いになった。同じように溌剌とした空想家で、自己宣伝が巧みだったが、ペトラルカの場合はすでに名声を得ていて、文字が読めるヨーロッパ人のほとんどが、彼の恋愛詩に登場する謎めいた女性、輝くばかりに美しいラウラのモデル探しに熱中していたほどだった。

愛と私と、ただ呆然と立ちすくむ。そして驚嘆するばかり
これまで人の目を楽しませたこの世のどんな不思議も
われらが貴婦人の
言葉をこぼすその唇と笑いできらめくその目にはかなわない

ペトラルカは友人への手紙に書いている。「あなたがいうには、私がラウラを生みだしたのは……彼女に何かを語らせたいがためであり、また世間の人をして私についての噂を語らしめんとするためだ」。ペトラルカと同時代の人びと、またそれ以降の大勢の人びとと同じく、この友人もラウラは腕のよい創作者が作りあげた完全な想像上の人物だと考えていた。だが、詩に描かれたこの謎の女性は実在した。フルネームはラウラ・ド・サドで、十八世紀の悪名高いサド侯爵とも姻戚関係にあたる。ペトラルカが彼女を心から愛していたのは本当だろうが、貞操を守ったとはいいがたい。少なくとも別の二人の女性とのあいだに子供がいたことがわかっている。

詩人であり、また国際的な名士でもあったペトラルカは、貴族のコロンナと食事をともにし、美しいジョヴァンナ女王とナポリの海岸を散歩し、クレメンス六世への謁見も許された。十四世紀に『ピープル』誌があったら、冷たい目をしたこの詩人が「ファビュラス・フランチェスコ！」という見出しのもとに表紙を飾っていただろう。ふつうなら、生まれの卑しい公証人が有名な詩人の興味を引くことはなかったが、ローマの過去に憧れを抱いていたという共通点の他に、本の虫のペトラルカは大胆な行動力を発揮するコーラに惹かれるところがあったのだろう。初対面のあとの手紙で、ペトラルカはこの新しい英雄を褒めちぎっている。「あの真剣かつ神聖な会話を思い出すと……私は身の内に炎を感じます。どこか奥深いところから囁きかける神託のような炎です」。

道化は退場、病は去らず

一三四七年五月、ペストが西へ向かって進んでいた頃、アヴィニョンから戻って以来ローマに権力の足場を築いてきたコーラがクーデターを起こした。五月十九日は眠ったような土曜日だった。この日、コーラに忠誠を誓った武装集団が市の中枢を占める建物を支配下においた。翌朝、教会の鐘の音が通りに響きわたるなか、ローマの市門がいっせいに開き、コーラが堂々たる足取りで入城した。この光景を何度、夢に見たことだろう。騎士の甲冑(かっちゅう)に身を固め、自由を表す赤い旗と正義を表す白い旗を頭上にはためかせ、隣には教皇代理がいた。コーラの前には、派手な音を吹き鳴らすラッパ隊が先導していた。

「コーラ！　コーラ！　コーラ！」、群衆は歓声で迎えた。輝く甲冑に身を包んだ公証人は、とりわけハンサムに見えた。歓呼に応えて彼は手をふった。一人の女の子が行列の前に飛びだした。コーラは差し出された花束を受け取り、キスを返した。またもやラッパが高らかに鳴り、公証人を先頭にした行列は花びらが撒かれた五月の通りを通って、ローマの公邸へと向かい、そこでクーデターの締めくくりとなる見事な演説がなされた。何千という賞賛の声が起こり、コーラはローマのために死ぬ覚悟はできていると断言した。そして、いにしえのローマの栄光を取り戻し、すべての市民に平等な正義という大義のために身を捧げると誓った。

クーデターの直後、ペトラルカは興奮してこの新しい英雄に手紙を書いた。「昼も夜もあなたのことを考えます。そして……ああ、護民官殿、万が一、戦場で死ぬようなはめになったら、最後まで勇敢でいてください。そうすれば、間違いなく天国に迎えられるでしょう」。そして、追伸としてこう書いた。「残念ながら……私のほうは事情が許さず、あなたの聖戦に加わることができません」。幸いにも、コーラの大義のために死んだ者は一人もいなかった。コーラ本人も含めて。

ステファノ・コロンナは、コーラのクーデターの知らせを聞いて激怒した。「あのばか者がこれ以上私を怒らせるなら、窓から放りだしてやる」と老人はいきまいた。だが、彼以外のローマの貴族たちは、しばらく成り行きを見守ることにした。コーラが貴族たちをローマに呼びつけて忠誠を誓わせようとしたときも、全員が集まり、厳粛な面持ちで胸に手をおいて誓いを述べた。貴族たちのなかには、この公証人が若い頃にローマのエリート社会でペット扱いされていたことを覚えている者も多かった。挑発的で生意気なコーラは、上品な客にショックを与え、喜ばせる道化として、女主人たちからよく晩餐に招待されたのだった。コーラはいまもあいかわらず道化だった。

貴族たちが時機を待つあいだ、コーラは肩書を集め、着替えを楽しんでいた。一三四七年七月の最後の日、金糸の刺繡のある白い絹の長衣を着たコーラは、同じく金糸で太陽を刺繡した白い絹の三角旗を伴い、行列を率いてサン・ジョヴァンニ洗礼堂まで行進した。みずからを騎士に叙したばかりのコーラは、コンスタンティヌス皇帝がらい病［原語のleprosyは現在では一般にハンセン病と訳されるが、歴史的に用いられる際、必ずしもハンセン病と同義とは限らず、病名は不明だが重い皮膚病全般を指すことが多かった。「らい」は差別的呼称であるが、後出するように本書では中世の差別の実態について記述しているので、あえてその表現を用いたことをお断りしておきたい］を治したといわれる浴槽で儀式的な沐浴をとりおこなった。翌日、今度は真紅の服に身を包んで、ラテラノ宮殿のバルコニーに立った。ローマは世界の首都であり、すべてのイタリア人はローマ市民だと宣言すると、この新任の騎士は剣を抜き、空中で三度、大きくふりおろした。東に向かって一度、西に向かって一度、北に向かって一度。群衆は喝采したが、その喜びをいやましたのは、すぐ近くに立つコンスタンティヌスの騎馬像の馬の鼻孔からワインがあふれでて、集まった民衆に気前よくふるまわれたことだった。

八月十五日、クーデターから約三か月後に、コーラは自分で自分にローマ護民官という新しい肩書を与えた。銀の花冠、笏（しゃく）、それに王権の象徴である宝珠を受け取ったあと、権力の座についたばかりの護民官は演壇の上に立ち、聴衆に向かって、自分の年齢が三十三歳であることを強調した。人間の罪をあがなうために十字架の上で死んだキリストと同じだといいたかったのだ。

使徒のペテロとパウロの祝日に、緑と黄のベルベットの服を着て、光り輝く鋼鉄製の笏を手にしたコーラは白い軍馬にまたがって、サン・ピエトロ大聖堂まで行進した。その行列には、五十人の槍兵に加えて、紋章入りの旗を掲げた騎手が一人、群衆に向かって金貨をばらまく騎士が一人、細長い銀の管を高らかに吹き鳴らすラッパ手の一団、銀のシンバルをけたたましく打ち鳴らす太鼓手の一団がいた。大聖堂に到着すると、一列に並んだ高位聖職者たちは深々とお辞儀をして護民官を迎え、堂内には「来たれ、創り主なる聖霊よ」の旋律が流れていた。

まるで喜歌劇のようなどたばたが続いたが、その夏も終わる頃、コーラを支持する声は減りはじめた。九月、シチリアのペストが海を渡ってくる日を数週間後に控えて、教皇は護民官のコーラを簒奪者であり、異端者であると非難した。ペトラルカは、ローマのエリート階級に属する有力な友人たちと対立することを恐れ、護民官への不安と不信の念を口にしはじめた。一方、ローマの民衆も、最初は救世主に見えた男がただの道化に見えてきて、背を向けるようになった。

空気の変化を感じとったコーラは、九月半ばに二度目のクーデターを企てた。まず、ローマの有力者全員を晩餐会に招待した。食事のあいだは、豪華な衣装にあてつけた老ステファノ・コロンナの皮肉に耐えなければならなかったが、デザートのあとでコーラの報復と宣告した。

老ステファノを含む七人の有力貴族の逮捕を命じたのである。そして、翌朝には処刑するが始まった。招待客が帰り支度をしているとき、力のあるオルシーニ一族の五人と無礼な

翌朝、司祭がステファノの独房を訪ねたが、告解の必要などないと老人にどなりつけられ、すごすごと退散した。このステファノ・コロンナがコーラ・ディ・リエンツォごときに殺されてたまるか、というのだ。はたして、その言葉どおりになった。二、三時間後に死刑囚のための弔鐘が鳴りだすと、護民官は落ち着きをなくした。ローマの有力貴族であるコロンナとオルシーニ一族のメンバーを処刑したら、他の貴族が黙っていないだろう。数分後、落ち着きを取り戻したコーラはバルコニーに立ち、「われらの罪を許したまえ」という聖書の一節を引用して、囚人たちに恩赦を与えるといった。

十一月、ペストがマルセイユに達しつつあった頃、コーラの非道な蛮行のせいで、残っていたわずかな支持者も失うはめになった。貴族のある集団がローマに襲撃をしかけたとき、老ステファノの孫である二十歳のジョヴァンニ・コロンナがコーラの部下の騎兵によって切り殺された。殺戮の翌朝、護民官は息子のロレンツォをつれて、ジョヴァンニが倒れた場所へ出かけた。恐怖に慄(おのの)きながら見つめる群衆の前で、コーラは剣を抜いてコロンナの流した血に浸すと、先端が赤く染まった剣を息子の頭の上に置いて騎士に叙し、勝利の騎士ロレンツォという名を与えたのだった。

数週間後、コーラを支持していた最後の一人がいつのまにか去ったあと、ペトラルカは護民官にこんな手紙を書いた。「私には状況を変えることはできませんが、逃げることはできます……この噂が本当なら、ローマよ、しばしのお別れです」。

一三四八年八月、ペストがローマに襲いかかったとき、コーラは安全な場所にいた。前年の十二月、対抗勢力によって護民官の座を追われ、アブルッツィのケレスティヌス会修道士のもとで不面目な亡命生活を送っていたのである。ローマから遠く離れたその場所には、ペスト流行の直前にローマを揺るがした大地震のニュースも届かなかった。ペストによる死者の火葬場となったコロッセウムから立ち昇る肉の焼ける臭いもなかった。テヴェレ川に沿って堤のように高く積み上げられた死体の山を見ることもなかった。

一三四八年夏のヨーロッパには、打ちひしがれた悲痛な声が満ちていた。この時代のある記述からも、そんな声が聞こえる。「もう我慢できない。もう限界だ。どちらを向いても死と苦しみばかり……全能の神の手は何度もふりおろされ、そのたびに苦しみは大きくなる。恐ろしい審判は、時がたつにつれて、威力を増していく」。

第六章　テンプル騎士団総長の呪い

ジャック・ド・モレーの処刑

一三一四年三月のパリ、冬に戻ったかのようなある日の午後、寒風の吹きすさぶセーヌ川の島では数十人の男女が身を寄せ合い、処刑がとりおこなわれるのを待ちかまえていた。弱々しい灰色の光を受けて、見物人たちの顔は雨に濡れそぼった樹皮に貼りついた花びらのように見えた。だが、レアールの仲買人やサン・ジャック＝ラ・ブーシュリーの肉屋連中、パル市場の娼婦たちがこの膨れあがった群衆に加わる頃、それぞれの花びらの色は熱狂のなかで溶けて一枚のパステル画のようになった。身を切るような川風に打たれ、死の期待に興奮した二千人の顔は一気に紅潮した。

この島に集まった人びとの目当ては、つい最近までキリスト教会の権威の一人だった元テンプル騎士団総長ジャック・ド・モレーの処刑だった。その日の朝、ド・モレーはノートルダム大聖堂の前で、熱狂的な興奮を巻き起こしていた。終身刑の判決を受け入れる代わりに、総長は群衆の前で、男色行為、偶像崇拝、十字架に唾を吐くなどの「不敬な行為で聖地を汚した罪」を告白することになっていた。だが、この朝、ノートルダム大聖堂の前で、ド・モレーは集まった人びとの度肝を抜いた。パリの半数が見守る前で、この老人は大胆にも無実を主張し、自分やテンプル騎士団への有罪判決がまったく根拠のないものであり、天国に反する犯罪だと非難したのだった。彼の副官の一人、ジョフロワ・ド・シャルネも同じようにした。

国王は激怒し、教会は困惑し、パリの暴徒は興奮した。このテンプル騎士団の事件は、七年前の発端と同じようにドラマチックな形で終わりを迎えた。七年前、十月のある日の明け方、フランス王の代理人は各地で不意打ちの大掛かりな取締りを実施し、二千人以上を逮捕したが、そのほとんどは高齢のテンプル騎士団員だった。油断していた騎士団員は寝ているところや祈禱の途中で引きずりだされ、護送車に詰めこまれ、王立監獄に放りこまれた。迷信深い人びとは、その日が十三日の金曜日だったことに気づいていた。その日が終わるまでに、悪魔と取引をした、キリスト像に唾を吐きかけた、十字架に向かって放尿した、ペニスや尻や他の騎士団役員の唇に「下劣なロづけ」をした、その他さまざまな同性愛行為をなした、などの理由で、フランスのテンプル騎士団員は片っ端から有罪を宣告されていた。干草の山やベッドに隠れた者だけがかろうじて生き延びた。テンプル騎士団の罪は「苦々しく、また嘆かわしいもので、考えるだけで身の毛がよだち、聞くも恐ろしい……非人間的な行為であり、まさしく人間性のかけらも感じられないもの」だと告発状には書かれている。この告発の主、「世界で並ぶ者のない美男」端麗王フィリップは、かつてこの総長と親しい友人でもあった。

テンプル騎士団をめぐるこの事件を、唾棄すべき神聖冒瀆者（テンプル騎士団）に対する「王権の監視塔」（国王自身）の断罪という形にでっちあげたのは、権力による虚偽宣伝のごく初期の一例だった。国王を促したのは、罪ではなく、金だった。野心家のフィリップは近代国家を建設しようとしていた。彼の大きな夢は、伝統も慣習も異なるばらばらの地域の寄せ集めだった封建国家フランスに共通する組織体系と法律を与え、一つの権威のもとで動く統一国家にすることだった。一つの権威とは、すなわちフランス王室であり、いいかえれば国王その人だった。この野心はある程度まで実現された。端麗王フィリップの治めるフランスは次第に変貌し、国王の平和が「王国全体の平和であり、そして王国の平和は……教会の平和であり、知識と美徳と正義の防衛」であるとみなされるようになった。

だが、税収入が安定しなかったことから、この新しい統一国家フランスは確たる財政基盤を欠いていた。北ヨーロッパで最大の資金を保有していたテンプル騎士団を手に入れれば、国王の懐には新しく豊富な税収の流れがもたらされるはずだった。標的にする相手として好都合なことに、テンプル騎士団には、人びとの恐れをかきたてる忌まわしい噂がつきまとっていた。黒魔術を使うという噂も囁かれ、半ば秘密組織、半ば国際金融機関として、大きな権力をふるう影の存在がうごめく不気味な組織と思われていたのである。キリスト教世界では、いかなる「黒幕」も必ずテンプル十字を身に帯びているといわれ、欠けていたのは告発の口実だけだった。騎士団は多くの罪を犯していたかもしれないが、フランス王室に表立って反抗するようなことはまったくなかった。だが、フィリップと大臣たちは、近代国家制度のもう一つの側面に先鞭をつけた。自白の捏造である。「荘厳にして卓越したフランス王室」は、まんまと偽りの犯罪をでっちあげ、無実の人びとを拷問にかけたあげく、やってもいない罪を告白させたのだった。

テンプル騎士団の騎士だったジェラルド・ド・パサージョの証言によれば、逮捕されたあと「性器や体の一部に錘（おもり）を下げ」られ、拷問にかけられたという。他の団員は架台の上に縛られ、巻き上げ機でじわじわと手足を引かれて足首や手首の関節を外された。もう一つ、よく見られたのは吊るし刑という拷問だった。ロープで吊るした囚人を天井まで引っぱりあげてから、一気にロープを緩めて落とし、床すれすれの所で止めて衝撃を与える。衝撃と苦痛を増すために、睾丸や足に錘をつけることもあった。ベルナール・ド・ヴァホという団員は油脂を塗られた足を火のなかに突っこまれた。数日後、ド・ヴァホが歩こうとすると「足の骨が脱け落ちた」という。歯を一本ずつ抜いたり、爪を一枚ずつ剝がしたりする拷問も好まれた。

一三一四年の初めまでに、テンプル騎士団はばらばらになっていた。教皇の大勅書によって解散を命じられ、財産のほとんどはフランス王室の手に渡り、指導者たちはすでに死んでいたか、または牢に入れられ、さもなければ精神に異常をきたしていた。残された道は、騎士団の高潔さに恥じない終幕を迎えることだけだった。

だが、終幕を迎えるにあたって、多少とも筋書きどおりに運んだのは、一三一四年三月十八日という日付くらいだった。ド・モレー総長とその右腕だったド・シャルネが逆らったことを知った国王フィリップは、二人の処刑をせめて一日延ばしたいという教会の反対を押しきって、ただちに「火刑に処す」よう命じた。

十八日の午後遅く、セーヌ川に浮かぶ荒涼たるジャヴィオ島の処刑場に連行された死刑囚たちに「異端者」とか「冒瀆者」という罵声が浴びせられた。野次馬の一人が石を拾って投げつけた。群衆は凍えるような川風にさらされて不機嫌になっていたが、何かを期待する気分があることも確かだった。総長はきっと最後にあっと驚くことをしでかすに違いない。その朝、ノートルダム大聖堂の前で容疑を否認したときのように。そして、伝説によれば、ド・モレーは期待を裏切らなかった。燃えあがる炎と煙のなかに消えてゆく前に、この老人は頭をのけぞらせ、現フランス国王とその先十三代におよぶ子孫の全員に呪いをかけたのだった。

総長の呪いの話は、遠くイタリアまで広まった。ジョヴァンニ・ヴィラーニも年代記にそのことを書いている。だが、ド・モレーの言葉をまともに受け取る者は皆無のようだった。そもそも、まったく根拠のない話ではないか。

フィリップ王が統治する一三一四年のフランスについて、年代記作者のジャン・フロワサールは「満ち足りて、自足しており、強い力をもつ」と表現した。外国人は「おしゃべりなフランス人はよその国をいつもばかにしている」と文句をいうかもしれないが、そういう彼らもそばに人がいなければ、「ああ、フランス人が羨ましい！」とこっそり本音をもらすだろう。十四世紀初頭、ジャン・ド・ジャルダンは「この世の統治者にふさわしいのは威厳のあるフランス王室だけ」だといったが、これに異議を唱える人はほとんどいなかった。

北はフランドルとピカルディー、南はピレネー山脈まで、広大な領土を支配していたフィリップ王時代のフランスは、ヨーロッパ一の大国であり、人口も最多を誇っていた。その推定値は千六百万人から二千四百万人までと幅があった。この国は、ヨーロッパ一肥沃な農地をもち、領内のフランドルは中世ヨーロッパで最も重要な産業とされる織物業の中心地だった。首都パリは、活気あふれる大都会に成長して、人口は二十一万、*石畳の大通

＊中世のパリの人口推計は、中世の人口を推計するときの例にもれず、きわめて幅が大きい。なかには、パリの人口がわずか十万ほどだったと考える歴史家もいる。

りは五、六本以上もあった。十二世紀から十三世紀にかけて、丸石を敷き詰めた立派なグランド・リュは、セーヌ川のシテ島から北に向かってパリ市内を突っ切る主要な交通路となっていた。フランスは、軍事面でも他国の追随を許さなかった。ヨーロッパで、常時二万から二万五千の軍隊を出動させられる君主国は他にはなかった。

ヨーロッパのどの国でも、中世の文化とは、フランス文化にほぼ等しいといってよかった。中世の男女は、フランスのファッションを取り入れ、フランスの礼儀作法を見習い、フランスの騎士道精神を手本にし、フランスの吟遊詩人を真似し、フランスの大河小説を読み、フランスにあるようなゴシック様式の大聖堂で祈った。年代記作者のジョアンヴィルは、フランス建築におけるもう一つの驚異である大修道院を豪華写本の空色と金色の彩飾画になぞらえた。アイルランドの若い学者は、パリ大学を手放しで賞賛し、「神学と哲学の故郷にして揺籃(ようらん)の地、自由七科の母、正義と倫理規準の愛人、あらゆる神学的美徳の鑑(かがみ)であり光明である」といった。

こうした美徳のすべてに対して、総長の呪いなど何ほどのことがあろうか。まったく取るに足りない。

だが、それでも……。

モレーの処刑から一か月後、テンプル騎士団の一件でしぶしぶフィリップ王の側についた教皇クレメンス五世が急死した。さらに十一月には、四十六歳の国王が脳卒中で死んだ。

翌一三一五年には大飢饉に見舞われた。

一三一六年、フィリップ王の後継者となった嫡男のルイ十世が、一年半という短い在位ののちに死んだ。数年後、のちに「牧童連」と呼ばれることになる農民の反乱運動がフランス北部一帯に燃え広がった。暴徒たちは、城館や修道院を襲撃し、町や市の庁舎を焼きはらい、農場から略奪し、ユダヤ人の金貸しを殺した。

だが、これだけではすまなかった。

一三二二年、フィリップ王の次男で、ルイ十世の後を継いだフィリップ五世が若くして死んだ。続いて、謎めいた流行病が何度も起こり、さらに飢饉が襲い、またしても国王が死んだ。一三二八年、端麗王フィリップの成人した息子三人のうち最後の一人であるシャルル四世が死んだのだ。三人とも三十五歳になる前に死んでおり、治世は六年以上にならなかった。シャルルには世継ぎとなる息子がいなかったので、九八七年から続いたフランスのカペー朝は、その死とともに断絶した。その後もフランスの危機は続いたが、イングランド国王エドワード三世は、端麗王フィリップが母方の祖父にあたることを理由にフランス国王の座を要求し、フランスに侵攻した。こうして、中世で最も血みどろといわれた軋轢(あつれき)、すなわち百年戦争の火種がスパークしたのだった。

しかし、「威厳のあるフランス王室」には、さらなる災厄が待ちかまえていた。

◆一三四七年十一月、マルセイユ

欲深さと人情と

マルセイユでは、路上の喧嘩で三十人の死者を出すことがあり、聖職者の犯罪率の高さが問題にもなっていた。冬の雨が降りだす前にペストが襲来し、マルセイユの人口の半分が犠牲になったともいわれる。だが、そんなことでは、この街の決意は揺るがず、何世紀にもおよぶ寛容さの伝統も壊れなかった。

十四世紀のマルセイユの歴史を語るときに欠かせないのは、二万から二万五千といわれるエネルギッシュで抜け目のない住民たち、中世きっての歓楽都市という評判、それに通商上の重要さである。マルセイユはスペインおよびレヴァントからの商品を陸揚げする主要な港であり、十字軍にとっても重要な上陸地点だった。この十字軍との関わりから、マルセイユは中世の時代でもとくに悪名高い事件で一役買うことになった。十三世紀初頭、少年十字軍の数千人がレヴァントへ向かう途中、マルセイユに立ち寄った。聖地を解放する鍵は武力ではなく、思春期前のキリスト教徒の純真さだと信じる子供たちだった。地元の数隻の船が手配されており、子供の十字軍はしかるべく船に乗りこんだ。だが、マルセイユでは気分次第で人の運命が左右される。東方へ向かう途中、船長たちは心変わりし、子供たちはムスリムが支配するレヴァントの奴隷市で売られてしまった。

また、中世のマルセイユの歴史を書こうと思えば、この街の基盤となっているなだらかな傾斜の丘と、三層のウェディングケーキのような、街自体の風変わりな構造も抜きにはできない。丘の頂上には司教の町があり、その下には行政関係の建物が立ち並ぶ行政の町が控え、そして丘の麓には下の町と呼ばれる集落があった。鼠の迷路のように入り組んだ下の町こそ、中世のマルセイユ市民が住み、働き、遊ぶところだった。このあたりの店では、服地屋、魚の行商人、指物職人、樽造りの職人などが作業台の上にかがみこみ、切ったり、裂いたり、叩いたりしていた。ほんの断片しか青空が見えない細い路地では、両替人が最新の為替レートを大声で知らせ、酔った水夫が尻の大きな女たちに色目を使い、女たちの着る服はあまりにも大胆に開いた襟ぐりが「地獄の窓」と呼ばれたほどだった。皮なめし職人は、桶に入った湯気の立つ熱い薬液を、泥と糞尿が混じりあった道路に垂れ流していた。換気といえば、せいぜい港から吹く潮風くらいだったので、ふだんから下の町には、腹を下した人魚のような悪臭が漂っていた。

春から夏にかけて、地中海地方に特有の熱気がマルセイユを覆い尽くすと、石造の建物の内側に水滴が溜まり、外側は手で触れないほど熱くなる。こうなると、地方判事や公証人や弁護士たちは、この街の法体系の中心であるオピタル・デュ・サンテスプリのほの暗い室内を出て、戸外法廷であるアクール広場へと場所を移した。一三三八年春のある朝、この広場を通りかかった人は、ボナフォ対ガンドゥルファの訴訟の一件で証言する若い女性、ギレルマ・ド・クルソルの姿を見かけたかもしれない。

この訴訟は、マダム・ガンドゥルファによる排水管の移動にまつわるものだった。ムッシュー・ボナフォによれば、マダムが両家から等距離にあったはずの排水管を、彼の家の近くに移動させ、敷地内に排水しているというのだった。ムッシュー・ボナフォ側の証人として出廷したマドモワゼル・ド・クルソルは、気むずかしいマダム・ガンドゥルファをなんとか説得しようとしたと話した。「私は出かけていって……なぜ排水管を動かしたりしたのかと訊ねたのです。〔でも〕マダムは、配水管を元に戻したりしたら、また同じことをするまでだといって聞きませんでした」。さらに、証人によれば、このやりとりのあいだ、マダム・ガンドゥルファは手にした排水パイプをずっと前後にふりまわしていたという。

その十年後、このアクール広場はマルセイユの歴史に一瞬だけ登場する。とはいえ、一三三八年の時点では、まだその意味はわからなかっただろう。この広場が登場するのは、公証人のジャクメ・エカールが記録した事例集の一三四八年四月三十日の項目である。シローナとオジェロン・アンドレの父がペストで死んだため、公証人のエカールは港の近くに新しくできた屋外法廷のシャンジュに呼ばれ、子供たちの後見人を決める書類を作成した。金銭がかかわる事例では、日付の他に作成地も記入する決まりがあった。そこで、エカールは「シャンジュ」と記載したが、これまでの屋外法廷はアクール広場だったことから、念のため次のように追記した。法廷が場所を移転したのは、（アクール広場に隣接している）「ノートルダム大聖堂の墓地からひどい死臭が漂ってくるため」である。

中世のマルセイユにペストをもたらした経路は、他の商品と同じだった——海から来たのである。一三四七年十月末、ジェノヴァはペスト患者を乗せたガレー船を追いはらったが、マルセイユのペストの感染源はそのうちの一隻だったと思われる。マルセイユの平穏な日常は十一月一日に終止符が打たれた。その日は奇しくも諸聖人の祝日だった。その日、水面に三角の背びれだけ出してぐるぐると旋回する鮫のように、はぐれたガレー船が港の外に現れた。港への進入を防ぐ鉄鎖が緩められ、船は聖ヨハネ騎士団が常駐していたラ・トゥレット要塞を通りすぎて着岸した。ジェノヴァ市当局がすばやく対応したことからもわかるように、南ヨーロッパの沿岸都市の多くはすでにペスト船への警戒を強めていたはずだが、「追放されて港から港へと」さまよっていたこのガレー船は、マルセイユではなぜかまったく怪しまれなかった。ひょっとしたら、これまで追放されてきた経験から、船長がずるく立ち回ったのかもしれない。乗組員の体調が警戒される理由だと気づいた船長は、夕暮れどきか、たちこめる濃霧のなか、あるいは大雨をついて、一気に港へ進入したのかもしれない。どんな手を使ったにせよ、それはうまくいった。ペストの襲来は、マルセイユにとってまったく予想外の出来事だったようだ。

ある同時代人はこういっている。「人びとは知らないうちに感染し、急に死ぬようになったので、住民はすぐにこのガレー船を追いはらった」。しかし、メッシーナとジェノヴァで見たように、ペスト菌が居据わるには、人びとが疫病の存在に気づくまでのわずかな時間で十分だった。追放されたガレー船が地中海の彼方に去ったときにはすでに、下の町の薄暗い路地を、ペストという名の蛇が銀白色の痕跡を残しながら滑るように進んでいた。それはあちこちで立ち止まり、四階建てや五階建ての家の前に積まれた生ゴミや糞便の山を嘆賞し、やがてユダヤ人街とマルセイユ市庁舎がある北へ進んだ。その間、港の外では、追放されたガレー船が他の二隻と合流してジブラルタル海峡へ向かったらしく、「スペインの沿岸」のどこかで秋の光のなかに姿を消した。この小さな船団について、同時代のある人はこう書いている。「これらのガレー船が行く先々……とくに沿岸の諸都市……に残した伝染病は、その持続期間といい悲惨さといい、とても信じられない規模であり、とうてい文章になどできるものではなかった」。*

昔からレヴァントや小アジアと通商上のつながりがあったマルセイユは、東方からやってくる病の標的にもなりやすかった。紀元五四三年には「ユスティニアヌスの疫病」によって大きな被害を受け、一七二〇年にはヨーロッパが経験した最後のペスト大流行に巻きこまれた。しかし、一三四七年のペストはとりわけ深刻だった。一三四八年四月、マルセイユの北、教皇庁の置かれたアヴィニョンに住む音楽家ルイス・ハイリゲンは、フランドルの友人に宛てた手紙にこう書いた。「マルセイユでは……五人のうち四人が死んだ」。実際の数字は二人に一人のほうが近かったはずだが、それでさえ大修道院長のジル・リ・ミュイシスをして「信じがたい」苦しみといわしめるのに十分だった。**

公証人エカールの事例集には、死が蔓延していた事実もあっさりと記されている。二万から二万五千もあった人口の半分がわずか一年で消えてしまった。一三四八年四月十日の

＊経済的な逼塞感によって、この小さな船団は動いていたのかもしれない。十三世紀末の十字軍の解体と、その数十年後のモンゴル帝国の弱体化によって、海運業は不況に陥った。一二四八年、マルセイユのある公証人の事例集には一千件以上の取引が記載されていた。だが、一三四八年までの十年間には、マルセイユの公証人全員の記載を合計しても百四十七件の取引しかなかった。(Daniel Lord Smail, *"Mapping Networks and Knowledge in Medieval Marseille, 1337-1342"*, unpublished Ph.D. thesis〔Ann Arbor: University of Michigan, 1994〕, p.22)

＊＊当時の記録では、マルセイユの死者数は五万六千となっているが、これでは当時のマルセイユの人口の倍以上になるので意味をなさない。死亡率を約五〇パーセントと推定する根拠は、メッシーナやジェノヴァと同様、マルセイユのペストが伝染力のきわめて強い、致死性の肺ペストだったことである。

日付には、ジャクメ・ド・ポディオという名のずる賢い老農夫の出廷に関する記述がある。ジャクメはつい最近ペストで死んだ嫁ユゲータの持参金を手に入れようとしていた。この聴聞会の目的は、この老人の主張が正当かどうかを判定することだった。ジャクメの嫁もそうだったが、女性が遺言なしで死んだ場合、ふつうその持参金は自動的に娘に受け継がれた。だが、ジャクメは孫娘も死んでいると申し立てた。町の通りでは人がばたばたと死んでいたが、ジャクメはなんとかユゲータの隣人を説得して、法廷で自分の言い分を裏付けてもらった。ある人は判事の前でこう証言した。母親の死後、通りでその女の子の姿を何度か見かけたが、それ以後、とんと見かけなくなった。

判事は、それで女の子が死んだと判断する理由は何かと訊いた。その隣人がいうには、ある日、たまたま女の子の遺体がノートルダム大聖堂の墓地へ死体を運ぶ荷馬車の上にあるのを見かけたのだった。次に相続権をもつのは、ジャクメの息子であり、ユゲータの夫のペイレだった。判事はペイレがどこにいるのかと訊いた。息子も死んだとジャクメは答えた。またしても、隣人がこの証言を裏付けた。その隣人によれば、ペイレは妻と娘が死んだ直後に死んだ。たぶん二日後だったと思うが、はっきりしない。このところ死者が多すぎて、だれがいつ死んだか覚えていられないのだ。聴聞会の一週間後、公証人のエカールはこの一件に関する最後の注釈を書きこんだ。このときすでに当事者のジャクメ老人も死んでいた。

金にこだわるジャクメのような例は、マルセイユでは珍しくなかった。ペストが終息したあとの聴聞会で、ユガ・ド・ベッサという若い女性が証言をした。ペストが猛威をふるっていた頃、ある男が死の床にあった妻のために公証人を探して何時間もマルセイユの町を駆けずりまわった。最初のうちは、愛する妻に献身的に尽くす夫という美談のように思えた。死につつある妻のために、夫はせめてもの慰めに身辺整理をしてやりたいと願ったのだろう。だが、遺産相続について何か遺言があったのかと判事に訊かれ、証言台のマドモワゼル・ド・ベッサは、はい、と答えた。公証人が見つからなかったので、死にかけている妻のベッドのそばに数人の証人が呼ばれ、その前で「夫アルノーに百フローリン金貨を贈る」という遺言がなされた。

しかし、ペストにまつわる多くの逸話と同じく、この話も皮肉な結末となった。

「それで、夫のアルノーはいまどこに？」と判事が訊いた。

「死にました」と証言台の娘は答えた。「彼もペストで死んだのです」。

マルセイユには金の亡者が多かったが、その一方で、心の奥底に断固たる決意を秘めている人も多かった。シチリアの直後にペストがやってきたが、マルセイユは恐慌をきたすこともなく、社会が混乱に陥ることもなかった。もちろん、親が子を捨て、聖職者が教徒を見放し、市民が規則を破るといった義務の放棄はあっただろうが、市の年代記を見るとそれほど多くはなかったようだ。集団的な脱出もあまり見られなかったらしい。黒死病時代のマルセイユに関するすぐれた研究論文をまとめた歴史家ダニエル・ロード・スメイルはこういっている。マルセイユの「住民はペストの蔓延に順応した。市の施設は……閉鎖されず……〔人びとは〕身内や友人や隣人を見捨てなかった」。ときとして、欲の深さには人を立ち止まらせる効果もある。ペストが最も猛威をふるった三月、老いてなお、金への執着があったジャクメ・ド・ポディオは、死んだ嫁の近所に住む人を訪ねて、裁判で証言してくれるよう頼んだ。ペストの勢いがまだ盛んだった四月、裕福な商人ペイレ・オーストリアはまだマルセイユにとどまっていただけでなく、フランセス・ド・ヴィトローラとアントニ・カッスという二人の仲間とともに新しい事業の計画を立てていた。同じ四月、死の床にある妻から百フローリンを相続するために、夫のアルノーはやきもきしながら、ペストの蔓延する町で、遺言状を作れる公証人を探しまわった。結婚する人もいた。五月、アントニ・ロールは友人のポン・コロンビエの結婚式に出席した。

人を出し抜くことを得意としたマルセイユ人だが、その一方で、人情はすたれていなかった。黒死病で全財産を失った顧客に同情したユダヤ人の金貸しボンダヴァン・ド・ドラギニャンは、借金のかたにとった菜園での野菜作りを許可し、借金が完済された暁には菜園を返すと約束した。

「中世マルセイユの住民にとって、ペストは深刻な打撃ではあったが、絶望に打ちひしがれるほどではなかった」とスメイル教授はいう。

寛容を守った街

マルセイユが黒死病を経験したことは、別の観点からも注目に値する。

一三四八年四月十三日、「枝の主日」の夜、マルセイユの東にある海岸沿いの静かな村トゥーロンのキリスト教徒の住民が、ユダヤ人居住地を襲撃した。扉が打ち破られ、窓が割られ、家具はひっくり返された。男女の別なく、子供たちさえも、ベッドから引きずりだされ、夜の通りに放りだされた。嘲笑と罵声が浴びせられ、蹴られ、唾を吐かれた。家が焼かれ、財産は略奪され、金は盗まれ、四十人のユダヤ人が殺された。親は息子や娘が見ている前で、夫は妻の目の前で、兄弟は姉妹の目の前で、切りつけられて死んだ。次の朝、広場の何本もの柱に十人以上のユダヤ人の死体が吊るされていた。

何日もしないうちに、ユダヤ人虐殺の動きは、ディーニュ、ムゼル、アプト、フォルカルキエ、リエ、ムスティエ、ラ・ボームといった近隣の村に飛び火した。場所によっては、ユダヤ人にむりやり改宗を迫る場合もあったが、ユダヤ人の大半は死ぬほうを選んだ。ある年代記作者はこう書いている。「〔ユダヤ人の〕常軌を逸した決意の固さには……驚くばかりだ……母親はわが子にキリスト教の洗礼を受けさせるくらいなら死んだほうがましだといって、子供を炎のなかに投げこみ、それから自分も炎のなかに飛びこんで……夫や子供とともに焼け死んだ」。このユダヤ人大虐殺が始まったとき、ラ・ボームのユダヤ人ダヤ・キノーニは教皇庁のあるアヴィニョンにいたが、五月十四日に帰宅してみると家族は殺され、ユダヤ人居住区は焼きはらわれ、無人と化していた。その夜、キノーニはこう書いた。「他にはだれも残っていない……私は腰をおろし、苦々しい思いに胸を一杯にして泣いた。神よ、お慈悲ですから、ユダとイスラエルの慰めをこの目に見せてください……その地で、私とわが子孫たちに永遠の安住が与えられますように」。

復活祭の週にユダヤ人を痛い目にあわせることは、中世には慣習となっていた。この時期には、イエスの磔刑にユダヤ人が「関与した」ことが思いだされ、結果として、キリスト教徒の内心の憎悪が煽られたのだろう。だが、トゥーロンやラ・ボームの突発的な暴力事件はやがて、これまでにない、もっと悪意に満ちた反ユダヤ思想に置き換えられた。一三四八年の夏、ペストがフランスを東に横断し、ドイツ、スイスへと向かった頃、この大量死はユダヤ人の陰謀だという噂が囁かれるようになった。初めのうちは、ただの噂にすぎず、漠然とした非難にとどまった。キリスト教徒がこれほど死ぬのは、ユダヤ人が投げ入れた毒性のある病原菌で井戸の水が汚染されたせいだというのだ。*だが、秋になって、ペストの勢いが増すにつれ、この噂には尾ひれがつき、詳細になり、奇想天外になり、ついには中世版の『シオンの議定書』のようなものになった。一三四八年十一月には、フランス東部の情報通のあいだでは、ペストの原因が神の怒りでも汚染された空気でもなく、世界制覇をもくろむユダヤ人の国際的な陰謀だということを知らない者はいなかった。毒を投げこんだユダヤ人の一人は、キリスト教徒の審問官に向かって、「やっとわれわれの出番だ」といったということだった。

スイスのションという町のお偉方は、この噂を広めるのに重要な役割を果たした。一三四八年九月、この村に住む一人のユダヤ人から引きだした自供によって、陰謀説が本物らしく見えるようになったのである。その自供によれば、スペインのトレド出身で、いまはフランス東部に住んでいる邪悪なラビ・ヤコブが黒幕であり、ヨーロッパ各地に散ったユダヤ人の工作員がペストの病原菌の入った袋を配ったという。陰謀説を唱えるションの人びとは、工作員の名前や性格まででっちあげた。威張り散らすプロヴァンサル、根は優しい商人のアギメトゥス、母性的なベリエータ、従順な床屋外科医バラヴィニー、そして「ユダヤ人の青年」とだけ書かれている利口な若者。陰謀説をとる人びとは、「汚染された」場所のリストも作っていた。一つはヴェネチアのドイツ人居住区にあった泉、もう一

＊　一三二〇年代に伝染病が流行したときも、よく似た噂が広まった。当時は、井戸に毒を入れたのは「らい患者」だといわれていたが、彼らを金で雇っていたのは、ユダヤ人と共謀したムスリムのグラナダ総督（第十章参照）だったというのである。毒を入れられた井戸とペストを関連づけることは昔からあった。紀元前五世紀の「アテナイのペスト」では、アテナイ人の大量死は、スパルタ人が井戸に毒を入れたせいで起こったといわれた。（Barbara W. Tuchman, *A Distant Mirror: The Calamitous 14th Century*〔New York: Ballantine Books, 1978〕, p.109）

つはトゥールーズの共同の泉、そして三つ目はジュネーヴ湖付近の井戸だった。

キリスト教徒が利用する水源に投じられた毒の形状についても、具体的に説明されていた。「卵くらいの大きさ」のこともあれば、ときには「木の実ほどの大きさ」や「大きな木の実」だったり、「握り拳」や「握り拳を二つ合わせたほど」の大きさになったりし、「革袋」に入っているかと思えば、「麻布」や「ぼろ切れ」で包まれていることもあり、「紙でできた冠」が容れ物のこともあった。毒は、蜥蜴や蛙や蜘蛛などを原料にして、さまざまな方法で作られたが、ときにはキリスト教徒の心臓やホスチア〔聖餐式で用いられる平たいパン。キリストの肉体の代わりとされる〕から作られることもあった。

井戸に毒を投じる陰謀に関連して審問を受けるユダヤ人は、特別な「ユダヤ人向け」の証人宣誓をしなければならなかった。審問官は被告にこう申し渡した。「証人がこれから述べることが偽りだったり、不正確だったりした場合……大地が裂けて証人を呑みこむであろう……そして、ナアマンとゲハジのように、証人はらいに冒されるであろう。さらに、エジプトから脱出したユダヤ人が免れた苦難が証人を襲うであろう。神およびイエス・キリストを罪に陥れることで、みずから招いた罪の報いとして、証人はその体から血を流し、その流血は永遠に止まないであろう」。

審問には、特別な「ユダヤ人用」の拷問も用意されていた。逮捕したユダヤ人に茨の冠をかぶらせ、武具をつけた拳や鈍器で頭骨に食いこむまで殴ったり、両脚のあいだに棘のあるロープを通し、引っぱりあげて股間や陰嚢に食いこませたりする拷問だった。

一三四八年の夏から一三四九年にかけて、正確な数字は不明だが、ヨーロッパのユダヤ人が大量に殺されたことは確実である。群衆が見ている前で炎のなかに追い立てられた者、柱に縛られて火刑に処せられた者、鉄の格子の上で焼き殺された者、棍棒で殴り殺された者、空のワイン樽に詰めてライン川に落とされた者。地方によっては、殺しの前に形ばかりの裁判をすることもあったが、たいていは法的な手続きなどあっさり省略された。ときには、罪の有無さえ問われなかった。ユダヤ人殺しは、一種の予防対策でしかなかったのだ。

マルセイユ周辺で起きたユダヤ人の大虐殺は、ペストに関連した反ユダヤ思想の新しい形を示していただけでなく、フランスの反ユダヤ主義の本質が決定的に変化したことを示唆するものでもあった。フランスの地中海沿岸に位置するラングドック地方は、昔から吟遊詩人の土地だった。この土地は国際色豊かで、神秘的な雰囲気があり、詩にうたわれるほど美しく、官能的で、寛容な土地柄だった。一方、フランスの大西洋側に位置するラングドイル地方は騎士の地であり、野心的かつ攻撃的で、頑固なうえに不寛容な土地だった。ラ・ボームやアプトやムゼルなど、南部の村でユダヤ人大虐殺が起きたという事実は、このような伝統的な区別が消滅しつつあるという証拠だった。寛容で、より国際的な南部の地域に対して昔から野心を抱いていた北部は、軍事面だけでなく、文化のうえでも南部を取りこむようになっていたのだ。トゥーロンやラ・ボームでリーダー的立場にあった市民たちは、大西洋側の村が伝統としていた反ユダヤ主義をお手本にした。その伝統には、一二四〇年のタルムード裁判、一三〇六年のユダヤ人大量追放、それに大飢饉以後に起きた一連の激しいユダヤ人大虐殺が含まれた。タルムード裁判のとき、パリ市民は荷車十四台分のタルムードを燃やし、冒瀆と異端に対して有罪判決が出されたことを祝った。また、一連の大虐殺が終わったときには、ボルドーとアルビのあいだに一人のユダヤ人も生き残っていないといわれたほどだった。

黒死病の時代のマルセイユがきわだっていたのは、反ユダヤ主義の波に逆らって、あくまで地中海地方の寛容さという伝統を守ったことである。ペストが大流行したあいだ、人口二千五百人ほどだったこの土地のユダヤ人社会は、いやがらせも攻撃も受けなかった。さらに周辺のユダヤ人大虐殺が次第に残忍さを増すにつれ、マルセイユは迫害から逃れてきたユダヤ人の避難所となったのである。

◆一三四八年一月、アヴィニョン

教皇庁を擁する街

アヴィニョンには、教会と修道院と女子修道院がそれぞれ七か所、売春宿が十一軒あった。このアヴィニョンにペストが到来したのは、身を刺すように寒い一三四八年の一月だった。墓地はたちまち満杯になり、すでに評判を落としていた教皇の権威はさらに失墜した。

一三〇〇年二月、中世の偉大な教皇の最後の一人であるボニファティウス八世がヴァチカン宮殿のバルコニーに立ち、「信徒たちがもっと熱心に〔ローマを〕訪れるよう願って」、その年を最初の聖年にすると宣言したとき、教皇の権威は揺るぎないものに見えた。しかし、その全能のオーラは錯覚にすぎなかった。寒々とした二月のその朝、ボニファティウスが信徒たちの喝采を浴びていたあいだにも、歴史は教会にとって不利な方向に動いていた。教皇はそれを無視したかもしれないが、長年の仇敵であるフィリップ端麗王は見逃さなかった。十年とたたないうちに、ヨーロッパの新勢力となった「権威あるフランス王室」は、一度ならず二度までも教皇庁に屈辱を味わわせた。一三〇三年、フィリップの部下たちが夏の宮殿にいたボニファティウスを捕らえ、高齢の教皇はそのショックで数週間後に急死した。二度目は一三〇八年のことである。ボニファティウスの後継者となったクレメンス五世は従順で気のよいガスコーニュ人だったが、テンプル騎士団の事件ではむりやりフィリップ国王の代役を務めさせられた。不義の子供たちの遺灰を飲むなど、「忌まわしい」行状と「天に対する恥さらし」な行為によって、五十四人のテンプル騎士団員がパリの広場で処刑されたあと、クレメンスはフィリップを隣に立たせ、騎士団に正義をもたらした功績を称えて、テンプル騎士団の資産のほとんどをフランス王に贈ると宣言した。

処刑にあたって、総長のジャック・ド・モレーは、騎士団の消滅に手を貸したクレメンスに礼をいうことを忘れなかった。伝説によれば、総長は炎に包まれながら、フィリップとともに地獄で教皇を待っているといい残したという。

だが、教皇庁に対するフランス王室の攻撃も、アヴィニョンで教皇庁がみずから失墜させた権威にくらべれば、何ほどのこともなかった。「ローマを去った教皇」は、一三〇八年にプロヴァンスの田園地帯に逃れたクレメンス五世が最初ではなかった。一一〇〇年から一三〇四年までの歴代教皇は、聖都ローマにいるよりも、留守にしているほうが多かった。だが、「アヴィニョン捕囚」はそれまでとは異なっていた。第一に、クレメンスがローマへ戻らないのは、フランス人の美しい情婦ペリゴール女伯爵のそばを離れたくないからだと思われていた。第二に、アヴィニョン自体が問題だった。十三世紀のアルビジョア十字軍の名残である焼け焦げた建物が目につき、曲がりくねった小道に烈風が吹きつけ、崩れかけた壁に囲まれたこの街は、ローマに負けないほど老朽化し、不便で、不潔だったが、ローマのもつ歴史の輝きや重みがなく、インフラストラクチャーの整備もできていなかった。プロヴァンス地方は名目上まだ独立を保っていたとはいえ、フランス王が目と鼻の先にいることも、教皇がフランスの傀儡（かいらい）になりつつあるという印象を強めた。

だが、アヴィニョン教皇庁にとって何よりも大きな打撃だったのは、道義的な責任感に欠けていたことだった。クレメンス五世を始め、その後を継いだ教皇たちのせいで、教会はまるで自動販売機のように魂の救済を安売りするようになった。創意にあふれた教皇庁は考えつく限りの罪状に免償「罪を償わずにすむこと」を与えることにした。金さえ出せば私生児を嫡出子にすることもでき、異端者と交易する権利を得たり、いとこ同士で結婚したり、盗難品を買ったりすることもできた。また、個々の特別な要求、たとえば小間使いを雇いたい修道女、改宗していない親に会おうとする改宗したユダヤ人、埋葬を二か所にしたい（それをかなえるには、遺体を半分に切断する必要があった）場合などにも、金と引き換えに特免を得ることができた。教皇たちの派手な暮らしぶりも、アヴィニョンの頭上に漂う頽廃（たいはい）的な空気をさらに濃厚にしていた。「ガリラヤの純朴な漁師」がいまでは「紫と金の衣をまとって」いるとペトラルカは嘆いた。

クレメンス五世が一三〇八年に催した晩餐会からも、アヴィニョン教皇庁の贅沢な暮らしぶりがうかがえる。精緻なフランドル織りのタペストリーや絹の掛け布のもと、四人の騎士と六十二人の従者が給仕係を務め、教皇に招待された三十六人の客には金器と銀器に盛られた九品のコース料理が供された。コースのそれぞれには手のこんだ三種のピエスモンテ（センターピース）がついていて、たとえば牡鹿とノロ鹿と野兎のローストを詰めた城の形をしたパイなどがあった。四品目と五品目の合間に、招待客は教皇へのお礼として、四百フローリン金貨の値のついた立派な白い軍馬（一フローリン金貨で上等な羊が一頭買えた）と、巨大なサファイアと巨大なトパーズが嵌った二つの指輪を贈った。その返礼に、クレメンスは客の一人ずつに特別な教皇の指輪を与えた。五品目と六品目の合間に、今度は五種類のワインをあふれさせている噴水が台車に載せられて登場した。噴水の台座は孔雀と雉子と山鶉と鶴で飾られていた。七品目と八品目の合間には余興として室内での馬上槍試合が行なわれた。九品目のあとは、コンサートがあり、それからデザートだった。二本の木が出てきたが、これはすべて食べられるものだった。一本の木には、林檎、桃、梨、無花果、葡萄がなっていたが、この全部が銀色だった。もう一つは果樹園の木で、各種フルーツの砂糖漬けが実をつけていた。最後にもう一つの余興があった。ぱちんと手が叩かれると、それを合図に三十人の部下を率いた料理長が厨房から飛びだしてきて、客の前でダンスを披露したのである。

クレメンス五世の後を継いだヨハネス二十二世は倹約家だったが、この骨ばった貧相な顔つきのヨハネスは、金を遣うよりも、金勘定が趣味というだけの話だった。ある学者が暇にあかしてヨハネスの私財二千五百万フローリン金貨の重量を計算してみると、なんと九十六トンにもなった。

ヨハネスの後を継いだベネディクトゥス十二世は、アヴィニョン教皇庁の贅沢な暮らしを復活させた。一三四〇年の民情視察のとき、行列の先頭には、数人の馬丁に守られた白い軍馬が立った。そのあとには、一人の司祭、長い竿で三つの赤い帽子を高く掲げた従者たち、教皇の礼服と冠を入れた赤い衣装箱を運ぶ教皇のお抱え理髪師が二人、十字架を掲げもつ副助祭、聖体を運ぶ一頭の騾馬(らば)が続いた。この行列の中央に陣取ったベネディクトゥスは白馬にまたがり、六人の貴族が掲げもつ天蓋で真昼の太陽から守られていた。その後ろには、教皇が馬から降りるときに使う踏み台をもって、従者の一人が付き従っていた。行列の後部には雑多な人びとがつらなった。侍従、家令、高位聖職者、修道院長、そして最後尾には、硬貨を撒きながら歩く慈善係がいて、前進するたびに見物人からどっと歓声があがっていた。

しかし、次の教皇にくらべたら、このベネディクトゥスでさえ吝嗇(りんしょく)に見えた。コーラ・ディ・リエンツォの庇護者だったクレメンス六世については、「どんな君主も、金遣いの派手さでかなう者はなく、気前のよさでも匹敵する者はいない」といわれた。「家具の贅沢さ、食卓に並んだ美食の数々、名門貴族の騎士と従者の数の多さは、他に例を見なかった」。それだけではない。クレメンス六世のワードローブには白テンの毛皮が一千八十枚もあり、「ギャンブルや競馬」に打ち興じ、「手に入る最高の種馬」を所有し、人びとが眉をしかめるのも無視して、「教皇の宮殿は……時間を問わず、つねに女性を歓迎」していた。

霧の深い朝、アヴィニョンの巨大な教皇宮殿は、オーク並木と露のおりた草地を見下ろして、まるで亡霊のように不気味にそそりたっていた。ロケットのような形の小塔、不規則に続く輪郭線、ピラミッド型の煙突が一体となって、暗い灰色の雲の上に浮かびあがる。「きわめて神秘的かつ壮麗」と、ある来訪者は評した。また、「住居部分はおごそかで、目を瞠るほど美しく、塔や壁は非常に堅牢である」という人もいた。荘厳な雰囲気をさらに強めたのは、ローヌ川を見下ろす岩山の上という立地条件と、大聖堂の回廊にも似たアーチ型の窓をもつ広大な回廊の存在だった。光と影が形作る市松模様の上を、緋色の帽子をかぶった枢機卿が滑るがごとく歩いてゆくさまは、まるで生きたチェスの駒のようだった。

教皇の食卓には毎日、マルセイユから生きたまま運ばれた海水魚、ローヌ川で捕れた淡水魚、アルプスの放牧場で飼育された羊と牛、プロヴァンス産の家禽と野菜がふんだんに供された。教皇宮殿には四百人以上の使用人がおり、いくつもある厨房や食堂、金庫などで働いていた。教皇専用のサウナにはボイラーがあり、動物園には教皇が飼っているライオンや熊がいた。教皇の親戚も大挙しておしかけており、その多くは高価な金襴や毛皮を身にまとい、ふつうは一人か二人の騎士に付き添われていた。

前任者より出費が多いのはなぜかと訊かれたとき、クレメンス六世は横柄な態度で、

「前任の方々は、教皇がどうあるべきかをご存知なかったのです」と答えた。

ペトラルカがうたい、ハイリゲンが奏でた橋

アヴィニョンで、司教より高位にある聖職者の全員が贅沢にふけっていたとすれば、それより下の者はほぼ全員が惨めな生活を送っていた。学者のモリス・ビショップが指摘するように、教皇庁という巨大な官僚機構をほとんど田舎同然のアヴィニョンに移すというのは、国連をニューイングランドの小さな町に移転することに等しかった。ほぼ一夜にして、数千人もの新たな住民が流入したことが、地元のインフラにとって大きな負担となり、やがて崩壊を引き起こす元凶となった。一時期ここに住んでいたペトラルカは、こんな不満をもらした。アヴィニョンは「現存する〔都市の〕なかで、最も陰気で、人口過密で、治安が悪く、世界の汚いものがすべて集まったゴミ溜めのようだ。鼻が曲がりそうな悪臭に満ちた路地、いやらしい豚と唸り声をあげる犬……壁が揺れるほどの車輪の騒音、荷車一台で塞がれてしまう曲がりくねった通り。これらに対する吐き気を催すほどの嫌悪感は、とても言葉にできない。あまりにも雑多な人種、見るも哀れな乞食、鼻持ちならない金持ち連中！」。他の場所でシロッコと呼ばれる熱風は、プロヴァンスではミストラルと呼ばれるが、これも悩みの種だった。この風は書類を飛ばし、スカートをめくり、目を刺し、あらゆるものの表面を薄い埃の膜で覆ったが、愚痴をこぼす人はいなかった。なぜなら、

土地の格言でいうように、「アヴィニョン、風があると不愉快だが、風がなければもっと悪い」からだった。

教皇庁にとって最大の苦労は、インフラがきちんと整備されていないことだったとビショップ教授はいう。冬は隙間風が入るうえに暖房設備もない建物で震え、夏はミストラルで書類が吹きとばされないように鎧戸を閉めきった部屋で汗だくになった。そして、季節を問わず、薄暗がりのなかで働かざるをえなかった。蜜蠟は高価なので、ふだん使いにはできなかった。獣脂の蠟燭はひどい臭いがし、芯をしょっちゅう切らなければならなかった。一方、オイルランプの明かりでは、事務をとるには暗すぎた。夕暮れになると、教皇庁の役人たちは関節の痛みと目の疲れを抱えて席を立ち、アヴィニョンの路上へと出ていった。見るべきものもなく、訪ねる友人もいなかったので、居酒屋へ行って酒と娼婦に慰めを求めるしかなかった。売春宿が聖都ローマには二軒しかないのにアヴィニョンには十一軒もあることが住民たちの自慢だった。

スウェーデンの聖女ビルイッタは「驕(おご)りと貪欲、放縦と腐敗にまみれた場所」と断罪し、ペトラルカも「西欧のバビロン」と同調した。

アヴィニョンを批判するのが流行だとしたら、アヴィニョン見物も同じように人気が高かった。

一三四五年春のある日曜日の朝、アヴィニョンの橋を渡ろうとする見物人は、ペトラルカなど、大勢の有名人を目にしたかもしれない。教皇庁の職員とアヴィニョン地元民の住居がたくさん集まっているリース通りに近いオークの並木道を歩いてくるペトラルカの優美な姿は、まさに友人のボッカッチョが形容したとおりである。足取りは軽やかで機敏、目は澄んでいて、丸顔で、ハンサムだった。ペトラルカは『後世への書簡』で「容姿はそれほど自慢できるものではない」と、うぬぼれていないことを自慢しているが、その数行あとでは「きらめく茶色の瞳」や「明るすぎも暗すぎもしない、色つやのよい肌」を自画自賛している。

そんな気持ちのよい朝、ペトラルカはいったい何を考えていただろう。魂の伴侶であるラウラのことかもしれない。彼が身につけられるよう、ラウラの小型肖像画を描いていた画家のシモーネ・マルティーニのアトリエへ行くところかもしれない。あるいは、夜になったらラウラの家まで行き、バルコニーの下で夢想にふけろうと考えていたのかもしれない。さもなければ、二人でときどき散歩し、一度だけ喧嘩したことのある庭園へ行くつもりだったのかもしれない。

ここに平和はない。私には戦う気力がない
不安と期待。熱した焼印かと思うと、凍えてもいる
……それが私です、わが君よ。それもすべてあなたのせいなのです

もう少し橋の上でぶらぶらしていれば、当のラウラを見かけることができたかもしれない。アヴィニョンのおしゃれな女性がしていたように、彼女もバウデーアという絹のヴェールをかぶっていたが、ハイネックのゆったりしたドレスは、当時のかなり大胆な服装にくらべると慎み深かった。この時代のファッション評論家は、「肌を露出する女性を見ると、皮を剝がれる動物を見ているような気分になる」と嘆いた。

朝の光は、ラウラによく似合う。陽光のせいで、額にかかる金髪はいっそう輝きを増し、雪のように白い肌はほんのりピンク色に染まる。この朝、彼女に付き従うのは、立派な風采をした貴族の夫ユーグ・ド・サドである。奇しくも、このサドの末裔には、十八世紀にペトラルカの伝記を書いて有名になった修道院長J・F・X・ド・サドがいた。さらにその甥が、あの悪魔のようなサド侯爵である。サド一族はアヴィニョンの名家の一つだった。裕福な貴族である一家は、この地方に数軒の紡績工場を所有しており、一一七七年以来、アヴィニョン橋にはサド家の紋章が刻まれている。

ラウラの夫のサドは、キリスト教圏で最も有名な詩人がほんの二、三時間前に人妻のラウラのことを夢想しながらこの橋を渡ったと知ったら、ショックを受けたことだろう。しかし、それで脅威を感じただろうか。ビショップ教授によれば、サドは「『ペトラルカのことなど』気にしていなかった」という。そうでなければ、詩人とラウラの関係を黙って見ていたはずがない。しかも、「プロヴァンス地方では、のぼせあがった詩人など珍しくもなかった。ペトラルカが出すぎた行為をしたら、ラウラを家に閉じこめただろうが、夜明けに妻の部屋の窓の下で溜息をつくことくらい、何も問題はなかった」と教授はいう。

橋の上でもっと長いあいだ待っていれば、ペトラルカのもう一人の友人である音楽家のルイス・ハイリゲンに会えたかもしれない。派手好きのイタリア人から見れば北方の人間は粗野な田舎者でしかなかったが、アヴィニョンで暮らした十年のあいだに、フランドル生まれのハイリゲンも南仏ならではの見栄えのよさが身についた。オーデコロンの香りとともに、曲がりくねった道から現れたハイリゲンは、アヴィニョンで最もおしゃれな仕立屋と理髪店の動く広告塔のようだった。髪を流行のショートカットにし、妖精が履いている先の尖った靴のようにくるりとカールした口髭を長く伸ばすのも流行の形で、体にぴったりした服も流行の最先端だった。この朝、ハイリゲンは窮屈に見えるほど細身の裾が短いカラフルな上着に、下は男性版の「地獄の窓」ともいうべき、体の線をそのまま見せるぴっちりしたタイツで包んでいた。フランドル地方の田舎町ベーリヘンから来た一介の奨学生だったハイリゲンは、いまや頭を高く上げ、顎を突き出し、肩で風を切って、まるでフランス国王のようにさっそうとアヴィニョン橋を渡ってゆく。それは成功を知っている者の歩き方である。実際、才能豊かな音楽家が大勢いたアヴィニョンで、ハイリゲンはとびきり優秀という評判をかちえているのだ。

とはいえ、自分の音楽を「独創的」と評されたら、ハイリゲンはぎょっとしただろう。中世の時代、音楽は数学の一分野とみなされており、個人の表現力やひらめきなど無用の存在だったのだ。宇宙の万物と同じく、音楽の構造にも固有の法則があると考えられていた。その構造はさまざまな音符と和音のあいだの一定の比率で決められ、音楽家の仕事は公式にあてはめてその比率を計算することであり、正確さが増せば増すほど「神の音」に近づくのだった。

この当時、ハイリゲンの雇い主は、老ステファノ・コロンナの息子で、ペトラルカのパトロンでもあった博学でハンサムな青年枢機卿ジョヴァンニ・コロンナだった。日曜日の朝、枢機卿の個人礼拝堂で聖歌隊の指揮をしているハイリゲンの姿をよく見かけた。いまもその帰り道で、家に着いたら来週の演奏曲目の準備をしようと思っているのかもしれない。

往来する荷車の向こうにハイリゲンが消えると、今度は重い足取りでやってくる外科医ギ・ド・ショリアクの姿が目に入る。友達から「ギーゴ」と呼ばれていた彼は、（当時の肖像画を信用すれば）フランスの俳優ジェラール・ドパルデューによく似ている。大きな黒熊を思わせ、フランス人に特有の土くさい男っぽさをかもしだしている。爪のあいだに泥をこびりつかせ、ベッドの下には金貨を隠し、息にニンニク臭を漂わせているのが似合いそうだ。一見したところでは農民と思われそうだが、その印象は当たらずといえども遠からずである。ギーゴももとは優秀な奨学生だった。ラングドックの貧しい農家に生まれた彼は、「魔法の手」がなかったら、いまでも畑を耕していただろう。伝説によれば、少年の頃から傷口の縫合と骨接ぎの腕前に定評があり、医学界の神童と呼ばれていた。一度など、転んで大けがをした貴族の娘の脚を治してやったこともあった。

この話には、かなりの根拠がある。彼の学費を出していたのはこの地方に住む男爵であり、その援助は娘の命を助けてくれたことへのお礼だったとも考えられるからだ。ボローニャで解剖学と外科学を学んだギーゴは、フランスへ行ってパリ大学で学んだあと、そこで教鞭をとり、その後、南仏のアヴィニョンでヨハネス二十二世とベネディクトゥス十二世の侍医になった。そして、いまやクレメンス六世の侍医である。「前任の方々は、教皇がどうあるべきかをご存知なかったのです」というだけあって、クレメンス六世のもとには、八人の内科医と四人の外科医と三人の床屋外科医からなる医療スタッフがいた。侍医長のギーゴには、教皇の便を観察するという務めがあった。中世医学において、検便は検尿とともに、重要な診断の鍵だった。ギーゴは教皇の便通の回数を毎日記録し、臭いと形状から病気の有無を調べた。

外科医のド・ショリアクも、このうららかな日曜日に、考えることはたくさんあっただろう。続く二百年間の医学思想に影響を与えることになる彼の代表作『大外科学』のことだろうか。教皇の不規則な便通のことだろうか。それとも、たったいま目の前を横切った美しい金髪美女のことだろうか。だが、一三四五年春のよく晴れた日に、彼が絶対に考えられなかったこと、夢にも想像できなかったことは、三年後のアヴィニョンの姿だった。
それはだれにも想像できなかった。

そして、殺し屋は到着した

「ペスト！　この言葉は……異常な幻の数々……を想起させた。悪臭が天まで届き、鳥一羽住まなくなったアテナイ。声もなく苦痛にあえぐ人びとであふれかえる中国の町々。腐りかけた死体を穴のなかへ放りこむマルセイユの囚人たち。墓地で性交するミラノの男女。闇のなかを進むロンドンの死体運搬車……暗い海を背景に赤く燃える火葬台、闇のなかに揺らぐ松明の炎……そんな情景をじっと見守る空に向かって、もくもくと立ち昇る黒くて臭い煙。そう、もしかしたら」

現代のペストを描いたアルベール・カミュの小説『ペスト』〔宮崎嶺雄訳、新潮文庫〕の主人公である医師のリウーと違って、一三四七年のアヴィニョンの人びとはペスト菌の来歴についてまったく無知だった。だが、その年も数週を残すだけの頃になって、マルセイユ、シチリア、ジェノヴァから、硫黄の雨、毒をもった風、巨大な炎の壁、見ただけで感染するほど伝播力の強い伝染病などにまつわる噂話がローヌ川の上流まで伝わってくると、アヴィニョンの住民もいよいよ心の奥底の暗い隅っこで、ふと考えたに違いない。「そう、もしかしたら」。

「空気は……微動もせず軽やかだった。市中のざわめきは……波のように打ち寄せていた。この夜は解放の夜だった」。『ペスト』に描かれた現代のオランには、ペストが静かに、目立たずに、無味無臭の毒のように忍びよった。だが、カミュが描いたペストは、すでに齢を重ね、弱っていた。シチリアの街路や中国の町々で、またルネサンス期のヨーロッパの煤まみれの都市で、何世紀にもわたって戦いをくりかえした末に、もはや猛毒を使い果たしていたのだ。しかし、一三四八年にアヴィニョンを襲った病原菌は、まだ元気いっぱいの若さだった。

一月のある夜明け、薄明かりのなかから現れたペストは、肉欲にまみれた俗悪なアヴィニョンに襲いかかり、容赦なく、また際限なく、殺戮にふけった。その殺しの腕前は、吹きさらしのモンゴル平原、イシク湖の岸辺、キプロスの瘤だらけのオリーブの木、メッシーナからカターニャまでの苦難の道を経て、ますます磨きがかかっていた。

四月二十七日、音楽家のハイリゲンはフランドルの友人たちへの手紙にこう書いた。「一月二十五日から現在までの三か月間で、六万二千人が死んだといわれています……市壁の内側には、家族が死に絶えたために空き家になった建物が七千戸以上もあり、郊外にはおそらく生存者が一人もいないのではないでしょうか」。アヴィニョンでは、人びとが行き倒れになり、教会や自宅や宮殿でも死んでいった。作業台から落ち、荷車の下に倒れたが、あまりにも大勢の人が死んだため、雨が多く寒かった一三四八年の一月から春にかけて、墓掘り人がふるうシャベルの音はいっときも止まなかった。あまりにも凄まじい勢いで死者が出たため、墓掘り人がいくら掘っても追いつかないほどだった。クレメンス六世が買い上げた新しい墓地では、三月十四日の時点ですでに一万一千人が埋葬されていた。しかも、ハイリゲンによれば、「オピタル・ド・サンタントワーヌの墓地や修道会の墓地、その他、あちこちの教会墓地に埋葬されたものを除いた」数字だった。アヴィニョンに埋葬地が不足すると、クレメンスはローヌ川を清めて墓地代わりにした。ペストが蔓延したその春、毎朝、数百体もの腐りかけた死体が川を下っていったが、その姿はまるで正体不明の新種の海洋生物だった。アラモン、タラスコン、アルルを通りすぎて、アヴィニョンから流された死体は地中海沖へと行き着いた。そこで彼らは、海の暁を知らせる弱い灰色の光のもと、ピサ、メッシーナ、カターニャ、マルセイユ、キプロス、ダマスカスから来た死者たちと合流した。

ペストを追いはらうために篝火（かがりび）が焚かれ、よそ者を街に入れないように見張りが立てられた。「粉薬や軟膏が見つかった場合……持ち主は……むりやりそれを飲みこまされた」と外科医のド・ショリアクは書いている。しかし、慌てて埋葬された死者をアヴィニョンの豚のよく動く鼻先から守るための対策はおろそかだった。夜ごと、ペストに怯えた街がようやく浅い眠りにつく頃、豚は暗がりのなかで群れをなして墓地に出かけ、湿ったやわらかい土をほじくりかえし、朝が来るまで好きなだけ死体をもてあそんだ。満足して眠くなると、墓地の泥を体中にこびりつけたまま、朝の陽射しのなか、ねぐらに帰っていった。

地元の教会の聖職者は、人智を超えた不条理な悲劇に直面したときにやりがちな行動をとった。信徒たちに向かって、ペストは神の祝福だと説いたのである。それは「人の苦しみの暗い中心で静かに燃える小さな炎」の一部であり、「悪を善に変えようとする神の意志が現実になったことを示している」というのだ。だが、一歩教会の外に出ると、冬の路上では別種の変化が起こっていた。ペストの勢いが増すにつれ、アヴィニョンでは「いやらしい豚と唸り声をあげる犬」の鼻を鳴らす音に混じって、追いかけられるユダヤ人の悲鳴、街角の篝火のぱちぱちいう音、血痰を吐く空咳の耳障りな音が響きわたるようになった。住民は、肺ペストの特徴である激しい咳にすぐ気づいた。激しい発作のような痙攣性の咳のために、人は体を壁に打ちつけ、路上で体をくの字に曲げて苦しみ、やがて顎やシャツの胸は吐いた血で染まり、肺のなかからは石畳の上で重い鉄鎖を引きずるときのような、ごろごろという音が聞こえてきた。ペスト菌の到来からほんの数か月しかたっていない四月に、ハイリゲンはこう書いた。「急死した患者はすべて肺がやられ、喀血していたことがわかっている。また、この種の疫病は最も危険で……つまり、最も感染しやすい」。

他の町と同じくアヴィニョンでも、ペストがきっかけで、人間心理の複雑さが浮き彫りになった。遺棄も珍しい話ではなく、人びとは死ぬときに「どんな情愛も、同情も、慈悲心も与えられず……司祭は告解を聴かず……秘蹟も施さない……健康な人びとも自分のことで精一杯なのだ」とハイリゲンは嘆いた。ユダヤ人への攻撃も次々と始まり、憂慮すべき事態になっていた。「気の毒なことに……井戸に毒を入れたといって責められる人びともいた」とハイリゲンはフランドルの友人に宛てた手紙に書いている。「そのために大勢の人が火刑に処せられ、いまも毎日のように続いている」。しかし、アヴィニョンにも英雄的な行為がなかったわけではない。市営の救貧院ラ・ピニョットの修道士や信徒たちは無私の精神で献身した。飢えた人びとに食べさせ、病人を看護し、腫れ物の膿を拭い、痛みのある腫脹にお灸を据え、壊疽でひび割れた足に包帯を巻き、血で汚れた床を洗いながしたのである。だが、悲しいかな、ペストの時代には、善行が罰の免除になることはほとんどなかった。伝染性の強い肺ペスト患者や瀕死の病人がひしめきあう救貧院は、死を招く落とし穴も同然だった。「一単位で五百本のパンが焼けるとして、通常、ラ・ピニョット救貧院では一日に六十四単位の穀類を消費したものだが、いまでは一単位で足り、半分ですむ日さえある」とハイリゲンは書いた。

五月十九日、パルマにいたペトラルカはハイリゲンからの手紙を受け取った。それを読んだあと、彼は愛読書であるウェルギリウスの本の見返しに、こんな文章を書き入れた。「ラウラ、長年、わが詩のなかで美徳の鑑と称えてきた彼女に初めて出会ったのは、私が成人したばかりの西暦一三二七年四月六日、アヴィニョンの聖クララ教会における早朝礼拝のときだった。そして、同じ街で、一三四八年の同月同日、同時刻に、その輝かしい光はこの世から消えた……あの貞淑で愛すべき人の遺体は、その日の夜、フランシスコ修道会の教会に埋葬された。だが、その魂は故郷である天国へ帰ったものと私は確信している……この記録をここに書きとめることにしたのは……しばしば目にとまる場所だからであり……大切な絆が断たれたいま……もはやこの世に未練はないと自分にいい聞かせるためである」。*

ペトラルカが次のような詩句を書いたのは、一三四八年五月十九日のこの日だったかもしれない。

彼女は目を閉じ、心地よい眠りのなかで横たわる
その魂は仮の宿から静かに出ていった
これが死ならば、恐れるのは愚かなことだ
なぜなら、彼女の顔に見えた死はとても美しかったから

＊ペトラルカは文学的な効果を狙って、出会ったのと同じ日時にラウラが死んだことにしたのだろう。実際には、そんな偶然はめったにない。

ペストの初期段階では、アヴィニョン市民は考えられるすべての予防策を講じた。魚は「汚染された空気にさらされて」いるといって食べるのをやめ、スパイスも「ジェノヴァのガレー船の積荷だったことを恐れて」使わなくなった。篝火を焚いてみたり、クレメンスがユダヤ人大虐殺を禁じる大勅書を出すまではユダヤ人を焼き殺したりもした。次に、アヴィニョン市民は通りに出て、火を灯した蠟燭を手に、半ば狂騒状態で血まみれの行進をくりひろげた。「各地からやってきた二千人の」行進もあったとハイリゲンはいっている。「男も女も等しく、ほとんどは裸足で、なかには苦行者の粗い衣をまとい、体に灰を塗った者もいた……血が流れるまで、自分の体を残酷に鞭で叩く」者もいた。

あらゆる手を尽くしたあと、アヴィニョン市民はペストに襲われた他の町と同じ状況に陥った。カミュが『ペスト』に書いたように、茫然自失して事態を受け入れたのだ。この小説の語り手はこういっている。「[もはや]だれ一人として気分を高揚させることはなかった……人びとは『峠を越えたから、そろそろ終わってもいいはずだ』といった……が、そういいながら、初期の頃の熱意や激しい怒りはもう感じられなかった……最初の数週間に示された猛烈な抵抗は、底知れぬ諦念にとって代わられた……町全体が鉄道の待合室のようになっていた」。

美の女神は、スキャンダルとともに

そんな苦しみのさなか、アヴィニョン市民は奇跡的な一瞬を目にした。

一三四八年三月十五日、夜が明ける頃、教皇宮殿の料理人、教皇庁の書記、コロンナ枢機卿の宮殿の侍従、あちこちから来た家令や聖職者や使用人といった人びとが、アヴィニョンの悪臭を放つ曲がりくねった路地に集まりはじめた。興奮した群衆の頭上の窓や壁は花や絹の垂れ幕で飾られ、壁の上のバルコニーには「母から娘へと先祖代々伝えられた立派な礼服で身を飾りたてた……美しく高貴な淑女たち」が立っていた。

午前九時頃、銀のラッパがいっせいに吹き鳴らされ、冷えこんだ朝が不意に鮮やかな天然色に変わったかのようだった。大勢の興奮した見物人が感嘆の声をあげるなか、華麗な衣装をまとった名士たちの行列が市内を練り歩いた。先頭に立つのは笑みを浮かべたフィレンツェ司教と、帽子をふりながら行くプロヴァンス司教区尚書係である。その次に、上質の緋色の布でできた長衣を着た十八人の枢機卿が続いた。枢機卿のあとから、キリスト教世界でも指折りの美男美女のカップルが歩いてきた。人びとが早起きして見物に来たのは、この二人を見るためだった。タラティーノのルイージは、ショートカットの髪と体に密着した上着という最新のスペイン風ファッションで「当代随一の美男」ぶりを発揮していた。その数歩先を行くのは、ナポリとシチリア両国の女王、二十三歳のジョヴァンナ一世だった。金と深紅のロングドレスを着て、笏と宝珠を手にしていた。女王の美しい金髪を冬の弱々しい陽射しから守るために、最高位の貴族たちが鮮やかな色の天蓋を高く掲げていた。群衆は大喜びだった。ファンの一人によれば、「背が高く、気品のある体つきで、堂々たる威厳を備え、身のこなしはまさに王族にふさわしく、顔立ちはこのうえなく美しかった」という。

ジョヴァンナの白い肌と美しい金髪の組み合わせは、吟遊詩人に「氷上の雪」とうたわれ、中世の驚異の一つといわれていた。この若い女王のことを、ジョヴァンニ・ボッカッチョは「目にも快い美しさ」と称えた。ペトラルカは「えもいわれぬ魅力」といい、騎士のド・ブラントームは「人というより、まるで天使だ」といった。マントヴァの若く勇ましい騎士ガレッツォ・ゴンツァーガにとって、ジョヴァンナの美しさは言葉を並べるだけでは不足だった。女王のダンスの相手をたった一度務めただけで、騎士はひざまずき、こう誓った。「このお礼に、世界中を旅して、二人の騎士を戦場で倒したのち、戦利品としてお贈りします」。まもなく、ジョヴァンナの宮廷に、情熱的な若い騎士ガレッツォからの手紙を携えた二人のブルゴーニュ人の騎士が現れた。*

気質という点で、この若い女王は典型的なナポリっ子だった。つまり、臣下にいわせれば彼女は親切で気のいい人間であり、義兄のハンガリー王ラヨシュにいわせれば、「ナポリに君臨する途方もない売春婦」だったが、そのどちらの意見にも真実が含まれていたのだ。

女王がペストの蔓延するこのアヴィニョンに来た理由は、中世の社会を大騒ぎさせた名士の殺人事件と関係があった。三年前の晩夏のある夜、ジョヴァンナの夫で、ハンガリー王ラヨシュの末の弟でもある十八歳のハンガリー王子アンドラーシュがナポリの修道院のバルコニーで首を吊って死んでいるのが発見された。同時代の記録によれば、若い王子は侍女に発見されたとき、まだ息があったが、侍女が悲鳴をあげると突然、暗闇のなかから謎の人影が現れ、ぶら下がっていた王子の足首をつかんで強く引っぱり、王子は首の骨を折られて死んだのだった。

夫が殺されたと聞いて、ジョヴァンナはひどく嘆いたという。翌朝、アンドラーシュの名を聞くたびに、女王は「あの人が殺されるなんて！」といってすすり泣いた。「殺された夫のことを思うと深い苦悩にさいなまれ……私も同じ傷を負っていまにも息絶えそうです」と訴え、その数日後には、事件に関する情報をもたらした者に懸賞金を出すと発表した。ナポリ人は感銘を受けた。あんなに若くて美しい女王が身も世もなく嘆き悲しんでいるのだ。ところが、ハンガリー人は疑り深かった。アンドラーシュの死をめぐる状況が不

＊　騎士道精神によれば、戦いに負けた騎士は相手の財産になることに決まっていた。ジョヴァンナは「贈り物」である二人の騎士を自由の身にしてやった。

審だったからだ。第一に、事件のあった夜、アンドラーシュはジョヴァンナの侍女の一人であるマブリーチェ・ディ・パーチェという娘に夫婦の寝室から呼びだされた。マブリーチェは夜が更けてから寝室の扉を叩き、顧問の一人が王子に話があるそうだと伝えた。しかも、アンドラーシュがジョヴァンナも寝ていたはずの寝室を出たあと、部屋の内側にいた何者かがその扉に鍵をかけた。さらに、寝室の外の暗い廊下で王子を襲った男たちのなかには、女王の子供時代に教育係を務めた女性の夫であるライモンド・カバーニもいた。取っ組みあいの末にアンドラーシュを押さえこんだカバーニと二人の仲間は、王子の口に手袋の片方を押しこみ、輪にしたロープを王子の首にかけると、バルコニーまで引きずっていって、手すり越しに放り投げた。

ハンガリー人はまた、ジョヴァンナにはアンドラーシュの死を望む理由があったと即座に指摘した。女王とハンサムなルイージは半ば公然と情事をもっていて、殺人事件のあったときに身ごもっていた赤ん坊の父親もルイージではないかと噂されていた。しかも、女王がアンドラーシュを嫌っていたことは周知の事実だった。アンドラーシュは小太りの鈍感な青年だったし、兄のハンガリー王ラヨシュがナポリとシチリアの両国を狙っていると思いこんでいて、この義兄のことも嫌っていた。女王はペトラルカに、「私は名ばかりの女王なのです」といったことがあった。

殺人事件のあと数か月間、女王が共犯だったかどうかは、ヨーロッパの知識階級のあいだでも意見が分かれたままだった。ルイージは当然ながらジョヴァンナの無実を主張し、比較的中立な立場にあったペトラルカも同じ見解だった。ボッカッチョはどっちつかずの態度だった。事実をやや糊塗して表現した殺人事件の物語はいくつかあったが、その最初の版では、ジョヴァンナと思われる登場人物が「子を孕んだ牝狼」と形容されていた。しかし、その後に出された版では、著者が気を変えたのか、女王をモデルにした登場人物が悲嘆に暮れる美しい乙女に変更されている。ペストが到来する少し前、彼はジョヴァンナにこんな手紙を書いた。揺れはなかった。ペストが到来する少し前、ハンガリー王ラヨシュには、そんな気持ちの揺れはなかった。

「かねてからの不誠実、恥知らずな強奪……〔アンドラーシュの暗殺犯とおぼしき人物がいるのに〕恨みを晴らそうという努力を怠ったこと、それに対する言い逃れの数々、このすべてが夫殺しに関与したことを証明している……だが、そのような犯罪には必ずや天罰が下るに違いない」。

一三四八年三月にジョヴァンナがジェノヴァを訪れたのは、復讐のためにラヨシュが差し向けた軍勢から逃れるためだった。ラヨシュはナポリ征服を祝って、アンドラーシュが吊るされたバルコニーでルイージのいとこの首をはねたばかりだった。

ジョヴァンナの支持者にしてみれば、彼女が身の潔白を証明するためにペストの危険を冒してまで教皇庁の教会裁判に出る決断を下したこと自体が、明らかな無実の証拠だった。後年、彼女を賞賛する伝記作家はこう書いた。「彼女にとって、世間にみずからの潔白を証明できれば、ペストの危険など大したことではなかった」。一方、批判する側にいわせれば、ペストの恐怖よりも、ルイージのいとこと同じ目にあうことが怖かっただけの話だという。ジョヴァンナがアヴィニョンを訪れたのは、復讐心に燃えるハンガリー人から彼女を守れる数少ない有力者の一人であるクレメンス六世と取引する必要に迫られてのことだ、と彼らは非難した。女王の裁判では、この二つの主張がぶつかりあった。女王は一三四八年三月十五日にアヴィニョンに到着したが、その同じ日、教皇枢密会議の大広間で裁判が開かれた。

ジョヴァンナとルイージが控えの間で軽食とワインをとっているあいだに、広間では裁判の準備が整えられた。二段上の高い壇上には、裁判長を務めるクレメンス六世が着席した。教皇は宝石をちりばめた三重冠をかぶり、上等な手織りの絹でできた白い法衣をまとい、小さな金色の十字架の繊細な刺繍が爪先に入った麻の上履きを履いていた。教皇の座のすぐ下には、判事を務める枢機卿たちが半円状に座を占めていた。その前には、ジョヴァンナを告発したハンガリー国王の検察団が険悪な表情で立っていた。大広間の壁沿いにしつらえられた傍聴席には、キリスト教界の錚々(そうそう)たる顔ぶれが並んでいた。「高位聖職者、諸侯、貴族、ヨーロッパの諸大国の大使たち」が、ペストにもめげず、裁判を傍聴しようとアヴィニョンにやってきたのだった。

ジョヴァンナに不利な証拠は、極刑もやむなしといえそうなものばかりで、ハンガリー側の検察官はそれを最大限に利用した。検察側は、女王と伴侶のあいだの不和が深刻でしかも周知の事実だったこと、疑いをもたないアンドラーシュにジョヴァンナの顧問たちが何度も陰謀を企てたことを強調し、そして、何より不利な証拠は、事件の晩に王子のすぐそばに女王がいたという証言だった。夫妻のあいだには厚さ数センチの寝室の扉しかなかったのだから、女王は間違いなく、助けを求める夫の声を聞いたはずだ。ハンガリー側の弁論は迫力があった。のちにある歴史家がいったように、圧勝といってもよかった。しかし、「ナポリの女王は、アレオパゴス会議［古代アテナイの政治機構］でさえ丸めこむことができた」。

男ばかりの法廷に入廷したジョヴァンナは「青ざめてはいたが、しとやかで、美しかった。波打つ金髪にナポリ女王のティアラを載せ、毛皮の縁取りがついた、丈の長い空色のマントには……白百合の紋章がちりばめられていた」。きら星のような名門貴族と枢機卿のあいだを縫って、教皇の前に進み出ると、ナポリ女王はひざまずいて、教皇の足に口づけした。クレメンス六世はジョヴァンナに立つようにいうと、その唇に接吻し、若い女王を隣に坐らせた。

告発に対する反論はないかと問われて、ジョヴァンナは起立した。女王の心酔者の一人はこう書いている。「女性の声、母の声、女王の声、その三つの声が一つになっていた」。女王は確かにアンドラーシュとの結婚生活が情愛に欠けていたことを認めたが、殺人事件が起こる少し前に夫婦の関係は修復されていたと主張した。また、殺された王子は女王にとって大切な伴侶というだけでなく、子供の頃から親しんだ幼なじみでもあったと話した。まだ少年と少女だった頃から二人は遊び友達だったのだ。若い女王は、夫を失った悲しさと亡命生活の辛さを切々と語り、夫の親族であるハンガリー人たちが彼女の幼い息子をとりあげるとは、なんと残酷なことかと訴えた。「みなさまの前で心から申し上げます。虐げられた孤児と貶(おとし)められた女王に罪はありません」といって、ジョヴァンナは証言を終えた。

教皇の法廷が下した裁定は期待以上だった。判事たちは、ジョヴァンナの無実を主張し、しかも「告発そのものが根拠なし」と判断したのだった。クレメンスは容疑を晴らした女王を抱擁し、「潔白な愛しい娘よ」と呼びかけた。ジョヴァンナとルイージが教皇枢密会議の大広間から退出するのに合わせて、ペストが蔓延するアヴィニョンの通りに教会の鐘が鳴り響いた。

数か月後、クレメンスが女王からアヴィニョンを購入したことが公表された。女王はプロヴァンス女伯でもあったので、アヴィニョンの所有権をもっていたのだ。八万フローリン金貨という価格は、かなりの安値とみなされた。それどころか、いまやキリスト教世界の首都といってもいいのだから、いささか安すぎたかもしれない。それにもかかわらず、実際には金銭の授受がなされなかったという噂が、その後何年も絶えなかった。*

逃げる者、とどまる者

三月が四月になり、四月が五月になるにつれて、アヴィニョンの死者は増えつづけた。店や事務所は閉められ、人びとは田舎へ逃れた。占星術師はペストがこの先十年は続くだろうと予言した。四月、ハイリゲンは友人たちに、もうじき教皇も脱出するだろうし、クレメンスがアヴィニョンを去ることになったら、自分もここを出るつもりだと伝えた。「わが主人〔コロンナ枢機卿〕は教皇の行動にならうつもりだという話で、そうなれば私も主人に同行することになるでしょう。行き先はヴァントゥ山の近くで、ペストがまだ来ていないので、最も安全な場所です。なんにせよ、そのように聞いています」。

＊残念ながら、ハンガリー人は象のように記憶力がよかった。一三八二年五月二十二日、アンドラーシュの殺害から三十七年もたってから、ハンガリー国王の手先はジョヴァンナが祈りを捧げていた礼拝堂に忍びこみ、女王を絞殺した。女王は当時、四人目の夫と結婚していた。ジョヴァンナは死んだあともずっと、歴史家、伝記作家、小説家、劇作家の興味を引いたが、彼女にまつわるエピソードの例にもれず、この殺害についても謎に包まれていて、真相は明らかになっていない。毒殺されたという話もあり、枕を押しつけて窒息させられた、あるいは食べ物を拒否してみずから餓死したという説もあった。(St. Clair Baddeley, *Queen Joanna I, of Naples, Sicily and Jerusalem, Countess of Provence, Forcalquier and Piedmont: An Essay on Her Times*〔London: W.Heinemann, 1893〕, p.295)

クレメンスは五月にアヴィニョンを離れたが、それをとやかくいう人はほとんどいなかった。脱出できる人びとは、ほぼ全員が町を離れていたし、教皇はアヴィニョンのためにできることをすべてやった。新しい墓地のための土地を買い入れ、死にかけた病人すべてに赦免を与え、病気の原因を探るために医師による死体解剖を許可し、ユダヤ人迫害をやめるよう命じた断固たる口調の勅書を出し、世界中のペストの死者数を把握するための委員会まで任命した。この委員会は、死者数をほぼ二千四百万人と算出した。だが、クレメンスもやがて疲労困憊した。それは、ペスト禍に巻きこまれた人が例外なく経験することだった。ジョヴァンナの裁判のあった三月から、エトワール・シュル・ローヌの避難所へ逃れることになった春の終わりまで、教皇は私室に籠もり、二つの暖炉で勢いよく燃やされる炎のあいだに坐って過ごした。火を焚くのは外科医ド・ショリアクの思いつきだった。汚染された空気はペストの原因とされており、火を焚くことで教皇の私室の空気が浄化されると考えたのだ。この対策は効いた。だが、その理由を知ったら、外科医は驚いただろう。ペスト菌をもつ蚤は火を嫌って教皇の私室に近づかなかったのだ。

クレメンスに非難を浴びせるのは公平とはいえないだろう。非があるとすれば、とんでもない非常時に、日常的でありすぎたことかもしれない。教皇はなすべきことをした。そのなかには功績といえるものもあった。怯える市民たちとともに行進し、死者のために墓地を買った。第二次世界大戦中にカトリック教会の指導者だった教皇ピウス十二世より、クレメンスのほうがずっと勇敢にユダヤ人を擁護したという人もいる。しかし、ガンジーのような精神的な支えになれる指導者、慰めと励ましの両方を与えてくれるリーダーが求められていたとき、クレメンスの存在はありきたりの国家元首と同じだった。責任を果たすだけで、想像力に欠け、とどのつまり保身に走ったのである。一方、外科医のド・ショリアクはもっと肝の据わった人物だった。クレメンスがコロンナ枢機卿とハイリゲンを伴って、エトワール・シュル・ローヌへ逃げたとき、侍医であるショリアクはアヴィニョンに残ることを選んだ。冬景色の街路を歩くギーゴの姿が目に浮かぶ。あちこちに目配りしながら、巨体を揺すって悠然と歩き、農夫のような大きな手がとても優しかったので、熱を出した子供の震えも止まるほどだった。ド・ショリアクはアヴィニョンに残った理由を、「不名誉を避けるため、とどまることを選んだ」と書いているが、だれに対して不名誉を恥じるのかは、ついに語らなかった。さらに彼は、ペストの時代に経験したことについても、あまり語りたがらなかった。当人の記述によれば、「大量死が終結に向かいはじめた頃」、彼自身もペストに感染したという。「高熱が出て倒れ、股の付け根に腫れ物ができた。六週間近くも寝こんで、生死の境をさまよい、周囲の人びとはみな、私が死ぬものと思っていた。だが、腫れ物が破れ、膿をすっかり出したおかげで……一命を取りとめた」。

これ以外に、外科医のド・ショリアクが個人的な体験に触れているのは、医学的な観察という文脈のなかだけである。その記述によれば、冬から春のあいだに、アヴィニョンのペストは肺ペストから腺ペストに移行した。「この街の大量死は一月に始まり、七か月続いた。そこには二つの段階があった。第一段階は約二か月続き、持続的な発熱と喀血が多く見られ、感染した者は三日以内に死んだ。第二段階は、残りの五か月間〔つまり、春から初夏まで〕で、患者には同じく持続的な発熱が見られた。それに加え、腋下や鼠蹊部に膿瘍がたまって腫れ物ができた」。

これは想像にすぎないが、ド・ショリアクのいう不名誉とは、科学者としての良心を捨てることだったのではないだろうか。混乱のさなかの街にとどまり、人間の理性でこの疫病を理解し、征服する——その努力を放棄するのは、科学者として失格だ、と。

アヴィニョンでは、いったい何人がペストで死んだのだろう。

当時の記録には十二万という数字があるが、これは五万六千というマルセイユの死者数と同じくらい疑わしい。中世の人びとが大きな数を用いたとき、それは「実際に計量した死者の数」ではなく、「とにかく多くの人が死んだ」ということを伝えたいのだ。肺ペストの死亡率と、アヴィニョンでは多くの死者が出たという同時代人の記述を考えあわせると、死亡率を五〇パーセント台と推計するフィリップ・ジーグラーの意見は妥当なものと思われる。

軍事理論家のハーマン・カーンは、冷戦関連の重要な文献として有名な『水爆戦争について（*On Thermonuclear War*）』で、核戦争における予測死亡率が五〇パーセントというのは高すぎると書いている。それが一三四八年の小都市アヴィニョンでは全人口の二人に一人が死んだのだから、どれほど大惨事だったか想像がつくだろう。

第七章　新しいガレノス医学

◆一三四八年夏、パリ
近代医学への手がかり

パリには内科医が八十四人、全般的な外科医が二十六人、床屋外科医が九十七人いた。そのパリに、ペストはある夏の日に到達し、一年以上もとどまった。その結果、四十六人のメンバーからなるパリ医師会によって、黒死病に関する最も有名な研究報告書ができあがった。

中世の医療については、中世の拷問の一種だと評されることが多い。だが、ペストのおかげで、医療の分野における重要な転換点を垣間見ることができる。修道院の外では、古典期から生き延びたわずかな教科書で、静脈切開（フラバトミー）（瀉血）、助産術、脈拍などが教えられていたとはいえ、中世初期の医療は、民間伝承と魔術と迷信と手先の技術の混合にすぎなかった。九世紀の開業医が自分の職業について定義するとしたら、きっと大工や肉屋のような職人と考えただろうし、実際にそのような存在だった。「内科医」や「外科医」といった特殊な用語は十世紀頃まで知られず、正式な医学校ができるのはやっと十三世紀になってからだった。中世初期に用いられた、多少とも科学的とみなされる手段は、いまでいう検尿くらいのものだった。治療者は患者の尿をしげしげと眺め、臭いを嗅いで診断を下した。この処置に熟練していたドイツのある治療者は、妊娠した小間使いの尿をバイエルン公のものだといって渡されたとき、こう明言したという。「一週間以内に閣下は先例のない奇跡を起こされるでしょう。バイエルン公は息子を出産なさるはずです！」。

無学な先人たちとくらべると、十四世紀の開業医は啓蒙主義時代の科学的な専門職の典型だった。チョーサーは『カンタベリー物語』［桝井迪夫訳、岩波文庫］でこう書いている。

世界中で医学と外科のことでは、彼の右に出る人はいませんでした
それというのも、占星術によく通じていたからでした
星占いによいときを見きわめ、自然魔術の腕前をふるい
患者を注意深く観察し、処方しました
彼は正真正銘の完全な開業医でした
いったん原因がわかり、病気の根本をつきとめると

すばやく患者に最新の薬剤を与えました

それだけではない。

彼は名高い医学者とその理論に通じていました
いにしえのギリシャの医神アスクレピオス
ギリシャの医者ディスコリデス、エフェソスのルーフス
医学の創始者たるヒポクラテス、ハーリィ・アッバース
ローマのガレノス、アラビアのセラピオン
アブー＝バクル・ザカリーヤー・ラーズィー
そのすべてを知っておりました

チョーサーのいう医学の専門家は、商人や公証人と同じように、新しい都市の副産物だった。繁栄し、人口が増えたことで、医療への要求が急激に高まったのである。医学について「彼の右に出る人はいません」とチョーサーにいわれた医師がこれまでの治療師と異なるところは、ここでも強調されているとおり「科学的な訓練」を受けている点だった。しばしば「新しいガレノス医学」と呼ばれるこの風潮は、『医学典範』のイブン・スィー

ナー、『諸術百般』のハーリィ・アッバース、アブー＝バクル・ザカリーヤ・ラーズィーなどのアラブ人医師による古典的な医学を解釈しなおし、拡大したものだった。ヨーロッパの学者たちは、その場限りの職人芸的な西洋医学に慣れていたので、十一世紀後半に翻訳されはじめた偉大なアラブ人医師たちの著作に驚愕した。アリストテレスやヒポクラテス、とりわけガレノスを引用しながら、アラブ人医師たちは医学を洗練された知的な訓練へと変貌させたのである。古代西欧社会の法律および神学のジャンルと同じように、アラブ＝ギリシャの医学は統一のとれた自然科学の原則、論理的に一貫した構造、知的な整合性を備えていた。偉大なアラブ人の手にかかると、ヒポクラテスが唱え、ガレノスが補足した四体液理論によって、潰瘍からペスト、熱い湿った空気の危険まで、ほとんどすべてが説明可能になった。賢いアラブ人はさらに、刺激的な新しい診断法も西洋に紹介した。

そのなかには、中世の医師の得意芸となった占星術も含まれた。十三世紀初め、イングリッシュマンは同僚に、『De urina non visa（デ・ウリナ・ノン・ヴィサ）（見えない尿について）』という小冊子の著者ウィリアム・ザ・インググで、その検査は時代遅れになったのだった。ウィリアムによれば、占星術のおかげで、ようやく尿検査なしですませられるといっている。星の動きを知れば、検査なしでも患者の尿のなかに何が含まれているか、わかるのだという。

だが、洗練された知性重視だったにもかかわらず、新しいガレノス医学にはいくつかの深刻な欠陥があった。最も目立ったのは、中世ならではの権威へのこだわりであり、観察した結果の事実よりも、とりわけ古代の権威を重んじるところだった。チョーサーのいう新しい医学専門家は「大昔の医学の権威」に通じており、もっと最近の「イブン・スィーナー、イブン・ルシュド、ダマスカスのジョン、コンスタンティヌス（世を去ったばかり）」がそれらをどう解釈してきたかを知っていたにもかかわらず、実際には、当時の専門医の医学知識は千年か二千年前の考え方に拠っていたのである。中世の医学生は、新しい実践的な知識や科学的な観察の結果をほとんど教わらなかった。多くの医学校では解剖学の授業があったが、教会が人体解剖を快く思わなかったため、学生たちは豚の解剖を見て人体の構造を推測するしかなかった。

医学校そのものも新しいガレノス医学の副産物だった。正式な高等教育機関としての医学教育の第一号は、南イタリアの町サレルノに生まれた。この町は、アラブの名著が初めて翻訳された場所でもあった。百五十年後、モンペリエ、ボローニャ、オックスフォード、ケンブリッジ、パドヴァ、ペルージャ、パリにも医学校ができた。パリの医学校は占星術学部が有名で、モンペリエの医学校はユダヤ人の学生が多いことで知られるなど、それぞれ独自の校風をもっていたとはいえ、どの学校も卒業までに五年から七年かかり、新ガレノス医学にもとづいたカリキュラムが採用された。

集中的な訓練と同時に、チョーサーのいう十四世紀の新しい医学の専門職には、近代医学に通じるもう一つの特徴があった――免許である。今日と同様、これは試験を受けて取得するものだった。医学の専門化を推進しようとする人びとは、公衆衛生のために免許制度は不可欠だと主張した。免許制を強力に推進したパリ大学の医学部教授団によれば、それによって、訓練を受けず、ろくに文字も知らない輩による、医療という仕事への「図々しくも恥ずべき侵害」を防ぐことができるという。だが、免許制度は公衆衛生のためであると同時に、職業と経済における主導権争いでもあった。当時まだ医療の大部分を引き受けていた旧式の治療者に対して、医師の優位を確保するためだったのである。

医師が職業上の支配権を握ったことを示す小さな道標は、ジャクリーン・フェリシーという名のパリの治療師をめぐる一三二二年の裁判だった。中世のパリに大勢いた女治療師の一人だったマダム・フェリシーは、正式な訓練を受けていなかったにもかかわらず、生まれつき医療者としてのすぐれた天分に恵まれていたようだ。この裁判では、数人の元患者が進んで彼女を弁護する証言をした。そのうちの一人、ジョン・オブ・セント・オマーは司教の裁判所でこう語った。最近の病気で寝こんでいたとき、マダム・フェリシーは何度か来てくれたが、すっかり治るまで診察代を受け取ろうとしなかった。これまで診てもらった医師には、まず考えられないことだとジョンはいう。その他、弁護側の証人に立ったもう一人のジョン――ジョン・ファーバー――は、マダム・フェリシーが「少量の緑色の薬」で病気を治してくれたといった。イヴォ・トゥールーという下女も証言台に立ち、こう語った。大学出の何人もの医師に診てもらったが、熱は下がらなかった。だが、マダム・フェリシーは丁寧に診察してから、「下剤のような効果のある透明な液体をグラスに一杯」という処方を出し、そのあと、原因不明の熱はすぐに下がった。

検察側の重要な証人は、端麗王フィリップの医療顧問を務めたことのある無愛想な老人ジョヴァンニ・ド・パドヴァだった。その証言からすると、マダム・フェリシーが女性というだけでも有罪に値すると考えていたようだ。そもそも女性は法曹界からも締めだされている、と老人はがなりたてた。だとすれば、医療のような重大な仕事から女性を締めだしておくことこそ、何よりも緊急の課題ではないか！

一三二二年十一月二日、マダム・フェリシーは、大学出の有資格医師の指導なしでの、無免許の治療師による往診、処方、その他患者への医療行為を禁じる条例に違反したかどで有罪になった。この判決は、医療の世界にピラミッド型の新しい序列を作ろうと努力していたパリの医師会にとって大きな勝利だった。ピラミッドの頂点は、ごく少人数からなる大学出の医師が占め、現在の内科に相当する治療をうけもつ。その下には一般外科医がおり、ふつう彼らはアカデミックな教育に欠けるが、それも変化しつつあった。十四世紀初頭には、外科学も医学校の課程に組みこまれるようになった。外科医は、傷や痛み、膿瘍、骨折、その他の手足や皮膚の疾患の治療にあたった。一般外科医の下には、床屋外科医が置かれた。これは一種の代理医者で、髪を刈ったり、歯を抜いたりするついでに、瀉血、吸角（きゅうかく）［ガラス製の吸玉を真空にして皮膚に刺激を与える方法］、ヒルによる吸引など、ちょっとした療法を手がけた。その下は薬剤師と無資格の偽医者で、ヘルニアや白内障など特定の病気の治療を手がけるのがふつうである。このピラミッドの最底辺には、マダム・フェリシーのような免許をもたない治療師が大勢ひしめいていた。

パリ医師団の見解

ペストに先立つ十年ほどのあいだに、新しくかちえた栄光を示すように、医師たちはより専門的な、ということはつまり、権威のある態度やふるまいを身につけるようになった。新しい医療の作法において重要なのは「すべきではない」ことだった。まるで御用聞きのように患者を往診するのは専門職の権威を落とすから「すべきではない」。グリエルモ・ダ・サリセトはこう警告した。「往診は患者の手にみずからをゆだねることに他ならない。それは医師の望むことの正反対である。すなわち、患者は医師に義務を負わせようとするだろう」。新しい医療の作法で「すべき」ことは、最初の診察で大掛かりな身体検査を実施することだった。この検査には、当然ながら検尿も含まれたが、それ以外に、既往症を綿密に調べ、患者の口臭、皮膚の色、筋肉の緊張、唾液、汗、痰、便通を細かく分析した。なかには、初診のときに患者の天宮図を作成する医師もいた。新しい医療の作法で重要な、もう一つの「すべきではない」ことは、診断の不確かさを認めることだった。ヴィラノーヴァのアルノーによれば、たとえ疑わしいときでも、医師は自信たっぷりに、揺るぎない態度をとるべきだった。自信がもてなければ、とにかく薬を処方することだ、とアルノーは勧めている。「効くかどうかはわからないが、毒にはならない」薬ならなんでもよい。もう一つの策は、「患者やその家族に、これこれこういう薬を処方したのは、これこれこういう症状を引き起こすためだと説明することである。そうすれば、〔彼らは〕何か目新しいことが起こるに違いないと期待する」。新しい医療の作法で、三番目の「すべきではない」ことは多弁だった。寡黙さは権威を表し、とくに重々しい態度と組み合わされば万全だ。ある識者にいわせれば、医師が治療の理由について患者やその家族と話しあったりすれば、彼らに医師と同じくらい知識があると勘違いさせる危険があり、ひいては医師などいらないと思わせるからだった。

しかし、一般人にとって大学出の医師たちがそれほど権威ある存在に見えたのは、患者に対する重々しい態度のせいばかりでなく、新ガレノス医学の奥義をきわめた博識のためだった。その医学の基本は、四体液説である。中世医学の大部分を形づくっていた古代ギリシャ思想によれば、四という数字は宇宙の構造の一単位をなすものだった。ギリシャ人は、この世のすべてのものが四の倍数でできていると信じていた。自然界の四要素は、土、風、水、火だった。人体には、血液、黒胆汁、黄胆汁、粘液という四つの体液が流れていた。この四体液説に関係のある大きな要素は、万物に備わった四つの特質、すなわち熱、冷、湿、乾だった。こうして、血液は熱にして湿、黒胆汁は冷にして乾、黄胆汁は熱にして乾、粘液は冷にして湿と分類された。

『人間の性質について』で、ヒポクラテスはこう書いている。「健康とは第一に、〔四つの〕構成要素〔すなわち四体液〕が、強さにおいても、質の点でも、それぞれが正しい比率を保ち、よく混合されている状態をいう。そのうちの一つが不足したり、過剰だったり、または体内から分離されたり、他の要素とうまく混ざらなかったりすると、痛みが生じる」。

新ガレノス医学では、空気の腐敗や汚染で病気が起こるという説も重要な役割を果たした。悪い空気が危険なのは、体液のバランスを崩す要因になりうるからで、とくによくないのは熱く湿った空気だった。なぜなら、熱と湿気は心臓周辺の生命力を腐敗させるからである。感染は、この腐敗の副作用だった。人が病気になるのは、空気媒介の病原菌のせいではなく、病人の体から立ち昇る腐敗した蒸気を吸いこむからだった。

パリ大学のような新しい医学校の授業では、地震、埋葬されない死体、腐敗した農産物、よどんだ水、不完全な換気、さらには毒さえもが空気を汚染することがあると教えられた。だが、疫病の大流行は、広範囲におよぶ別々の場所で、何千何百という人びとが感染したので、これは、たとえば惑星の配列が凶になったときのように、全世界的な乱れによるものとみなされた。月の満ち欠けによって潮汐が変わるのは明らかだった。したがって、中世（そして古代）の時代に生きた思慮分別のある人間にとって、惑星の動きと周期によって大気の質が影響を受けるのはごく当然のことに思えた。

パリの医師団がまとめた医学論文『パリ大学医学部教授団による疫病概論（コンペンディウム・デ・エピデミア・ペル・コレギウム・ファキュルタティス・メディコルム・パリシウス）』を見ると、この時期の新しい医学がペストの起源を説明するとき、占星術と空気汚染の理論をどのように用いていたかがよくわかる。

この『概論』によると、「この疫病の第一の原因は、一三四五年三月二十日正午から一時間後に起こった天空の星位である。このとき、水瓶座に三つの惑星が集まって大きな合（ごう）が生じた」。権威ある医師たちの見方によれば、この合のせいで「空気に深刻な腐敗」が起こり、合を形成した三つの惑星のうちの二つである火星と木星がこの腐敗にとりわけ重要な役割を果たしたという。「熱く湿った木星は、地球から悪い蒸気を引きだす。そして、きわめて熱く乾いた火星がその蒸気を燃え立たせ、その結果、ぱちぱちと火花がはじけ、大気は有毒な蒸気と炎でいっぱいになった」。

『概論』の第二章では、そのような占星術上の変化がどうやって疫病を引き起こすかについて説明されている。権威ある医師たちはこう書いている。「要するに、この合の生じた時期に、腐敗した蒸気が大量に立ち昇り……やがて大気と混ざりあい、ときたま南から吹きつける突風に乗って、海外にまで広まった……この腐敗した空気は、肺に吸いこまれて、当然ながら心臓まで浸透し、そこにある魂そのものを腐敗させ、やがてその熱によって生命力が衰退させられた」。

多くの同時代人と同じように、パリの医師たちは、一三三〇年代と一三四〇年代にヨーロッパを連続して襲った地震、洪水、津波、大雨、強風、季節外れの気候といった環境の大変動が疫病の大流行に関与しているに違いないと考えた。「これまでの経験から、ここしばらく、季節の移り変わりが正しく巡っていないことがわかる。この前の冬は例年のような寒さが到来せず、そのかわり大雨が降った……やっと来た夏はいつもほど暑くならず、ひどく湿気が高かった……秋もまた雨が続き、霧も多かった。年間を通じて、あるいは一年のほぼ大半が暑く湿っていて、空気は悪疫を発生しやすくなっている。というのも、時季外れの熱と湿気を含んだ大気は、まさに疫病の前兆だからである」。

固ゆで卵は危険だらけ⁉

悪疫に対して、人びとはどうやって身を守ればいいのだろう。

新ガレノス医学は、初めて公衆衛生の大きな危機にさらされたが、知識に不足はなかった。一三四八年から一三五〇年までに、悪疫をテーマにした論文が二十四本も書かれた。執筆者はほとんどが大学出の医学の専門家だった。パリの医師団がまとめた『概論』と同じように、論文のいくつかは大きな視野をもっていた。その他は、健康を保つための具体的なアドバイスだった。後者の二例は、グラナダ在住のムスリムの医師イブン・ハティマーの『将来の病気を防ぐための説明と治療』と、免許をもつイタリアの医師ジェンティーレ・ダ・フォリーニョの論文『疫病予防について（コンシリア・コントラ・ペスティレンティウム）』である。シモン・ド・コヴィーノによるペスト論『サタンの宴会における太陽の裁きについて』だけは韻文で書かれており、また『恐ろしい疾病に関する有益な調査』や『近年の大量死は神の怒りによるものか?』のような文章は当時の人びとが抱いた恐怖の一端を伝えている。

程度の差はあれ、ペスト関連論文の執筆者のほとんどは、ムスリムの医師イブン・アル＝ハティーブの意見に賛同していた。それによると、ペストは「深刻な病であり、最初は高熱を伴い、毒性が高く、まず空気によって生命の中心部〔心臓〕に達し、血管を伝って広がり、血液を汚染する。さらに、ある種の体液を毒性のものに変え、その後さらに熱が出て、吐血する」という。

ペストを防ぐ最良の方法は健康的な環境を保つことであり、何より、汚染した空気を避けることだった。だが、どうやって? パリの医師団によれば、一つの手段は、空気が停滞して膨張しがちな沼地や湿地など、よどんだ水溜まりを避けることだった。もう一つの手段は、北向きの窓をつねに開けておいて、冷たく乾いたよい空気を取り入れ、南向きの窓は締め切って、熱く湿った悪い空気を入れないようにすることである。もっと安全にするには、南向きの窓に蠟引きの布を貼りつけるとよい、とパリの医師団は勧めた。ムスリムの医師イブン・ハティマーによれば、土地とペストの関係は、位置がすべてだった。それによると、生き延びるのに不適なのは、南側に海岸がある都市だった。その理由は? 太陽やその他の星の光が海面ではねかえされ、都市の上に熱く湿った空気がたちこめるからである。また、南に向かって開けている都市は、とくに南側の守りが十分でないなら、避けるべきだった。東側と西側が開いている都市は、リスクの度合いからすると中間に置かれたが、西側のほうが湿気を好むので、東側よりも危険度が高かった。

ジョン・コールという医師は、腐敗した空気に関して、とりわけユニークな考えを示した。「便所掃除人や病院の介護人など、悪臭のある場所で働く者の多くは免疫をもっているようだ」と気づいたジョンは、悪い空気の最良の解毒剤は、もっと悪い空気だと主張した。黒死病の時代に見られた、きわめてシュールな光景の一つが、耐えがたい臭気を発する公衆トイレのそばにかがみこむ大勢の人びとの姿だった。

イブン・ハティィマーや、その同僚のスペイン生まれのアラブ人イブン・アル＝ハティーブのようなムスリムにとって、感染は頭を悩ませる問題だった。イスラムの教えによれば、疫病による生死は神の意思で決まるという。その矛盾をうまく切り抜けるため、イブン・ハティィマーは、感染とは「無知なアラブ人のあいだに」起こる現象であり、「〔いいかえれば、イスラムの教え以前には〕信じられていたが、いまでは信じられていない」と説明した。イブン・ハティィマーはたぶん、自分が真実を書いていないとわかっていたのだろうが、トラブルを回避するには、そうするしかなかった。もっと勇敢だったイブン・アル＝ハティーブは自分の考えをそのまま書いた。ペストが感染によって広まることは、「経験、調査、理解、解剖、確かな事実をもとにした知識によってはっきり証明され」ていると明言した。

一三七四年、イブン・アル＝ハティーブはムスリムの暴徒の手で監房から引きずりだされて殺されたが、そんな悲運に見舞われた原因の一つは、悪疫の時代にイスラムの教えを軽んじたせいだという人びともいた。

神学的なジレンマに悩まずにすんだキリスト教徒の執筆者は、全エネルギーを傾けて予防策に専念することができた。屋内への感染を防ぐために、大勢の執筆者が推奨していたのは、香りのよい乾燥した木材、たとえばトショウ、トネリコ、葡萄、ローズマリー、オーク、松などを燃やすことだった。冬には、これに加えて、芳香を放つ素材が用いられた。沈香（じんこう）、琥珀（こはく）、麝香（じゃこう）、月桂樹、糸杉などである。夏になれば、よい匂いのする草花を酢や薔薇水に散らしたものが使われた。戸外では、悪臭を放つ瘴気を防ぐため、いわばガスマスクとして、香料をしみこませた林檎を一人一人がもち歩くとよいとアドバイスされた。ジョン・メスエという医師によれば、この林檎は、黒胡椒、白檀と紫檀、薔薇の花、樟脳、それにボル・アルメニアク（アルメニア産の赤土粘土）に含まれる四つの物質で作れるという。物事を簡潔にしたがるジェンティーレ・ダ・フォリーニョは、悪疫の時代にフィレンツェ人の多くが用いたような、よい匂いのするハーブを勧めている。さらに、街角で篝火を焚くことも推奨されているが、これはアヴィニョンなどの都市でも公衆衛生の一手段としてすでに実施されていた。

暮らしぶりを変えることも、感染した空気を防ぐ手段になった。たとえば、スウェーデン人の司教ベンクト・クヌートソンは、性交と入浴を控えるよう忠告した。「大勢の女と乱交にふけったり、頻繁に入浴したりする男たちのように、毛穴を開く機会が多いほど……この深刻な病にかかりやすい」。禁欲がとても無理だったら？　イブン・ハティマーが勧めるのは、体内の過剰なものや不純物を排除するため、定期的に瀉血することだった。自分の血を抜くことにも熱心だった彼は、瀉血のせいで四キロ近くも体重が減った。さらに、避けるべき、あるいはほどほどにすべきとされたのは、同じく毛穴を開く原因となる運動だった。

解毒剤も人気のある予防策だった。味のよいものを好む人には、朝食前に無花果、ハシバミ、ヘンルーダなどを軽くつまむことが勧められた。医師の多くは、アロエ、ミルラノキ、サフランなどの丸薬も処方した。だが、最も人気があったのは、伝統的に解毒剤として用いられてきたテリアカ、ミトリダテス、ボル・アルメニアク、テラ・シギラタ［陶器の一種］などだった。とはいえ、ジェンティーレ・ダ・フォリーニョにいわせると、どんな解毒剤もエメラルドを挽いて粉末にしたものにはかなわなかった。この治療法なら「ヒキガエルの目をつぶす」ことができるというジェンティーレの言い分は、大学で教育を受けた専門家であるはずの「医学の第一人者」が、内心では黒魔術に惹かれていたことを暴露している。

よい食事は四体液のバランスを保つという考えから、正しい食生活の重要さを説く論文も多かった。年齢、性別、季節、環境によってそれぞれ推奨される食事は異なったが、全体にいえるのは、腐りやすい食品、たとえば牛乳、魚、肉などをなるべく避けることだった。肉を食べるなら、家禽類、仔羊、仔山羊などが最良で、やわらかく消化しやすい料理にすべきだった。調理について、パリの医師団は、茹でるよりも焼くほうがよいと明言した。少量のチーズは消化を助けるというのはイブン・ハティマーだった。卵に関する彼の意見は、感染についての論と同じように微妙で、酢漬けの卵はよいが、ニンニク漬けの卵はよくないというものだった。匿名の筆者による『疫病に関する初歩』は全編ほぼ、固ゆで卵のことしか書いていなかった。固ゆで卵は危険だらけだとこの本は厳しく批判している。

　パンはだれにも好まれたが、質のよい小麦粉と正しい焼き方が重要だった。ワインも概して推奨される食品だった。ジェンティーレ・ダ・フォリーニョによれば、悪疫に対して最も有効なのは白ワインで、香りのよい年代物の軽いワインを水で割って飲むのが好ましいという。一方、果物と野菜については賛否両論が出て、議論の的になった。パリの医師団はレタスについて懐疑的だったが、ジェンティーレ・ダ・フォリーニョは断固として野菜を弁護した。「キャベツは体によい」と『疫病に関する初歩』の匿名の筆者はいう。ただし、キャベツをナスやニンニクと一緒に食べてはいけないとイブン・ハティマーは注意を促した。無花果、ナツメヤシ、レーズン、柘榴（ざくろ）については意見が分かれたが、唯一、全員が推奨したのはハシバミだった。

個人の習慣、態度、感情のあり方など、自然界のもの以外の六つの要素も、ペスト関連の論文では強調されていた。こうして、パリの医師団は「魂の事故」を避けるようにと忠告した。感情的な動揺を表すこの言葉は、現代の味気ない専門用語よりもずっと表現力に富む。とくに慎むべきは、恐怖、心配、泣くこと、他人の悪口をいうこと、くよくよ思い悩むこと、復讐心であり、ジェンティーレ・ダ・フォリーニョによれば、これらは「体を加熱させる」からだった。悲しみは、体を冷やし、心をよどませ、魂を弱らせるので、同じようにペストを引き寄せやすい。イブン・ハティマーの説によれば、ばかな者のほうがペストにかかりにくく、知的な人間のほうがペストにかかりやすいという。

二世紀のローマを襲った「アントニヌスの疫病」(麻疹または天然痘の大流行)を体験したガレノス*は、いったんペストに感染したら治療法はほとんどないと考えており、そんな悲観主義が中世に生きたガレノス医学の後継者たちによるペスト論文にも反映している。治療法を示唆しているのはほんの数人しかおらず、症状を和らげる方法は別として、とる

＊　ギ・ド・ショリアクと違って、医学理論家であり、剣闘士を治療するスポーツドクターでもあったガレノスは、ローマ帝国の権威ある医師であり、疫病についてじかに知識を得ようという気はなかった。「アントニヌスの疫病」がローマを襲ったとき、ガレノスは避難した。

べき手段の大半は瀉血に関連するものだった。瀉血は、心臓、肝臓、脳などの重要な器官から毒と腐敗した体液を排出すると考えられていた。ナポリ大学教授のジョヴァンニ・デッラ・ペンナによれば、瀉血は機会を逃さないことが何より大事だった。ペストの最初の症状が現れたらすぐに、患者の体の痛みがある側から瀉血すべきだった。さらに、瀉血よりもよいのは下剤だという。ジェンティーレ・ダ・フォリーニョは、瀉血を推奨する他の医師たちと同じく、病気の経過が明らかではないとき、体の正中部の静脈から血を抜くのがよいと勧めた。さらにジェンティーレによれば、首のリンパ腺が腫れているときは、頭部の血管から血を抜く。腋の下のリンパ腺が腫れていれば、肺静脈から瀉血する。こうした瀉血は気が遠くなる寸前まで続けるべきだとジェンティーレはいう。

論文の執筆者の大多数とは違って、実際にペスト患者を治療していたらしいイブン・ハティマーは、腺ペストの場合、山となるのは発病して四日目だという。それを過ぎると、毒性のある蒸気は心臓から離れはじめる。この転換期が来たら、腫れ物の膿が出やすいように軟膏を塗り、七日目に切開手術をする。

新ガレノス派の医師たちはペストに対して、実際にどんな行動をとったのだろうか?

ペスト論文に記されたいくつかの助言は確かに気の利いたものではあるが、悲しいかな、大した効果はなかった。たとえ効いたとしても、そのほとんどは論文の執筆者にとって意外に思えるような理由からだった。たとえば、食餌療法が効いたのは、四体液のバランスとは関係なく、体内の免疫システムが強化されるからであり、炎が効果的なのは蚤を退治するからだった。アラブおよびギリシャの権威ある医師たちは訓練を積み、専門技術を駆使した。しかし、チョーサーが注目したこれらの新しい専門医たちが患者に与えられる最良のアドバイスは、「なるべく遠くへ、なるべく早く」逃げろというごくありきたりのものだった。一三四八年夏、ペストがパリに近づいたとき、このアドバイスはもはや無効になった。なぜなら、このときすでに、ペストはモンゴル平原からグリーンランド沿岸まで、万遍なく広がっていたからである。

一三四八年五月、ペストが霧に包まれたフランスの田園地帯をじりじりと北へ進むにつれ、パリは既視感（デジャヴ）に包まれた。ほんの二年前、「武器の威力を試してみたいだけ」の目的で、イングランド国王エドワード三世は一万の射手と四千の歩兵を風の吹きすさぶコタンタン半島に上陸させた。一九四四年のDデイ上陸作戦の場所はこのすぐ近くだった。一か月のうちに、イングランド軍はパリへ続く道路に立っていた。敵の姿は「塔に登りさえすれば……だれでも見ることができた」と年代記作者のジャン・ド・ヴネットはいう。さらに、パリっ子は切迫する危険を前にして、「驚愕のあまり、麻痺状態になった」とも書いている。

しかし、少なくともイングランド軍の脅威は理解の範疇にあった。そして、戦争の壮大さと華々しさは混乱した人びとの不穏な心にぴりっとした刺激を与えた。一三四六年夏のパリは、一九一四年夏のパリにも似て、ちかちかと火花がはじけるようだった。街路や広場や市場に怒号と歓声がこだまするなか、フランス人全員に武器をとれと命じる召集令が発された。八月十五日、パリでは目もくらむような堂々たる騎士たちの姿が見られた。国王の弟であるアランソン伯の指揮のもと、敵陣を目指して進む一団には、ジェノヴァ人の射手とボヘミアの盲目王ヨハンも同行していた。グランド・リュの石畳に雷鳴のような馬の蹄の音が一日中響きわたった。国王フィリップ六世がエドワード三世に一騎打ちを申しこんだ(が、エドワードは拒否した)という、わくわくさせるニュースもあった。戦場に向かって進軍を始める前、一介の騎士のように馬にまたがったフィリップがパリの民衆に向かって演説した情景は胸を熱くさせた。でっぷりしたフィリップはこういった。「わが善き人民よ、疑うことなかれ。イングランド人は、いまいる場所から、これ以上一歩も近づけないだろう」。*

「その日」に怯えるパリ市民

一三四六年の夏、パリには旗がひるがえり、ラッパの音が鳴り響き、軍鼓が轟きわたっていた。一三四八年の夏になると、パリの人びとは教会へ通い、蠟燭を灯し、噂に耳を傾け、くよくよ考え、ただ待つしかなかった。パリ北部に住んでいた医師のピーター・ダムジーは「近所の人びとは全員、パリに住むだれもが一人残らず、恐怖に震えていた」という。かつてパリ医師団のメンバーだったダムジーは疫病に関する論文を書くことに専念しようとしたが、ペスト大流行の兆しが気になって集中できなかった。あるとき、彼は「急がないと時間がなくなる」と走り書きした。もっとあとになると、事態はさらに切迫した。「いまやらねば、この先、何かをいったり書いたりする時間はなくなる」。

一三四八年夏まで、人びとはただひたすら待っていた。そんな状況を伝える報告は少ないが、その一つがダムジー医師の記述である。ペストの進むペースは速く、ときには一日で数キロ前進することさえあったが、最初の動揺はいつのまにか消え去っていた。住民たちにはペスト到来の数日前か数週前にその知らせがもたらされた。そのことを思いめぐらし、驚き、心配するには十分な時間だった。

八か月後、待ちくたびれたシュトラスブルクの市民たちは溜まりに溜まった不安を爆発させ、九百人のユダヤ人を殺した。「彼らはユダヤ人墓地に連行され、火を放って焼くために用意された家のなかに押しこめられた。そこまでの道のりで、群衆は彼らの衣服を剝ぎとって裸にし、隠しもっていた金を見つけた」と地元の年代記作者は書いている。パリ

＊　国王の言葉は半ば正しかった。百年戦争の初期の戦闘で最も重要とされるクレシーの戦いではイングランド軍が勝利したが、パリは包囲されなかった。

には、すでにユダヤ人が一人もいなかったので、焼き殺すことはできなかった。長雨の続いた一三四八年の五月、六月、七月には、あちこちで祈りが捧げられ、噂が飛び交ったが、それらは「驚きのあまり呆然とさせられる」ものばかりだった。西はノルマンディー、南はアヴィニョン、そしてその中間の各地から噂話が伝わってきた。ひとけの絶えた通りに教会の鐘だけが鳴り響くとか、村々の上空を黒死病の旗が飛んでいくとか、荒れ果てた田園地帯では見捨てられた農家のドアが風に煽られて立てる音だけが聞こえるというのである。疫病が着々と近づいてくる一方で、パリの住民には、ペストの時代における愛と義務と栄誉の意味についてじっくり考える時間があった。愛する人が病に倒れたら自分はどうするだろう？　自分が病気になったら、愛する人はどんな態度をとるだろう？　伝染への恐怖から、ペスト流行期の心理学は戦時の心理学とは別物になった。ペストの場合、恐怖ゆえに人間関係が壊されることが多かった。だれもが敵となり、人はみな孤立した。ペスト流行期には、人はみな孤島になった。懐疑と恐怖と絶望に囚われた小さな島である。

「八月、パリの西の空にとても大きな明るい星が現れた」と年代記作者のド・ヴネットは書いた。そして、この星の明るさは「やがてくる途方もない疫病の前触れ……」に違いないと確信した。しかし、ペストがパリに到着する時期については、五月から八月のあいだ、おそらく六月の可能性が高いとされていたものの、正確な予測はできなかった。実際の流行の始まりは、年代記作者のいう明るい星とは違って、もっとひっそりしたものだったろう。

夏のある朝、空はまたどんよりとした黒い雨雲に覆われ、通りは湿気を含んだ光で満たされていた。この朝、一人の若い主婦が激しい腹痛で目を覚ましたと想像してみよう。寝巻きをたくしあげて見ると、下腹にアーモンドほどの大きさの腫れ物ができていた。数日後、アーモンド大の腫脹が卵ほどの大きさになったとき、子供たちの一人の耳の後ろにしこりができた。次に、この感染した一家の上の階に住んでいた老女が高熱を発して倒れ、それから一家の下に住んでいた若い父親が激しく嘔吐するようになったと思うと、彼の相手をした娼婦が腹痛で目を覚まし、さらに……。

小雨が降る陰鬱な町を熱に浮かされたように走り抜けたペストは、家から家へ、通りから通りへ、地区から地区へと広がった。ペストはシエーナ人やフィレンツェ人の金融業者が住みついていたセーヌ右岸の商業地区を襲った。二年前にフランスの騎士たちがイングランド軍をやっつけるために進軍したグランド・リュを通り、金曜日ごとに近在の農民たちが農産物を売りにくるレアールに立ち寄り、肉屋街サン・ジャック＝ラ・ブーシュリーを襲った。そして毎朝、艀(はしけ)で運ばれる品物を買うために大勢の客が集まる右岸に達したのだ。

ペストは大橋(グランポン)を渡ってシテ島のオテル・デューに来た。この施療院では一つのベッドに三人か四人の患者が寝かされ、死者の服は毎月の競売に出されていた。ローマ時代のユピテル神殿の跡地に建てられたノートルダム大聖堂にも来た。大聖堂と同じ一一六三年に着工されたヌーヴェル・ノートルダム通りにも来た。幅が広く、まっすぐなこの通りは大聖堂まで重い建設資材を運ぶ荷車のために作られたものだった。ユダヤ人嫌いで、ウィリアム・ルブルックのパトロンでもあった聖王ルイ九世が「茨の冠」や十字架の断片といった大事な聖遺物を納めるために建てた美しいサント・シャペルにも来た。

この頃すでに学生街ができていた左岸では、ペストはソルボンヌに腰を落ち着けた。百年前に神学者ロベール・ド・ソルボンによって創立されたこのソルボンヌ学寮は百年後にジャンヌ・ダルク火刑に一役買うことになった。パリ初の公営劇場の跡地に建てられたコレージュ・ド・ナヴァラにも来た。そして、もちろん、ボローニャ大学と並んでヨーロッパ最古の大学という肩書を誇るパリ大学にも（パリ大学の起源は、十二世紀のノートルダム大聖堂に付属していた討論学校にまでさかのぼる）。同時代の記録によれば、この疫病による大学教授団の死亡率は恐ろしく高かったという。一三五一年と一三五二年には、いくつかの教科で教員が足りなくなったため、大学当局は授業の質を落とさざるをえなかった。しかし、注目すべきことに、『概論』の執筆者全員が健康なままペストをやり過ごしたようだった。一三四九年の大学の名簿によれば、一三四七年にはまだ医学部に四十六人の教授がいた。そのほか、注目に値するペストの生存者は、『概論』の執筆を教授団に命じた国王フィリップ六世その人だった。

行きすぎた恐怖が無関心を生む

肥満体で心配性のフィリップは、矛盾だらけの人間だった。クレシーでは獅子のように勇猛に戦い、葬式はバイキング式にするつもりだといって、自分の死後、魂の安らぎを願う祈禱の数を二倍にするため、心臓はブールフォンテーヌの教会へ、内臓はパリのある修道院へ送ると明言していたにもかかわらず、疫病がパリに到達するやいなや、フィリップは逃げだした。翌年、王の姿はフォンテーヌブローやメラン、そしてペストで死んだ癇癪もちの王妃ジャンヌ（ブルゴーニュ公の娘）の棺のそばなどで見られたが、国民の前に堂々と現れたのはやっと一三五〇年初めになってからであり、そのときフィリップは不埒な裏切りでパリ市民に衝撃を与えた。フィリップは軽々しく主の名が唱えられるのを嫌う高潔なモラリストであり、その統治下のフランスでは神を冒瀆した者の上唇が切り落とされた。そんな国王が、結婚を数か月後に控えた長男の婚約者、美しいブランシュ・デヴルーを横取りしたのだった。

国王とは違って、ジャン・モルレはパリにとどまった。そのおかげで、パリの死亡率について、他の年代記作者による曖昧な推測だけではなく、より正確な情報が後世に残されたのだった。モルレは参事会員か司祭として、サンジェルマン・ロクセロワ教区に属していた。だが、この時代の記録は正確ではない。今日、この教区はパリでもとくに人口の密集した地域であり、周囲にはルーブル宮やコンコルド広場のような有名な建造物がたくさんあるが、モルレがサンジェルマンの建設基金の管理者になった一三四〇年当時、この近所に見られた唯一のランドマークは石畳の大通りグランド・リュだけだった。教会の執務室からは、風車や船頭たちや、まだ堤防で固められていないセーヌ川沿いの壊れそうな桟橋などが一望できた。

建設基金の管理者という仕事はそれほど荷の重いものではなかった。死んだ教区民からの遺贈があると、それを記録に残すのが彼の仕事だった。任期の最初の八年間、一三四〇年の半ばから一三四八年半ば頃まで、基金には合計七十八件の遺贈があった。記録をとるのに大忙しというほどの数ではない。実際、この教区で死者が出るペースはゆっくりで、ほとんどの場合、モルレは遺贈の内容を暗記できていたようだ。基金の記録簿からすると、モルレの書きこみは年に一度か二度だったように見える。ところが、一三四八年の夏、この状況が一変した。

サンジェルマン教区へのペスト到来を知らせるのは、二十四スーの寄付である。六スーで立派な馬が一頭買えた時代、二十四スーはかなりの額である。もっと目につくのは、この寄付金の使い道である。これまでの寄付はすべて、教区教会の維持と将来の建設計画に費やされた。ところが、この二十四スーは、教区員のための埋葬布を買うのに使われた。ほぼ同じ頃に、遺贈の数が突発的に増えた。一三四〇年代の大半を通じて、この基金への年間の遺贈件数は一桁にとどまった。それが一三四八年六月から一三四九年四月二十五日までの十か月間には、合計四百四十五件となり、ざっと四十五倍の増加率になったのである。

一三四九年の後半も、基金への遺贈件数は記録的なレベルを保ちつづけた。パリにペストが到着してから十五か月後、無辜聖嬰児(ホーリーイノセント)墓地が埋葬地不足で閉鎖されて七か月が過ぎたその年の九月には、建設基金への遺贈がそれまでの最高記録を樹立した。寄付が増えたために、いまや毎月記録をつけるようになったモルレは、その九月、教区に四十二件の遺贈があったことをメモした。十月には、やや数が減ったとはいえ、まだ三十六件もあった。

基金の管理者であるモルレの数字は、パリの一教区における死者数の単純な推移を示したものなので、ここからパリ全体を類推することはできない。それでも、パリでこれまでと違った事態が起きていることは感じとれるし、その印象は年代記作者ド・ヴネットが記録したオテル・デューでの出来事によっても裏付けられる。アヴィニョンのラ・ピニョットなど、中世の病院の大半がそうだったように、オテル・デューは医療施設であると同時に、養老院の役割も兼ね、さらに路上生活者や困窮者の仮収容施設でもあった。ペスト大流行の時代、その三つの役割は大車輪の働きをすることになった。

年代記作者ド・ヴネットはこう書いている。「この大変な一時期、一日に五百体以上の亡骸が荷車に乗せられて〔シテ島にある〕オテル・デューに運びこまれ……〔グランド・リュの〕無辜聖嬰児墓地に埋葬された」。荷車の列のなかには、病人の看護をしていた修行中の若い修道女たちの遺体を積んだものもあった。「施療院の信心深い修道女たちは……世俗の地位など関係なく、だれにも優しく、驕らずに働いた。おびただしい人数〔の修道女〕は、いまや新しい生命を与えられ、キリストとともに休息しているに違いないと心から信じるものである」。

歴史家のなかにはド・ヴネットのあげた死者数に疑問を投げかける人もいるが、その数字は他の同時代人の推計からそれほどかけ離れたものではない。近所のサンドニ修道院の修道士による『フランス大年代記』には、パリで「一夜のうちに」八百人が死んだと書かれている。あるイタリア商人は「〔一三四九年〕三月十三日、地位の低い役人は別にして、千五百七十三人の貴族が埋葬された」と報告している。もう一人の住民は「一日のうちに千三百二十八人が埋められた」という。一三四八年六月から一三四九年十二月まで、パリは毎日のように、中程度の村一つに相当する住民を失った。悪くすると、一つの町の全住民に等しい数の人命が失われた。リチャード・ザ・スコットによれば、ペスト大流行のあいだに五万の住民が死んだという。「このような情景は、これまで聞いたことも、見たことも、本で読んだこともなかった」と、同時代の一人は書いている。

たえまない死を目にして、基金管理者のモルレは意気消沈したようだ。一三四九年の暮れになると、モルレの態度にはやる気のなさがはっきりと現れてきた。基金の記録は中断が多くなり、ふだんの彼らしくなく、仕事ぶりにも投げやりなところが見える。新しい遺贈者の名前を記録する手間さえ省き、基金への寄付金の合計額だけが記された。まるで、彼にとって死者はもはや何の意味ももたず、ただ雨のなかを無辜聖嬰児墓地への道を行き来する小さな荷車に積み重なった遺体の山にしか見えないというようだった。歴史家のジョルジュ・ディウによれば、大量死の時代も後期になると、死の単調さが死の恐怖に置き代わって、このような無関心がふつうになったという。ディウはこれらの生存者を「前線にあまり長くいすぎて、もはや自分たちが勝っているのか負けているのかわからなくなり、あるいは関心がなくなり、さらには勝敗という言葉の意味さえ理解できなくなった兵隊たち」になぞらえた。「戦いは際限のない恐怖と疲労の連続となり、ある日突然、倦怠がすべてを覆い尽くし、何もかも意味を失って、ただ肉体だけが機械のように動く」のだった。

ペストはパリから、そして同じく一三四八年夏に感染したノルマンディーから、北に向かってルーアンに達した。ルーアンでは、死者を埋葬するための新しい墓所を奉献しなければならなかった。ラ・グラヴリエでは、「藁布団の上で息を引き取った死体が……腐敗するまま放置されて」いた。ラ・ルブリエでは、ある貴婦人を埋葬しようとした家族が聖職者を見つけられずに困っていた。地元の神父は死に絶えており、他の村の神父たちはペストの黒い旗がはためく場所に足を踏み入れようとしなかったのだ。アミアンでも埋葬地不足が問題になっていたが、居所を転々としていたフィリップが寛大にも、新しい墓地を開く許可を市長に与えた。その布告文で、国王はこういっている。「この大量死は……猛威をふるい、民は次々と死につつある……その死は、夜の帳が降りてから朝の到来を待つあいだに訪れ、ときにはそれ以上にすばやいこともある」。

一三四八年秋、ペストがフランドルとの国境に近いトゥールネーに近づいた頃、この地の大修道院長ジル・リ・ミュイシスは五十年前の予言を思いだし、もっと悪いことが起こるのではないだろうかと案じた。「[このところ]ずっと考えているのは……ジャン・エールベック師のことである。私がまだ若い修道士だったとき、師はよくいろいろなことを内緒で私に話してくれたが、それらはあとで必ず実現した」と七十八歳のリ・ミュイシスは書いた。

「……一三四五年にあちこちで大きな戦争が勃発するという予言があった……それから、一三四六年と一三四七年には……人びとがどこへ行ったらいいのか、どこへ行けば安全なのか、わからなくなるということだった……しかし、師は一三五〇年の予言についてはけっして口にしなかった。私がいくらせがんでも、何も教えてくれなかったのだ」

第八章　死という日常風景

◆一三四八年夏、南西イングランド

勝利と好景気に沸いて

一三四八年、イングランドの人道主義者たちは暗い気分のなかにあった。修道士のラヌルフ・ヒグデンは世の中の欺瞞（ぎまん）を目にし、憤慨していた。最近は「自由農民（ヨーマン）が郷士（スクワイア）のふりをし、郷士は騎士を装い、騎士は公爵を騙（かた）り、公爵は王のふりをする」。ウェストミンスターの年代記作者はもっと有害な脅威さえ目撃した――中世版のスパイス・ガールズがそこらじゅうにいたのだ！　年代記作者はこうこぼしている。イングランドの女たちが「体にぴったりしすぎる服を着ている……スカートのなかに狐の尾を下げて尻を隠すべきなのに」。

だが、そんなお小言に耳を傾ける者はほとんどいなかった。十四世紀も半ばに近づくと、イングランドの緑濃い美しい土地は明るい雰囲気に包まれるようになった。イングランドの高ぶりは、軍事面での成功、フランスからのあふれんばかりの戦利品、そして何より、国民の敬愛の的となる国王を得たことから来ていた。前の国王エドワード二世は国民にとって謎だった。国王というのは戦好きで、狩りと馬上槍試合に熱中し、色好みというのが定番だったが、エドワードの嗜好は、芝居、美術、工芸品、吟遊詩人へと傾き、そのうえ男が好きだった。老国王の同性愛傾向について遠まわしに述べたある年代記作者の記述によれば、エドワードはフランスの王室から嫁いできた美しい王妃イザベラよりも、騎士のピアーズ・ギャヴェストンのほうを愛していたという。その治世は負け戦と飢餓と政治的混乱がつきまとい、エドワード二世は「意気地なしで運のない」国王といわれ、イングランド貴族たちの支持を失った。やがてイザベラとその愛人のロジャー・モーティマーの反乱によって王座を負われ、想像できる限り最悪の方法で殺された。言い伝えによれば、エドワードは「肛門から焼け火箸を差しこまれて」死んだという。『エドワード二世の治世』の著者が唯一の長所としてあげているのは、エドワードがとても裕福だったことである。

エドワードはまた、かなりハンサムだったが、その美点は子孫たちに受け継がれた。だが、その点を除いて、エドワード三世は父親と大違いだった。派手で、ロマンチックで、政治的手腕にすぐれ、しかも大胆だったのだ。一三三〇年、十七歳のエドワードは母の寝室に踏みこみ、裏切り者のモーティマーに剣をつきつけて逮捕することで父親の恨みを晴らし、イングランド国民の心をつかんだ。鎖につながれて連行される愛人を見て、王妃は「息子よ、どうか愛するモーティマーを助けてやって」と懇願した。しかし、エドワード三世がイングランドを守る神のような存在になったのは、一三四六年にクレシーの戦いでフランス軍を打ち破ったときからだった。「イングランドにとってキリスト紀元一三四八年は新しい太陽が昇って国全体を照らしだしたようなものだった」と書いたとき、年代記作者トマス・ウォルジンガムの脳裏には二年前の輝かしい八月の朝の情景があった。まるでシェイクスピア芝居の一場面のように、エドワードはクレシー郊外の平原で愛馬にひらりと打ちまたがり、朝日を背に受けて、「隊列から隊列へと馬を進め……兵隊たちの注目を集めながら……晴れ晴れとした顔つきで、穏やかに、そして陽気に話しかけたので、怖気づいていた者たちも勇気をかきたてられた」。

一三四八年、ウォルジンガムの「新しい太陽」は国民の上に輝き、政治と社会両面において過去の治世にまさる安定をもたらした。さらに、飢餓の時代のひどい惨状にくらべると、想像できないほどの繁栄さえも手に入れた。一三四八年、イングランド産の羊毛に対する需要が急増したため、イングランドで飼育される羊の数は国民の数より多くなったほどだった。およそ八百万頭の羊に対して、人間のほうは六百万人だったのだ。そして、産業の分野でも初めて経済の活況が見られた。イングランド西部およびイーストアングリアの衣料産業と、ウェールズおよびコーンウォールの炭鉱と錫鉱山である。一方、沿岸地方のブリストル、ロンドン、サウザンプトンなどでは、板敷きの波止場に、フランドル、イタリア、ガスコーニュ、それにドイツのハンザ同盟の都市からやってきた高いマストの帆船がひしめきあって、大賑わいだった。

繁栄するイングランドのバブルはペストによってはじけたが、それが一三四八年のいつだったか正確にはわからない。だが、その年の前半には、まだイングランド人の心に、ペストがここまで来るはずはないという気持ちがあったようだ。一月か二月、アヴィニョンの墓地が足りなくなる頃、エドワードはウィンザー城にいて、そこの礼拝堂の内装をやりなおし、皇帝の冠を受けてほしいと頼んできたと噂されるドイツ人をうまく避けていた。その頃、王の臣民は恥知らずにも、フランスとの戦争で略奪した戦利品を掲げて、イングランドの田園地帯を練り歩いていた。「いささかの地位のある女性で、海峡の向こうのカレーやカーンやその他の場所からの戦利品を手にしない者は一人もいなかった」とウォルジンガムは書いている。ここまで来るはずはないという気分をさらに強めたのは、ペストに蹂躙されている土地がフランスだという事実だった。狭量なイングランド人にとって、フランス人というのはお国柄の違いを顧慮しても相当に変だと思えた。この時代のイングランド人によるこんな記述はよく知られている。フランスでは、ごくふつうの男でさえ、女々しく、なよなよと歩き、髪の毛を整えるのにたっぷり時間をかける。

死者に囲まれて、自分の死を待つ

何がきっかけで、そんな気分に変化があったのかも、はっきりとはわからない。初夏に降りはじめた雨だったのかもしれない。一三四八年の後半、「昼夜を問わず、一日のうちに一度も雨が降らない日はめったになかった」。その五月か六月、イングランド人は霧に包まれた海峡の向こうをすかし見て、不吉な予感に身震いしたかもしれない。あるいは、もっと単純に、春の終わり頃、海峡を挟んだフランス側のほとんどの町が黒いペストの旗をなびかせるようになって、自分たちは別の種族だと考えたがる島国の人びとでさえ、さすがにその危険を無視できなくなったのかもしれない。

一三四八年の夏には、一九四〇年夏のバトル・オブ・ブリテンのときと同じように、市壁のなかに立て籠もろうという主張が盛んになった。七月、ヨークの司教は「この世で生きることは戦いである」と断言した。一か月後、バースおよびウェルズの司教は教区の人びとに大いなる破壊のときが近づいていると警告した。「東方から発した大規模な疫病がすでに隣の王国［フランス］にまで達している。われわれが熱烈な祈りを一瞬でも途絶えさせたら、同じような疫病が毒手をこの国に伸ばしてくるだろう」。

はたして何人が司教のいうことを聞いたかはわからないが、一三四八年の雨の多い夏、イングランド人がどれほど大量の祈りを天に捧げたとしても、それでは不十分だった。その後の二年間、イングランドは長い歴史のうえで最もひどい災厄に見舞われることになった。エリザベス朝の劇作家ジョン・フォードは、一三四八年から一三五〇年にかけての歳月をこう表現している。

あちこちからの知らせがぎっしり詰まり、一つになって飛んできた
死、死、死の知らせが

この二年間で、イングランドの人口のおよそ五〇パーセントが大量死の犠牲者になったと思われる。*

アイルランド人の修道士ジョン・クラインには、この世の終わりが来たように感じられた。世界に破滅がもたらされた一三四九年にペンをとって、クラインはこう書いた。「死者に囲まれて、自分の死を待っている……〔私は〕この耳で聞き、自分で調べたことを力の限り書こうと思う……万が一、将来まで生き残ることができた人のために」。一三四八年の夏に世間を覆い尽くした恐怖、噂話、混乱の大きさからすると、ペスト菌はイングランドの海岸線に沿って、別々の数か所から上陸したようだ。西はブリストル、イギリス海峡に面した沿岸ではサウザンプトンとポーツマス、さらにイングランドの北方からも侵入した。** しかし、歴史的な文献の重みから、最初の上陸地点として最も妥当なのは、イギリ

ス海峡に面した南西海岸にある小さな港町メルコムだろう。同時代の記録を見ると、他の港町とくらべて、メルコムの名前はかなり頻繁に言及されている。マームズベリー修道院の年代記にもその名は見られ、「一三四八年、殉教者聖トマスの祝日〔七月七日〕頃、後世のあらゆる世代に憎まれたあの非情な悪疫が海を越え、イングランドの南海岸、ドーセット州のメルコムという港にやってきた」と書かれている。『フランシスコ修道会年代記』にも、「一三四八年……二隻の船が……盛夏の前にドーセットのメルコムに入港した……それによってメルコムの住人が感染し、イングランド初の疫病患者となった」とある。

現在、ウェイマスの一部に組みこまれているメルコムは、イギリス海峡に面した明るい

＊イングランドにおけるペスト犠牲者の推計にはさまざまな説がある。*A History of Bubonic Plague in the British Isles* (London: Cambridge University Press, 1970, p.8) で、イギリスの細菌学者J. F. D. Shrewsburyは、五パーセントというありえない数字をあげている。大多数が同意している数字は、*Plague, Population and the English Economy, 1348-1530* (London: Macmillan, 1977, p.25) でジョン・ハッチャーがいうように、三〇パーセントから四五パーセントである。だが、中世学者クリストファー・ダイアーは、同時代の証拠から、死亡率は五〇パーセント近くだったと考えている。ダイアーによれば、それは筋の通った主張だという。

＊＊ペストが到来した日時についても、さまざまな異論がある。年代記に見られる日付は、六月二十三日、六月二十四日、七月七日、八月十五日などである。

リゾートとなっており、摂政時代の建築物、色鮮やかな海辺の店、高くそびえる断崖、そして歴史の豊富さで知られている。波止場に立つDデイ記念碑は、一九四四年六月の雨の朝にノルマンディー海岸を目指して出航したアメリカ軍の大勢の若者たちに捧げたものである。埠頭の近くには、セーレム植民地の建設者であり、ニューイングランドの初代総督になったジョン・エンディコットの一六二八年の旅立ちを記念する銘板がある。しかし、この土地の歴史で最も有名な事件は、ウェイ川の北岸で起こった。ウェイマスという地名のもとになったこの川は、いまでは近代的な市街のあいだを流れている。中世の時代、ウェイ川北岸に広がる沖積平野にはメルコムの町があった。メルコムという名は「ミルクの流れる谷」を意味し、簡単にいえば「肥沃な谷」であり、起源はドーセット海岸に住みついたケルトの一部族、ドゥルトリジ族による命名だと思われる。

一三四〇年代のメルコムは、中世のウェイマスより大きく、繁栄もしていたようだ。ウェイ川の南岸とドーセットの険しい断崖に挟まれた細い帯のような土地に押しこまれたウェイマスは、いまにもイギリス海峡に転げ落ちそうに見えた。メルコムは船の数でもウェイマスにまさり、ベーカーズ・ストリート沿いの商業地区は大変な活況を呈していた。また、ドーセット州でも指折りの富豪ヘンリー・ショイドンは、一三二五年に四十シリングという法外な額の税金を支払った。十四世紀の地図を見ると、ショイドンの時代のメルコムには、入港した船から積荷を降ろすための専用の桟橋もあったようだ。写真を撮りまくる日本人ツーリストやTシャツ姿のティーンエイジャー、ロンドンから来たおしゃれな若いカップルで賑わう現在の繁栄するウェイマスからは想像しにくいが、一三四八年夏のある日、雨雲が重く垂れこめる空のもと、この桟橋に辿りついた一隻か二隻の船が「死、死、そして死」をもたらしたのだった。

この一隻か二隻の船は、最近フランス対イングランドの激しい戦闘の舞台になったばかりのカレーから戻ってきたものと思われる。* 一三四六年八月初めにパリを脅かし、クレシーで人数にまさるフランス軍を打ち破ったあと、エドワードは軍を北に転じてカレーを攻めた。城壁をめぐらした住民二万ほどのカレーの町は、最後の氷河期が終わるまで大陸とイギリスをつないでいた陸橋の名残だった。この町をめぐる攻防は長引いて野蛮な包囲戦になだれこみ、小村のメルコムは例によって、海峡の向こうの大事件にいつのまにか巻きこまれていた。現存する一三四六年発効の勅令によれば、エドワードはカレーのイングランド軍を支援するため、メルコムに二十隻の船と二百四十六人の船乗りを差し出すよう要求した。その一年後、メルコムの住民の何人かは、フランス史上、とりわけ華々しい瞬間を現場で目撃したかもしれない。カレーの指導的な市民六人がイギリス軍の陣営を訪れ、

＊　同時代の文献によれば、メルコムを感染させたこの船はガスコーニュから来たとされている。だが、二つの地域のあいだの通商がまれだったことからして、この主張は疑わしい。

エドワードが他の市民を助けると約束してくれるなら、自分たちの命を犠牲にすると申し出たのだった。年代記作者のジャン・ル・ベルによれば、イングランド人はこの市民の勇敢さに胸を打たれ、「貴族や騎士たちは一人残らず……同情の涙を流した」という。

イングランドで最初にペストに感染した町ではなかったとしても、メルコムはカレーとの結びつきの強さから、たぶん二番目か三番目にはなっただろう。ペストについて入手できるすべての情報からして、一三四八年夏のカレーは隅々までペスト菌が蔓延していたと思われる。そもそも城壁に囲まれた窮屈な町だったカレーは、十一か月の包囲が解かれたとき、すでに汚染しきって、鼠がうようよし、人びとは栄養不足に陥っていた。そんな一三四八年の夏、ペスト菌がやってきたのだ。それに加えて、イングランド人は「失敬してきた」フランスの戦利品を大量に故国へ送った。その夏、「イングランドの貴婦人たちがフランス製のドレスをまとって誇らしげに行き来する様子が見られ」、イングランドの家庭にはフランスの「毛皮、枕……リネン、服、シーツ」などがあふれかえった。故国へ送った戦利品のいくつかは、間違いなく病原菌をもつ蚤を運んだに違いない。そのうえ、ペストに感染した鼠たちもカレーからメルコムに戻る船の積荷のなかに紛れこんでいたはずだ。

ペストがどのルートを辿って到着したにせよ、一三四八年の夏の終わりに、メルコムで聞こえるのは、茅葺屋根に降る雨の音か、崖の上まで飛沫を上げる激しい波の音だけだった。この町の運命について、後世に残された情報はほんの断片でしかなく、しかも推測にすぎない。一三五〇年代初め、エドワードは、すぐ南のポートランド島について、「最近の疫病によって……人口が急減したため、残った住民だけでは外国の敵に抵抗するのに不十分である」と宣言した。その後すぐにメルコムがウェイマスに合併されたことから、メルコムの被害はもっと甚大だったと推測できる。誇り高いメルコムの住民が、ずっと小さく、歴史的にも重要ではないウェイマスへの合併を受け入れたのだから、メルコムはもはや自力で生き延びられないほど弱っていたに違いない。

メルコム関連の記録文書がこれほど少ないのは異例なことである。歴史家のフィリップ・ジーグラーがいうように、この時代に残されたイングランドの記録は「他のどの国よりもずっと詳細に、黒死病の広がりについての情報を与えてくれる」からである。人間の苦悩という主題に関する限り、遺言状や不動産譲渡証書、荘園記録、聖職者の任命証書、財産移譲証書などの記録はとくに何かを教えてくれるわけではないが、ペスト菌の動向については有効なガイドになる。たとえば、記録に見られる死のパターンから、イングランドで発展中だった通信ネットワークをペストがいかに巧みに利用していたかがわかる。たとえば、東のロンドン、中央部のコヴェントリー、西のブリストルをつなぐ新しい道路網、あるいは内陸部の通商の大半を担っていた川による水上交通網である。新たな連絡船や橋、それに運搬用としては哀れなほど鈍重な牛の代わりに使われるようになった馬なども、ペスト菌の機動性を高めるのに一役買った。

ジーグラーがいうように、南西イングランドを襲ったペストの第一陣は、確実さという点で、まさに軍事作戦のようなものだった。その襲撃がどのように展開されたかを理解するには、初歩的な地理を頭に入れておく必要がある。イングランドの西海岸は、駆けていく豚を横から見たような形をしている。北ウェールズは豚の耳、中央ウェールズは突き出た鼻先、ウェールズの下に切れこんだブリストル海峡は、豚の顎と走るために前に伸ばした足のあいだの空間である。大西洋に突き出したこの前足がイングランド南西部全域にあたる。その海に面した沿岸地帯、ブリストル海峡からコーンウォール州のランズエンド岬まではイングランドの最西端に位置する。そして、イギリス海峡側の海岸線をコーンウォールから反対、東の方向に進むと、デヴォン州、ドーセット州と並んでおり、このドーセットにメルコムはあった。

一三四八年から四九年にかけての冬までに、メルコムから北に向かったペストの波と、ブリストル海峡(一三四八年夏の後半に感染した)から陸地伝いに東へ向かったもう一つの波がやがて交差した。そして、その線の内側、豚の前足にあたる地域は、ペストのポケットにすっぽりと捕らえられたのだった。

だれが神父たちを殺したか?

ドーセットの海岸は、ヒースクリフの見た陰鬱な景色そのものだった。風の吹きすさぶ荒野、重苦しい灰色の空、荒々しく走る雲、白波を立てる暗礁、そびえたつ白亜の断崖はまるでヨーロッパ大陸から斧でばっさりと切り落とされたかのように見えた。岩と風と海に挟まれて、しがみつくように小さな町が点在していた。メルコムをはじめ、プール、ブリッドポート、ライム・リージス、ウェアハム、ウェスト・チッケレルなどである。中世の時代、これらは眠ったような小さな町のままで、何世紀ものあいだ二百か三百組の同じ遺伝子が引き継がれ、毎日の生活のリズムは海や空と同じように変わりばえがしなかった。一三四八年の雨の多い秋、この停滞が突如として破られた。平信徒による記録は初期のペストが南西の海岸から進んできたことを断片的に述べているが、聖職者の手になる文書、とくに聖職者の死について綿密に記録されたものは、もっと一貫した情報を与えてくれる。現実の生活はともかく、聖職者の記録によれば、黒死病はイギリスの古典的なミステリーのように始まった。アガサ・クリスティの探偵小説もどきに、「だれがイングランド沿岸の神父たちを殺したか？」といってみるのもいいだろう。ペスト菌がメルコムに達してから二、三か月たった十月には突然、北のウェスト・チッケレル、東のワームウェルとク

＊季節が夏であること、そして七月のペスト菌の到来から、最初の死者の報告がなされた十月まで、二、三か月のずれがあることから、イングランドに上陸したのは腺ペストだったと推測される。「推測」にとどまるのは、このずれが死者の記録に遅れが出たためとも考えられるからである。

ーム・ケインズから神父がいなくなった。十一月には、聖職者の死はさらに広がって、近くのブリッドポート、イースト・ルルウォース、ティナムへと波及し、十二月になると、やはり近くのサティスベリーでは、任命される神父が次々と命を落とし、ようやく三人目でなんとか落ち着いた。ジョン・ル・スペンサーがサティスベリーの神父としてやってきたのは一三四八年十二月七日だった。三日後、彼に代わって後任のアダム・デ・カールトンが来た。カールトンの後任のロバート・デ・ホーヴェンは翌一月四日にやってきた。一三四八年の最後の二か月、人口の少ないドーセットで、聖職者三十二人分の空席を埋めなければならなかった。十一月には十五人、十二月には十七人となり、空席の増加率は驚くばかりである。だが、聖職者の死はまだほんの始まりにすぎなかった。

一三四八年の陰鬱な秋、南西部の海に沿った一帯では、雨のなか、生き残った者が死者を埋葬するために集まった。メルコムの東にあるプールでは、海に突き出た砂混じりの土地を切り拓いて作った新しい墓地バイターの向こうから聞こえてくる波の音のなかで、墓掘り人が穴を掘った。一三四八年と一三四九年初め、小さなプールの町の住民のほとんどが、このイギリス海峡の砂地に埋められたかのようだった。百五十年後でさえ、この町には見捨てられた建物がたくさん残っており、ヘンリー八世は込み入った情事の合間にそれらの修復を命じた。何世紀かが過ぎてからも、地元の人びとは観光客をバイターに案内し、天から死と雨が降りそそいだ一三四八年の恐ろしい秋の物語を聞かせて喜ばせるのだった。

メルコムの西では、イングランドでも最高級の船舶用ロープを産することで有名なブリッドポートの住民が、イングランドならではの厳密な法律尊重主義で死者を葬った。死者を一人残らず法律にしたがって記録し、処理するために、一三四八年から四九年にかけての冬、ブリッドポートは執行官の数をふだんの二人から四人へと倍増させたのだった。聖職者の記録も、疫病の最初の症状らしきものを捉えている。十一月と十二月、ドーセット中央部のシャフツベリーで突然、聖職者が次々と死ぬようになった。ペストは降りつづく雨のなかを、いまや北に向かって内陸を移動しつつあり、ドーセット北部の鹿が棲む森や羊のいる農場を越えてイングランドの中部(ミッドランド)へ入ろうとしていた。

十七世紀、ブリストル海峡沿いのクリーヴドンやブリッジウォーターといった小さな町は、西インド諸島へ送られるアフリカの奴隷たちが最後に目にするイングランドの緑だった。だが、一三四八年のじめじめした灰色の八月、悲哀を乗せた船は、反対の方角へ出航した。青い大西洋ではなく、海峡の奥にあるブリストルに向かったのだ。年代記作者のいう日付は一致しないが、八月一日から十五日までのいつか、雨のなかを感染した一隻の、あるいは複数の船がブリストルの波止場に入ってきた。出発地はドーセットかガスコーニュだったようだ。その直後、イングランド西部最大の町だったブリストルは、まさに爆弾を投げ入れられたようになった。「わずか二日のあいだに非情な死が町中を覆い尽くした……突然の死が前もって〔人びとに〕目星をつけていたかのようだった」と修道士のヘンリー・ナイトンは書いた。

これはペスト菌の二度目の襲撃であり、このせいでブリストルはたちまち死体安置所へと変貌した。ある記録者はこう語る。「疫病の勢いがあまりにも激しかったため、生き残った者は死者を葬ることさえできなかった……この時期、ハイ・ストリートとブロード・ストリートには雑草が数インチの高さまで生い茂った」。

この地方の公官吏名簿『リトル・レッド・ブック』によれば、一三四九年にはブリストルの五十二人の評議員のうち十五人が死んでおり、死亡率はおよそ三〇パーセントである。しかし、現存する教会記録によれば、ブリストルの聖職者の死亡率はもっと高かったようだ。一連の記録を見ると、一三四九年には、全部で十八人いる地元の聖職者のうち、十人を新たに任命しなければならなかった。死亡率はなんと五五パーセントである。郷土史家の推定では、ブリストル市民の死亡率は三五パーセントから四〇パーセントだった。

さらに下流の、ブリストル海峡に近いブリッジウォーターの町が迎えた一三四八年のクリスマスは、想像以上にわびしいものとなった。十一月に粉屋のウィリアム・ハモンドが死んで以来、町の水車は動いていなかった。秋の長雨のせいで、低地にある町の周囲はぬかるみと化し、農作物は全滅したうえに馬車や馬での移動も困難になった。やがて、クリスマスが来て、ブリッジウォーターが救いを求めて祈るあいだにペストは荒れ狂い、近郊の荘園では少なくとも二十人が死んだ。

ブリストルの北のグロースターでは、不安を感じた役人たちが町の門を閉ざし、港湾部に住む人びとを立ち入り禁止にした。だが、その秋の終わり、疲弊し、飢え、雨から逃れたいと切実に願っていたブリストルから、ペストが北を目指してやってくる頃、一年前のカターニャのときと同様、隔離政策はまったく無効であることがわかった。一三五〇年、だれかが教会の壁にグロースターの惨状を走り書きした。「嘆かわしい状態で、荒廃し、取り乱している。生き残ったのは人間の屑ばかりだ」。

一三四八年十一月から一三四九年一月までのあるとき、ペストの二つのルートが交差した。ブリストルから発したペストの波は、道路網を伝って内陸に移動し、東に向かってイングランドの中南部の州を通過し、やがてロンドンに達しようとしていた。イングランド海峡の沿岸を進んだもう一つの波は、ドーセットから北に転じ、イングランド中部へと進んだ。そして、この二つのルートが出会ったのだった。

こうしてペストに汚染された孤立地帯ができあがると、怒鳴りちらすことの好きなバース司教ラルフ・オブ・シュルーズベリーは、大量死の時代に出された宣言のなかでもとくに有名な言葉を発した。Dデイの侵攻を前にしたチャーチルの演説に匹敵するとまではいかないが、ラルフ司教もすぐれた弁舌の才をもっていた。司教の管轄教区であるバースとウェルズもすでにペストの輪の東の端に入っていた。一月、楽観的な人びとさえ希望を失っていた頃、司教は力強い言葉で教区の人びとの気力を奮い立たせた。

「願わくは、われわれの務めとして、魂の救済を約束し、さまよう者たちを誤った道から引き戻したい……われわれはここに宣言する。現在、病に伏している者、今後、病に倒れる者……万が一、彼らが……神父による秘蹟の儀式を授けられない場合は、使徒たちの教えにあるように、お互いに懺悔を聴きあうべきである……」

その数節あとの文章で、ラルフ司教は平信徒に対して、というより、平信徒のなかでも特別な立場の人びとに、もっと異例な権利を認めている。「拝領の秘蹟〔聖体拝領〕……を司教地方代理〔教会の仕事を手伝う平信徒〕が司ってもかまわない」。

敬虔な信徒に聖体拝領の司式をゆだねるという司教の思い切った宣言は、追い詰められたあげくの決断だった。バースとウェルズの教区は、ペストの大流行のせいで、聖職者の数がおよそ半分にまで減っていた。ラルフ司教も気づいていたように、神父不足のため病人に十分な奉仕をすることがむずかしくなっており、「熱意や献身のためにせよ、報酬のためにせよ、聖職者としての務めを進んで果たそうとする」気のある神父はもはや見つけられなくなっていた。

悲しいかな、司教の個人としての勇気は、その力強い弁論に追いつかなかった。一月末、ペストがバースの通りを踊りまわっていた頃、彼はまだ比較的安全だった辺鄙なウィヴェリスクームの荘園に避難した。公正のためにいえば、その荘園の館で冬を過ごすのは司教の例年の習慣だった。さらに一三四九年、イングランドの田舎に長逗留しようとする有力者は彼だけではなかった。エドワード三世でさえ、一三四九年の前半は南東の田園地帯やウィンザー周辺で過ごしたが、ロンドンにある聖遺物をわざわざ送らせたところを見ると、不安は相当大きかったようだ。一方、バースを離れるという司教の決断は、その年の暮れ、不幸な事件を起こすきっかけとなった。

十二月、ペストの勢いが衰えかけた頃、司教は感謝祭のミサをとりおこなうためにヨーヴィルという小さな町へ行くことにした。ところが、「死、死、そして死」の一年を経験したあと、きらびやかな取り巻きを大勢引きつれてやってきた血色のよい肥満した司教を見た町の人びとは心中穏やかではいられなかったようだ。司教が町の教会へ歩み入って姿を消したあと、怒った群衆は近くの広場に集まった。声をあげ、拳をふり、武器がとられ、告発が始まった。やがて、突然、群衆は教会に向かって走りだした。公式の日記のようなものであるラルフ司教の『記録簿』に、その後の出来事が書かれている。「地獄の子らが、おびただしい数の弓矢、金てこ、石、その他〔の武器〕を手にして」教会になだれこみ、「神のしもべたちをひどく傷つけた」あと、「その教会の司祭館に〔われわれを〕閉じこめたが、〔攻撃のあった日の〕翌日、信心深い教会員である近所の人びとが……われわれをその牢獄から解放してくれた」。

ウィヴェリスクームへ戻る途中、猛烈に腹を立てたラルフはヨーヴィルの住人であるウォルター・シューバッガー、リチャード・ウェストン、ロジャー・ル・テイラー、ジョン・クラークを始めとする「地獄の子ら」に破門をいいわたした。そして、苦行者と同じように、「頭を剃り、裸足で……日曜と祝祭日に……教区教会の周囲を回るよう」命じた。さらに、大ミサのときには、「蠟一ポンド分の」蠟燭を手にもち、垂れてくる熱い蠟に耐えるという試練まで与えた。「激しい流血で汚された」ヨーヴィルの墓地の記憶が、司教にとりついたのかもしれない。あるいはウィヴェリスクームで冬を過ごしたことに罪悪感をもったのだろうか。理由はともかく、破門はすぐに撤回された。司教はヨーヴィルの司教代理にこんな手紙を書いた。「キリストの教えを傷つけたり、神への信仰を弱めたりしないように、われわれは先の破門宣告を保留にする」。

高貴な者も、動物も

ラルフ司教の教区の東側にあるオックスフォードシャーでは、疫病があまりにも恐ろしい荒廃をもたらしたので、今日に伝わる文書にも当時の人びとが抱いたであろう世界の終末への予感が伝わってくる。一三五九年、ティルガースリーという小さな村では、一三五〇年以来ほとんど住民がいなくなったため、税金が集められなくなったという。近くのウッドイートン荘園では、「人びとの大量死のあと……わずか二軒の小作人しか残らず……その彼らも、アプトンのニコラス修道士との契約がなければ、立ち去っていたに違いなかった」。オックスフォードでは三人の市長がペストで死んでいたが、後世に残されたいくつかの史料のなかに、大学当局からの嘆願書と死亡者数の推計がある。大学当局の申し立ては、「疫病によって大学は崩壊しつつあり、衰弱しています……もはやとうてい、その地位を維持し、守っていくことが不可能な状態です」。死亡者数のほうは、気性の激しさで知られる元大学総長、アーマー司教のリチャード・フィッツラルフが記録したものである。一三五七年、司教はこう書いている。かつて「オックスフォード大学には……三万人の学者がいたが……いま〔一三五七年〕では、六千人以下しかいない」。大学どころか、オックスフォードの町全体でさえ住民が三万人もいたはずはないのだから、司教の数字は明らかに誇張である。それでも、おびただしい数の死者が出たことは事実である。オックスフォードの実情について最も信頼できる記述は、十八世紀のある学者によるものだろう。それによると、一三四八年秋にペストが到来したとき、「田舎に土地や家をもっている者はそちらへ引っこみ〔田舎にもいずれ疫病はやってきたが〕、あとに残った者はほぼ全員が死に絶えた。大学の扉は閉ざされ、カレッジやホールは見捨てられ、領地を維持しようとする者、あるいは……死者を埋葬しようとする者はだれもいなかった」。

そのような死後の始末は、その秋、日常生活の一部になっていた。茅葺屋根に音を立てて降りつづく雨、教会の墓地から聞こえてくるシャベルの重い響き、そしてイングランド南部の小さな村々をとりまくじめじめした平野のあちこちに羊や牛の腐りかけた死体が放置されていた。ペスト大流行の時期には、動物の大量死も珍しくなかった。しかし、同時代の記述からすると、イングランドでは動物の大量死がとくに激しかったようだ。ある年代記作者はこう書いている。「〔疫病流行の〕同年、この地域一帯で、羊のあいだに猛烈な伝染病が広がり、一か所の放牧場で一度に五千頭が死んだこともあった。その死体はあまりにも腐敗が激しかったので、獣や鳥でさえ触れようとしなかったほどである」。

　イングランドにおける動物の大量死は、湿気の多い気候のもとで流行しやすい家畜伝染病の牛疫および肝吸虫（かんきゅうちゅう）が原因だったと思われる。一三四八年と一三四九年には、家畜の世話をする牧夫が不足したため、いっそう伝染に拍車がかかったのだろう。とはいえ、他の地域でも、ペストには動物の大量死がつきものだった。フィレンツェでは、犬、猫、鶏、牡牛などが疫病で死んだが、人間と同じように、その多くはリンパ腺に腫れ物ができていた。動物の大量死について最も印象的な報告は、中世のあるアラブ人歴史家によるものだ。それによると、ウズベキスタンでは、ライオン、ラクダ、猪、野兎など「すべてが腫れ物に苦しみ、死んで平原に倒れていた」という。

　他の国々と同じように、イングランドでも疫病から身を守るいくつかの方法が提唱されたが、それを実践できるのは特権階級だけだった。裕福な一家の石造りの家はペスト菌をもつ鼠の侵入を防ぎやすかったし、*貴族や郷士階級は全般的な栄養状態もよかった。それどころか、エドワード三世時代の外交官で、すばらしく強靭な肉体をもっていた騎士バーソロミュー・バーガーシュには、五十歳を越えた現代人のほとんどが嫉妬せずにいられないだろう。中年を過ぎて死んだというのに、ほっそりした筋肉質の体つきで、肩幅は広く、歯は一本も欠けることなく、中世の骨格によく見られる変形性関節炎の兆しもなかったのだ。ある推計によると、イギリスで大量死の犠牲になった貴族および富裕階級は、わずか二七パーセントだったという。それに対して、田園地帯の教区司祭の死亡率は四二から四五パーセント、農民の場合は四〇から七〇パーセントだった。

とはいえ、この時代に書かれた詩がいうように、たとえ高貴な生まれでも、蔓延する疫病から無傷で逃れられる者は一人もいなかった。

笏も冠も
転がり落ちる
塵に戻れば、すべては同じ
鋤と鎌とで腰の曲がった貧乏人も

＊この点は議論の的になっている。ペスト第三波の例からして、石造の建築物でも鼠は侵入できそうだった。しかし、たとえそうだとしても、編んだ木の枝に漆喰を塗っただけの農民の小屋よりは、ずっと鼠を防ぎやすかったはずである。

◆ 一三四八年初秋、イングランド南東部

婚礼前の王女に何が……

中世のボルドーの細長い桟橋には、羊毛の梱(こり)、農産物の包み、ブルゴーニュ産ワインの樽などの積荷が陸揚げされたが、一三四八年八月初め、エドワード三世の末娘である金髪のイングランド王女、ジョーン・プランタジネットもここに上陸した。ハート型の顔と王族らしい自信あふれる態度のジョーンは、波止場で荷下ろしをする疲れたフランス人港湾労働者にとってまるで奇跡のように思えたことだろう。それまで何週間も、彼らは疫病による死しか見てこなかった。ところが、いま突然、目の前に、まるでおとぎ話のような華々しい情景が出現した。鮮やかな旗をひるがえした四隻の船、王女の婚約者カスティーリャのペドロ皇太子からの贈り物である優美なスペイン人歌手、立派な衣装をまとった百人の射手、そしてエドワードの臣下のうち最高位を占める二人、フランスとのいくつもの戦いを生き延びた元軍人のアンドリュー・ウルフォードと法律家にして外交官のロバート・ブーシエが付き従っていた。

王女のボルドー訪問に関しては、スペインへ向かう途中であり、秋にはペドロ皇太子と結婚する予定だったということ以外、ほとんどわかっていない。王女が到着する日の朝、

桟橋で待ちかまえていた市長のレイモン・ド・ビスカルは結婚式に向かう王女とその一行に、疫病が流行しているので注意してほしいと警告した。イギリス人の一行がその警告を無視したことはわかっているが、その理由は定かではない。王女の無謀さは、おそらく若さから来ていたのだろう。十五歳の王族は、十五歳の一般人よりもずっと、自分を不死身だと思いがちである。とはいえ、王女のお目付役だった年長の二人、ブーシエとウルフォードがどうしてこれほど無頓着でいられたのかは理解しがたい。イングランド軍が数のうえで四倍か五倍の敵を撃破したクレシーの戦いを生き延びたせいで、ウルフォードは自分が不死身だと思うようになっていたのだろうか。あるいは、ウルフォードとその同行者である役人のブーシエにとって、ド・ビスカル市長など、髪の手入れにこだわり、妙な歩き方をする、取るに足りない小物のフランス男にすぎなかったのかもしれない。

婚礼の一行に随行した二人はもっと慎重であるべきだった。

八月二十日、ウルフォードはペストで悶え苦しみながら死んだ。救いといえば、美しい景観だけだった。最期の数時間、この老軍人はボルドー港を見晴らす贅沢なプランタジネット家の城、シャトー・ド・ロンブリエールで過ごしたのである。婚礼の一行のうち、さらに数人が死んだ。九月二日にはジョーン王女が死に、少女らしい笑い声の記憶と、着る機会のなかった長さ百メートル以上のラケマティズ（金糸で刺繡をした厚い上等なシルク）で作られたウェディングドレスがあとに残された。王女が残さなかったのは遺体だった。

十月、エドワードはカーライル司教に多額の報酬を与え、ペストが蔓延するボルドーへ行って王女の遺体を取り戻してほしいと頼んだが、司教が実際に出かけたかどうかはわかっていない。いずれにせよ、ジョーンの遺体は取り戻せなかった。歴史家のノーマン・カンターによれば、十月にド・ビスカル市長が埠頭を焼くように命じたとき、王女の遺体も焼かれてしまったのだろうという。疫病の広がりを食い止めるための炎は、予想以上に燃え広がり、近くにあったいくつかの建物にも延焼した。そして、そのなかにはジョーン王女の終焉の地となったシャトー・ド・ロンブリエールも含まれたとカンター教授は記している。

九月十五日、エドワード三世は、ペドロの父であるスペインのアルフォンソ国王にジョーンの死を知らせる手紙を書いた。イングランドを救う神のような存在と称されたエドワード三世だったが、この手紙には、わが子の死という理不尽な現実をなんとか自分自身に納得させようとするごく当たり前の親心が吐露されている。「人間であればだれしも、いまのわれわれが悲しみの棘に心を痛めていると知って、意外に思うはずはないでしょう。われわれとて、人間なのですから。しかし、神に信頼の念をおくわれわれは……わが家族の一員があらゆる汚点から免れたことを神に感謝します。われわれが純粋な愛情をもって慈しんだ者は、一足先に天国へ行き、処女たちの合唱に包まれて君臨することでしょう。われわれが神の前で裁かれるとき、王女は必ずやわれわれの弁護のために進み出てくれるはずです」。

このころ、イングランド南部では新たな動きが起こりつつあった。その秋、ペストはドーセットのすぐ東隣のウィルトシャーに伝わり、その後、ウィルトシャーの東に接するハンプシャーとサリーの両州に、ほぼ同時に出現した。状況からして、この新しい流行の起源は、ウィルトシャー海岸に位置するサウザンプトンのようだった。ボルドー発のものも含め、フランスから来る船は毎日のようにこの港に入ってきていた。とはいえ、サウザンプトンで聖職者が大勢死んだという記録は十二月まで見られないので、この新しいペスト禍はドーセット起源だったとも考えられる。おそらく、ペスト菌はメルコムから北へ向かうと同時に東へも移動したのだろう。

七百年後のいま、確かにいえるのは、一三四八年の秋、ドーセットより東の州に住む人びとがすぐそこまで迫っている死に気づいていたという事実である。十月二十四日、ウィリアム・エディンドン司教は、自分の教区であるハンプシャーのウィンチェスターが疫病の進むルートに正面からぶつかると知って、不吉な警告を発した。マタイによる福音書二章十八節のラケルの嘆き*を引いて、司教はこう宣言した。「ラマで声が聞こえた……われ

＊「叫び泣く大いなる悲しみの声がラマで聞こえた。ラケルはその子らのために嘆いた。子らがもはやいないので、慰められることさえ願わなかった」

われは苦悩とともに深刻な知らせを伝える……獰猛な疫病が……イングランド沿岸部を激しく襲っている……どうか恐怖を乗り越えて……この野蛮な病がわれわれの都市や教区のどこかで暴れないようにしようではないか」。

十一月十七日、ペストがハンプシャーの州境付近を荒らしまわっていた頃、エディンドン神父は熱心な信徒たちに再度語りかけた。「まばゆいばかりの永遠の光は……人間の苦しみの只中にある暗闇さえも輝かせる」。二度目の宣言で、司教は「病や早死には罪からくることもままある……魂を浄化することによって、この種の病〔ペスト〕は治まるといわれている」。司教の言葉でどれだけの信徒が希望を抱いたかは記録がない。

「不幸な家庭はそれぞれの仕方で不幸である」とトルストイはいったが、ペストが流行した最初の冬、イングランド南部の小さな町はそれぞれの仕方で次々と滅んでいった。翌年の五月、ストーンヘンジの灰色の平らな石が春の陽射しで暖まった頃、ウィルトシャー近郊のカールトン荘園で聞こえてくるのは小鳥のさえずりだけだった。カールトンの水車はじっと動かず、農地は耕されず、十二戸ある茅葺屋根の小屋は空っぽだった。一三四八年と一三四九年は、イングランドの田園地帯に人が住むようになって以来、最も静かな二年だったかもしれない。ウィルトシャーとハンプシャーの州境に近いアイヴィーチャーチ小修道院では、十三人の参事会員のうち十二人が死んでいた。たった一人生き残ったジェームズ・デ・グランドウェルの心情は想像もつかない。だが、一三四九年の三月、目覚めたときに聞こえる屋根を打つ雨の音や暗い修道院の廊下から聞こえてくる死にかけた修道士の呻き声にすっかり慣れてしまったグランドウェルは、静寂のなかでなんとなく落ち着かない気分になったはずだ。エドワード三世は、そんなグランドウェルの好運が昇進に値すると考え、さっそくこんな手紙を書いた。「周知のとおり……そこには十三人の参事会員がいたのだが、同じ建物に住まう他の全員が死んでしまったので……ジェームズ・デ・グランドウェルをその財産の管理者に任命する。司教もこの人事の適切さと正しさを保証している」。

古代イングランドの首都だったウィンチェスターでは、一三四九年一月、例によって例のごとく、さんざん論議されてきた問題をめぐって深刻な分裂が生じた。埋葬されずに放置された死体が空気「感染」のもとになり、その結果、疫病を広めるという心配から、平信徒たちは市の外にペスト患者用の墓穴を掘ろうとした。だが、エディンドン司教を始めとする高位聖職者たちはそれに反対した。ペスト患者用の墓穴を掘る場所は聖別されていないので、そのような土地に埋葬された人びとは復活の日に見逃されてしまう恐れがあるというのだった。一月十九日、エディンドン司教は、埋葬に関する教会の意見を変更して、人びとの不満を宥めようとした。朗報である、と司教はいった。「教皇猊下(げいか)は……差し迫った大量死に関して、教区の住民全員に……篤い信仰とともに世を去った者には完全な特権を与えるという許可を下された」。それでも、遺体が山積みになっていたウィンチェスターでは、聖職者の決まり文句を聞かされて、ついに平信徒たちの堪忍袋の緒が切れた。司教の宣言から数日後、ペスト患者用の墓穴をめぐる苛立ちが暴力沙汰へと発展した。住民の一部が集団となって、告別ミサをとりおこなっていた修道士に襲いかかったのだ。

この襲撃のあと、教会は民衆の欲求に屈して、すでにあった墓地を広げ、郊外に新しい墓地を建設することを許可した。しかし、この二千年のあいだカトリック教会を維持しつづけてきた人びとと心を同じくするエディンドン司教は、この論争の最終的な決定権だけは町の人びとに譲りわたさなかった。墓地の拡張にあたって、司教が主張したのは、一世紀以上も地元の商人が市場や共進会の会場として用いていた教区所有の土地の一部を墓地にすることだった。そのうえ、司教は教区所有の土地を分け与える代わり、ウィンチェスターの町に四十ポンドの負担金を課したのだった。

一三四八年から一三四九年にかけての冬、「あらゆる喜び……は消え……明るい音曲はすべて……絶え」て、ウィンチェスターの住民のほぼ半分が死んだ。近くのサリー州も含めたこの教区の死亡率はイングランドでも屈指の高さとなった。この教区では、聖職禄付の司祭、つまり給料をもらっている聖職者の四八・八パーセントが死んだ。ウィンチェスターの町の死亡率は正確にはわからないが、ペスト大流行前に八千から一万ほどだった人口が、一三七七年には二千人余りに減っていた。失われた八千人がすべてペストによる死者とは限らないが、ある歴史家にいわせれば、ウィンチェスターの死者数を四千人と見積もるのは「妥当」だという。ハンプシャー周辺の他の場所でも、ペスト流行期の最初の冬には「恐怖とひどい荒廃が居据わる」ようになっていた。クローリーではペストであまりにも大勢の人が死んだために、ペスト流行以前の四百人の人口を取り戻したのは、やっと五世紀後の一八五一年になってからだった。

同時代の記録によると、イタリア人がイングランド産の羊毛を買いに訪れ、ワインを積んだフランスの船が盛んに入港していたサウザンプトンでは、ペスト流行期の最初の冬に聖職禄付の司祭の死亡率が推計六六パーセントになったという。ポーツマスのそばのヘイリング島でも大勢の死者が出た。エドワード三世は一三五二年にこういっている。「疫病が猛威をふるったあいだに……人口の大部分が犠牲になったため……住民は打ちひしがれ、極貧に陥って、日々の暮らしは惨めなものとなった」。

黒死病の時代に完全に姿を消した村も確かにあったが、イングランドに根強く伝わる伝説の一つ、すなわち何百という村がペストのせいで消滅したという話の一部は神話にすぎないことがわかっている。最近の調査によれば、「消えた」村の多くは、実際には経済の動脈硬化に陥っていたのだった。すでに経済的に瀕死の状態にあり、大量死が最後の一突きになったとはいえ、いずれ死を免れなかったはずである。それでも、ペストによって消滅させられた村の伝説は、完全な作り話というわけではなかった。イングランドの縁したたる美しい田園地帯を行くと、ときたま奇妙な廃墟にぶつかることがある。崩れた壁や草の生い茂った小道などは、いまだに大量死の名残をとどめている。その時代、この国の至る所に「悲しみのない死、愛のない結婚、貧しさのない欠乏、逃げ場のない逃亡」が満ちあふれていたのだった。

それでも、日常が続いた

平均的なイングランド人は、平均的なフィレンツェ人やパリっ子と同じように、ペストの大流行に震えあがっていたに違いない。だが、イングランド人に特有の鈍感さと自己充足しがちな心理傾向のせいで、ウィンチェスターやヨーヴィルでのような暴力沙汰やグロースターでの隔離所をめぐる暴動のような騒ぎはあまり頻繁には起こらなかった。イングランドの「地獄の子ら」は恐怖に負けてしまい、しかもジョン・ロニュークのような人が大勢いたからだろう。何があっても動じず、感情を表に出さず、危険をものともせずに、黙って自分の仕事を続ける人びとである。イングランドのある歴史家はこういっている。「友人や親戚が次々と死んでいくなか……他人とのいかなる関わりも感染の恐れがあって危険だというときに、中世のイングランド人はあくまで日常の暮らしを変えなかった」。

ロニュークは、エディンドン司教のウィンチェスター教区が所有する四十か所以上の荘園の一つ、ザ・ハンドレッド・オブ・ファーナムの差配（管理人）だった。ジョンの私生活についてはほとんどわかっていないが、当時の文書をもとに、言動や風采を思い描くことができる。現代のドイツ語やスペイン語を話す人びとと同じように、中世のイングランド人は母音を長く伸ばして発音することが多かった。そこでジョンがファーナムの乳搾り娘に向かって「私は月が好きだ（アイ・ハヴ・ア・ライキング・フォー・ザ・ムーン）」というとき、「アイ・ハヴァ・リーキング・フォー・ザ・モーン」のように聞こえたはずである。服装もかなりひどかったようだ。彼の衣装簞笥には、四種類の基本アイテムがそれぞれ一着ずつしかなかった。ブリーチ（下着）、半ズボン、シャツ、どんなときにもはおれる万能の上着（カートゥル）である。夜になって乳搾り娘のもとへ行く予定があるときは、母親が一枚きりのシャツに「すべすべした石（スリークストーン）」でアイロンをかけた。平らな面のある重い石を火にかけて暖めておき、アイロンがわりにするのである。同時代の大勢の人たちと同じく、ジョンもたぶん寝るときは裸だった。裸で寝るという中世の慣習のせいで、ネズミノミとヒトノミの仕事はだいぶ楽になった。

ジョンが管理していた領地ファーナムは、イギリスの平場地域（チャンピオン・カントリー）にあった。スコットランド南部からイングランド南部まで伸びているこの地域は、地球上でとりわけ条件のよい肥沃な土地の一つだった。これほど質のよい土壌と温暖な気候に恵まれた場所は、ウクライナやカナダおよびアメリカの西部くらいしかなかった。今日、この地域のほとんどは大通りやスーパーマーケットの下に埋もれてしまっているが、ジョンの時代には、黄金色の海のように波打つ小麦畑と大麦畑が広がり、そのところどころに整然と並んだ木立がアクセントとなり、三十家族か四十家族が住む、まるで絵のような小ぢんまりした集落があった。どの家も同じような造りで、茅葺屋根に木製の窓枠、壁は粘土と泥を混ぜた泥壁打ちだった。そして、どの村も、広大な穀物畑の海のなかにぽつんと浮かぶ小さな島だった。

ペスト到来の前年にあたる一三四七年の夏、ファーナムの暮らしぶりは、過去十年の状態よりずっとよくなっていた。エディンドン司教自身は激しやすい性格だったかもしれないが、管理の行き届いた司教の領地は、十四世紀になってから、穀物の収穫量を十三世紀の水準にまで戻すことができた数少ない土地の一つだった。村人の食卓には新鮮な肉とエールが並び、旧弊な封建制度が守ってきた厄介な義務は次第に消えていった。ある意味で、一〇六六年のノルマン人による征服という屈辱をそそぐことさえできそうだった。十四世紀も半ばに近づくと、土着の言語だった英語、つまりジョンのような庶民の話し言葉が、一〇六六年のノルマン人侵入以来イングランドの貴族や政府の公用語とされてきたフランス語を追いやった。十四世紀の学者ジョン・トレヴィーサによれば、この時代にはノルマン人の血を引く家系も多いイングランドの貴族が「すっかりフランス語を忘れて」しまったという。

数千エーカーの敷地と三千人から四千人の住民の世話を引き受けていたジョン・ロニュークは、実際のところ、かなりの規模のアグリビジネス（農企業）を運営していたことになる。十一世紀の『ゲレファ』という本は、農業の運営者兼土地の維持管理者としての土地差配人の基本的な務めを数えあげているが、ジョンのような男には、荘園で起こるすべての出来事を把握し、小作料や税金や領主に支払う謝礼などを取り立てることまで期待されていた。しかし、ペストが到来した一三四八年の秋、ジョンが直面させられた問題について、『ゲレファ』には何も書かれていなかった。

ペスト菌が到来した時期は興味深い。ファーナムはドーセットとウィルトシャーの東にあり、ハンプシャーとサリーの州境に近かったが、この荘園で初めてペストによる死者が出たのは、もっと西にある州で死者が出たのとほぼ同時期だったのだ。このことから、二つの可能性が考えられる。サリー州がおそらく海を介して独自に感染していたか、あるいはエディンドン司教のような当時の人びとが海岸沿いに伝染するペストのスピードを見くびっていたか、である。十月二十四日、司教がウィンチェスターで「ラケルの嘆き」の警告を発している頃、四十キロか五十キロ「東」のファーナムでは、初めてのペスト患者二人がすでに病の床に伏していたか、あるいは発病するところだった。一三四八年の荘園名簿によれば、十月に二人の小作人が死んでいる。十一月には、さらに三人が死に、十二月にはその数が八人に増えた。一月には死者数が減って三人になり、二月は一人だった。雨と寒さ、それにイングランドの海岸線を一気に走ってきたことで、ペスト菌は息切れしたようだ。六月になっても、死者数は一か月に一人のペースを保っていたが、やがて夏が来て、実った小麦で畑が金色になり、荘園の納屋で小蝿の羽音が響くようになった頃、ペスト菌は息を吹き返した。七月が過ぎ、八月に入ると、「昨日まで元気いっぱいだった人が翌日には死んでいる」ような事態になった。

一三四八年の秋から一三四九年の秋まで、ペスト大流行の一年目に、ファーナムで七百四十人が死んだ。死亡率はおよそ二〇パーセントである。二度目の冬が近づくにつれ、寒くなればまた勢いがそがれるのではないかと期待されたが、新鮮な夏の空気と田舎の太陽で活気づいたペスト菌は、冬になっても殺戮の手を緩めなかった。一三四九年の秋から一三五〇年の秋まで、さらに四百人余りの住民が死んだ。一三五一年初めに、ようやくペスト菌がファーナムを去るまでに、この荘園での死者の数はおよそ千四百人にのぼった。ファーナムの住民の数については大まかな推計しかできないので、パーセンテージを出すことはむずかしいが、名簿を調べたある学者によれば、荘園の死亡率は三分の一か、あるいは半分にまで達したのではないかという。

ヨーロッパの他の地域では、これほどの大量死は社会に大きな混乱を引き起こし、人びとのあいだに断絶を招いた。だが、穏やかな夏の夜に荘園の村のあちこちにこだまする嘆きの声や、日曜の教会に黒い服を着てゆく人の数が増したことを除けば、ファーナムの生活は表向き、ほとんど変化がないように見えた。ペスト大流行の最初の一年間、穀物は予定どおりに刈り取られ、収穫量も前と同じだった。エディンドン司教の館は例年どおり傷んだ箇所を修繕し、年に一度の池の大掃除もあった。ジョンと親しい乳搾り娘でさえ、六クローブ分のバターを作った（一クローブは七から八ポンドに等しい）。そして収穫のあと、運のよい干草作りたちは四ブッシェル四クォーターの大麦をボーナスとしてもらった。クリスマスには、司教の館の使用人たちは伝統的な三日連続の祝宴を楽しんだ。

一三四八年から一三四九年にかけての冬、ファーナムは初めて、疫病に関連する経済的な転換を経験した。労働力不足が深刻になるにつれ、労働報酬が上昇する一方で、農場の家畜の値は下がっていた。同時代の記述によれば、「かつて四十シリングの価値のあった馬がいまでは半マルク［およそ七シリング］にしかならず、よく肥えた立派な牡牛が四シリング、牝牛が十二クゥイド［ポンドの俗語］だった」という。家畜の急激な値下がりは、封建制度のある規則が元凶だったが、その規則のせいで、ペスト大流行の時代に領主は新たに頭を悩ませることになった。小作人が死ぬと、荘園領主は、死んだ男の所有していた運搬用家畜のなかで最も上等なものを死亡税として受け取ることができた。相続上納物（ヘリオット）と呼ばれるこの税は、ふだんは領主の利益になるものだった。ところが、一三四八年から四九年にかけての冬には、あまりにも大勢の小作人が死んだため、領主のもとには手に余るほどたくさんの家畜が集まってしまった。抜け目のない差配人だったジョンは、エディンドン司教の所有物となった家畜のほとんどを価格が上がるまで手放さずにおいたが、それは例外だった。たいていの荘園では、「上納された」家畜を市場にどっと出し、そのせいでますます値が下がった。

ジョンの慎重な運営としっかりした指導のおかげで、ペスト大流行の一年目にもファーナムは繁栄していた。収入が三百五ポンドだったのに対して、労働報酬はわずか四十三ポンドだったのだ。

しかし、二年目は厳しかった。ペストが猛威をふるい、家族が死に絶えることも珍しくなかった。死んだ小作人の名前は荘園の中庭で読みあげられることになっていたが、二年目にはその回数が四十倍になっていた。また、耕し手のいなくなった農地を血縁のない人が相続する例も四十倍に増えた。「日々の過酷さが人びとの恨みを募らせる」につれ、ジョンも含めて、生き残った小作人は、自分の農場と死んだ隣人の農場の両方を世話しなければならなくなった。際限のない死が蔓延したこの時期、結婚はすっかり姿を消した。一三四九年、ファーナムではたった四組の結婚しかなかった。

一三五〇年、ジョン・ロニュークにとって、すべて順調とはいいがたかった。金もなく、天気は悪く、働き手も見つからなかった。雇い人への報酬はばか高く、労働力不足のために扱いにくくなっていた。「職人や労働者は、相手が同等であれ、目下であれ、目上であれ、立場に関係なく、さっぱりいうことを聞かない」と、ある年代記作者は書いている。『ゲレファ』の著者には想像もつかなかった多くの障害にもかかわらず、一三五〇年にも例年と同じく収穫時期が来て、ジョンのもとにはきちんと農産物が届けられた。ペスト大流行の三年目には、収穫量は一三四九年より減ったとはいえ、それほど大きな損失ではなかった。一三五〇年、ジョンと親しかった乳搾り娘の作業も例年と変わらず、冬は二十六個、夏は百四十二個のチーズと八クローブ（ざっと五十ポンド）分のバターを作った。

エディンドン司教はジョンの腕前にさぞかし驚いたことだろう。イングランドの歴史始まって以来、最も陰鬱な月日のさなかに、ジョンは農夫、石工、配管工、大工、木挽き、採石工などを、ちょっとした軍隊並みに組織した。一三五〇年、司教の荘園は例年以上の収益を得た。こうして、ジョンはなんとか二十二シリング五クォイドという急騰した賃金をひねりだして労働者に支払うことができたのだった。

社会の団結は複雑な現象だが、黒死病の時代のイングランドで暴動が比較的小規模ですんだことを説明するには、時代と場所のさまざまな違いを慎重に考慮したうえで、「割れ窓理論」を人間の行動に対してあてはめるのがよいかもしれない。

割れ窓理論とは、もともと現代の治安維持について説明したものだが、要するに、梁が屋根を支えるように、物理的な環境が心理のあり方を支えるという考え方である。どういうことだろうか？　ガラスの割れた窓、ゴミだらけの通り、捨てられた自動車、板が打ちつけられた店舗、草ぼうぼうの、あるいはガラクタが山積みになった空き地――このすべては一つのメッセージを送っている。「ここには責任者がいない」ということである。そして、権威やリーダーシップが崩れたとき、人びとは法律を無視しはじめ、暴力と自暴自棄に陥りやすくなる。負け戦で撤退するときにこそ、指揮官が断固たるリーダーシップを発揮しなければ、軍隊はいっそうパニックに陥りやすいというのと同じである。

一三四八年と一三四九年のイングランドは、物理的ないし感情的な混沌とほぼ無縁だった。農産物を収穫し、土地や建物の維持に励み、記録をつけ、法廷を支えるジョン・ロニュークのような人物のおかげで、世間の人びとはこの国がまだ混乱に陥っていないという自信をもつことができ、権威が保たれたのだ。きわめて困難なこの時期、彼らが示した確固たるリーダーシップは、秩序と規律と法律遵守の精神を保つことに役立ったはずである。

第九章　頭を西に、足を東に向けて

◆一三四八年初秋、ロンドン

腐臭漂う首都

中世のロンドンを端から端まで歩くには、夜なら二十分ほどで足りるかもしれないが、昼間となると、市内を横断するのは厄介だった。悪臭の漂うフリート川（西の境界）とロンドン塔（東の境界）のあいだの狭い道路に、六万から十万の気性の荒い人びとがひしめきあい、少なくともそれと同数のやかましい鶏、豚、牝牛、犬、牡牛、鵞鳥、馬がいて、おまけに無数の荷車や馬車があふれかえっていた。この騒々しいものがすべて、肥満体の男一人がUターンするのもやっとという狭い路地に押しこまれていたのだ。ロンドンのことを「世界の高貴な都市の一つ」と書いた年代記作者は、壁をめぐらした美しい庭園や教会のある広場を頭においていたのかもしれないが、むしろ勘違いをしていただけのようにも思える。なぜなら、そんな静かな場所にいても、中世の都市生活につきものの騒音はほんの数メートル先から聞こえてきたからである。ロンドンの音は、まず軽やかな鐘の響き、家畜の鳴き声、ひんやりした朝の空気のなかをロンドン一の商業地区チープサイド目指して南に向かう郊外からの荷車の軋み音から始まる。セント・ポール大聖堂の上に朝日が昇る頃、壁に囲まれたロンドンの町はようやくあくびをしながら目を覚まし、市門が開かれ、イングランドの田園地帯の恵みが北西部のカウレーン、チキンレーン、コックレーンを通って、どっと首都になだれこむ。ロンドンの北西には「美しい平坦な草地が広がり、そのところどころに流れる小川には、陽気な音を立てながら回る水車がいくつも見られる」のだった。

ニューゲートの市門から入ってすぐ内側のシャンブルズとブッチャーズ・ロウでは、商品が選別された。肉屋は、大型の家畜を手にかけようとしていた。他の商品はそのまま数百メートル南のチープサイドへ流れていった。だれもが大声で叫び、だれも手を洗わず、前歯が欠けているのは当たり前、すぐ先から聞こえてくる牛や羊の鳴き声がBGMというショッピングモールを想像してみてほしい。それこそ、中世のイングランドで最も賑わい、猥雑きわまりなく、やたらと騒々しい集団が活躍するチープサイドだった。この一画には、四千以上の露台が並び、音楽家と乞食は百人以上、悪漢とやくざは数知れず、酔っ払いやバーテンダー、それにエールを売り歩く女商人も無数にいた。先の年代記作者がいうように、「ロンドン市民は何にもまして『そのマナーのよさ』で知られている」のは事実だったかもしれない。ただし、そんなマナーのよいロンドン市民は、このチープサイドには一人もいなかった。

ロンドン第一の商業地区だったチープサイドはまた、見られたり、見たりするために人が集まる場所でもあった。一三四八年の春、ここを訪れた人は、八歳のジェフリー・チョーサー、またはエドワード国王の臣下である偉大な艦長の一人サー・ウォルター・マニーが散歩しているところ、あるいは、のちに女装してエリナーという名の娼婦になり悪名を高めたジョン・ライクナーに遭遇したかもしれない。ロンドンの市政機関の報告によれば、ペスト流行後の一夜、ライクナーは「女装をし、ソパーズ・レーンの近くで、ジョン・ブリットビーなる人物を相手に、言葉にするにもおぞましい唾棄すべき行為におよんでいるところを捕らえられた」という。ブリットビーはライクナーを女だと信じていたらしく、いざ真相がばらされたとき、欠点のない人間はいないことを思い知った。

チープサイドが肉屋の活気あふれるリズムで脈動していたとすれば、首都の煤けた裏通りには工場の無骨なリズムがみなぎっていた。「あのがんがん叩く槌の音のやかましさは死にたくなるほどだ」と、ある住民はこぼしている。鍛冶屋は、皮なめし職人や染物屋、銀細工師などとともに、ロンドンの工業製品の多くを生産していた。文句をいわれることの多い鍛冶屋たちだったが、彼らはロンドンの日常生活に重要な貢献をしていた。彼らが仕事に使う石炭や薪、最新式の瀝青炭は燃やすと芳香を放った。そして、悪臭漂うロンドンの大気には、よい香りが必要だったのだ。中世の水準からしても、ロンドンの衛生状態はひどいものだった。ロンドンの下水処理場ともいうべきフリート川は、川の堤にまるで歩哨のようにずらっと立ち並んだたくさんの公衆便所や個人の屋外便所から放出される汚物で定期的に流れが滞った。また、ロンドンの汚物溜めはすぐに満杯になり、運の悪い市民の一人、清掃人のリチャードはそこで溺れかけたほどだった。エドワード三世も不平をもらした。「この街の空気はひどく汚れている……その悪臭は耐えがたいほどだ」。それでも、ロンドンが出す山のような廃棄物の最大の危険は悪臭ではなく、病原菌をもった鼠たちを引き寄せることだった。

ロンドンでチープサイドの次に繁華な場所はテムズ川の河岸一帯だった。「世界中のあらゆる国からこの都市へ、商人たちが嬉々として運びこむ商品は、すべて船でやってくる」。このときばかりは、年代記作者の記述にまったく誇張はない。遠くから見ると、駝鳥のように長く首を伸ばしたクレーンと帆船の高いマストが波止場の上の灰色の空に林立する情景はまるで古代の森のようだった。もっと近くに寄ると、木材とキャンバス布でできたこの森に棲みついた港湾労働者の群れを見ることができた。彼らは汗にまみれ、甲高い声で悪口雑言を吐き散らしながら、イタリアの香辛料、ガスコーニュのワイン、スペインの絹、フランスのリネン、スカンディナヴィア諸国の材木、毛皮、鉄、蠟などの荷を船から下ろしていた。夜になると、波止場は様相を一変させ、鼠の王国が出現した。ロンドンが眠っているあいだ、腹を空かせたおびただしい数の鼠たちが、夜の冷たい空気に湿った鼻先をひくつかせ、静まりかえった船が発する悪臭に引かれて集まり、やがて波止場を越えて、その向こうの暗いロンドンの町へと散っていった。

一三四八年、南へ向かう旅人がテムズにかかる唯一の橋だったロンドン・ブリッジを渡ると、そこはもうロンドン市内ではなく、自治区のサザークだった。そこはごみごみした不潔な郊外住宅地で、入り組んだ路地に小さな工房がひしめく、小悪党と安娼婦たちの町だった。ロンドンが売春を禁じたとき、首都をねぐらにしていたセックス産業の従事者たちはサザークに拠点を移した。そこにあったウィンチェスター司教の館にちなんで、彼らは「ウィンチェスターの鵞鳥（ギース）」というあだ名で呼ばれた。

ロンドンの郊外住宅地でもう一つ有名なのは、ウェストミンスターである。ロンドン・ブリッジから西へ一キロ半から三キロほどの距離にあり、大修道院とウェストミンスター宮殿（国王の住居）が有名だったが、その一方で、犯罪者の避難所としても知られていた。この村がイングランド王の定住地となった十一世紀以来、ウェストミンスターは多くのドラマチックな瞬間を目にしてきたが、一三四八年九月ほど深刻な事態は他になかった。このとき、ブリストルとオックスフォードからは内陸部を通り、ウィルトシャーとハンプシャーからは海岸線を辿って、ペストが一路ロンドンを目指していた。その九月、ウェストミンスター宮殿では、さぞかし神経のはりつめた情景が見られたことだろう。エドワード三世と臣下の大臣たちが不安そうに地図を眺めている。書記は次々と出される命令を慌てて書きとめる。伝令は部屋から部屋へと走りまわる。ハンプシャー、バース、ウィンチェスターなど、ペストの最前線から馬を駆ってきた男たちは最新の知らせを大声で報告する。

ペストによる大量死の時代にも、イングランド王の治世は揺るがなかった。王立裁判所や大蔵省も業務を続け、徴税吏は税金を取り立て、勤勉な国王は、賃金の上昇につながるフランスからの流入物すべてに目を光らせ、一三四九年と一三五一年には賃金の凍結を命じた。しかし、ペスト大流行に対するエドワードの最初の反応は、彼ならではの大胆さに欠けていた。一三四八年九月、国王はむっつりとふさぎこみ、沈黙を守っていた。その月の初めにジョーン王女を亡くしたせいで、気持ちが沈んでいたのだろうか。だが、イギリス人の歴史家ウィリアム・オームロッド教授によれば、最初のうち、エドワードも大臣たちも、疫病の危険に対してたかをくくっていたのだという。その秋、政府は極端から極端へふれたように見えると教授はいう。冷淡と無関心から、一種のパニックへとなだれこんだのだ。十二月、エドワードは田園地帯に引っこんだ。その直後、国王は聖遺物をロンドンから運びださせ、一三四九年一月に予定されていた議会の中止を命じた。

死者は語る

同時代の記述のほとんどでは、ペストのロンドン到来は十一月初頭の雨の朝とされている。だが、正確なところはわからない。オックスフォードシャーの書記ジェフリー・ル・ベーカーは、ロンドンへの感染はブリストル経由だったと推測する。ル・ベーカーの記述によれば、疫病はイングランド中央南部の各州を東の方向へ横断して「オックスフォードとロンドン」に至ったという。ロンドン南部のケント州を経由してきたという可能性も考えられる。しかし、周辺の田園地帯よりも先にロンドンでペストが蔓延したことから、最も確率が高そうなのは海から来たという説である。ペスト菌は、入港した船からテムズ川の埠頭に降りたち、そこから全方位攻撃が開始されたのだ。

シェイクスピアやディケンズの都市としては意外なことに、ロンドンにはアニョーロ・ディ・トゥーラやジョヴァンニ・ボッカッチョに比肩する偉大なペスト記録を残す文筆家がいなかった。それでも、ペスト大流行後期のロンドンについて記録したトマス・ヴィンセントの生き生きとした文章は、一三四九年の恐ろしい冬から春にかけて、この都市がどんな様子だったかを想像させてくれる。「いまや、ここにはわびしい孤独しかない」とヴィンセントは書く。「店は閉まり……人の姿はめったに見られず、歩いている人もほとんどいない……どこへ行っても深い静寂ばかりだ。声が聞こえるとすれば、死んでいく人の呻き声である。そして、彼らをいまにも墓へ運ぼうと待ちかまえている弔いの鐘の音が響きわたる」。ロンドンのペスト大流行（一六六五年）を子供の頃に経験したダニエル・デフォーは、この街の日常について、もっと恐ろしい情景を描きだしている。なかには「ペストの腫れ物があまりにも激しく痛み……どうしても耐えられなくなって……窓から身を投げる人さえいた。あるいは、自分を抑えられずに手放しで泣き喚く人がいた。そのような、やかましく哀れを誘う悲鳴が、通りを歩く人びとの耳にまで聞こえてきて、胸をえぐるのだった」。

しかし、黒死病のロンドンで起きたことをじかに知っているのは死者たちである。そこで、いまから少し前に、イギリスの考古学者のグループが死者の声に耳を傾けることにした。一九八〇年代半ば、ラッシュアワーの騒音を頭上に聞きながら、考古学者たちは現代ロンドンの地下十数メートルの所にあるペスト患者用の墓穴に下りていった。ある社会に文明と呼べるものがあったかどうかを判断するとき、死者に敬意を払って埋葬しているかどうかを基準にするなら、ペスト患者用の墓穴を見る限り、ロンドンには文明があった。

その場所には、棺と埋葬布、独立した墓と溝が混じりあっており、死がありきたりだった時代にも、伝統的な埋葬の儀式を続けようという努力がなされていたことが推測できる。死んだ人びとは個々の墓をもち、ささやかながら葬儀がとりおこなわれた。死体運搬用の荷車が一杯になり、とても儀式などをしている時間がなくなったときでさえ、死体はでたらめに穴のなかへ放りこまれたりはしなかった。溝のなかに置かれた死体のいくつかは、埋葬布で包んで棺に入れられていた。そして、すべてが同じ姿勢で、頭を西に、足を東に向けて、整然と並んでいたのである。ペストによる死者を年齢と性別で分けようという努力さえなされたようだ。考古学者がある溝の中央部を掘ってみると、子供たちの骨が何十体分も出てきて、七百年ぶりにイギリスの空を見上げていた。

棺や埋葬布の多くには炭と灰が見つかり、これも文明社会の秩序と組織を意味していた。灰と炭には腐敗を遅らせる作用がある。そこから、死者が大量に出たこの時期でさえ、ペストによる死者は裸のまま、でたらめに積み重なった上に次々と放りこまれたりはせず、翌日改めて埋葬するために保存されたのではないかと推測できる。さもなければ、死体が一時保存されたのは、行動の優先順位を決めて処理したせいだと考えることもできる。一六六五年のペスト大流行のときにも、行動の優先順位が決定されており、その当時、死体はロンドン市内を横断して墓地まで運ばれた。

ロンドンの死者数がどれくらいだったかを知るには、別の、もっと有名な埋葬地に眠る死者の声を聞く必要がある。一三四八年、ロンドン司教のラルフ・ストラトフォードはロンドンの北西、ウェスト・スミスフィールドの「美しい平坦な草地」の只中にある「ノーマンズ・ランド」と呼ばれる土地を購入した」。一年後、対フランス戦争の勇士として名高いサー・ウォルター・マニーは、「上記の『ノーマンズ・ランド』に……隣接する十三エーカーと一ロッドの土地を買い入れて」この場所をさらに広げた。これまでのところ、このスミスフィールドの土地が、ロンドン最大の黒死病患者用墓地とされているが、実際にどれほどの広さだったかは何世紀も議論の的になっている。

カンタベリー大司教の書記官だったロバート・オブ・エーヴベリーによれば、ペストは「〔ロンドンで〕あまりにも猛威をふるったため、スミスフィールドに隣接する新しい墓地では、被献日〔一三四九年二月二日〕から復活祭〔四月十二日〕までのあいだ、ほぼ毎日、二百体以上が埋葬された」という。十六世紀の歴史家ジョン・ストウは、彼の時代に、その墓地にはこんな墓碑銘があったといっている。「紀元一三四九年には激しい疫病の襲来があり、この墓地が奉献された。ここには、五万体以上の死者が葬られている」。都市部の拡大とともにスミスフィールドの墓地は姿を消して久しい。だが、ストウの記憶が正しいとしても、五万という数字はあまりにも多すぎる。中世のロンドンの人口は、最も多く見積もった推計では十万という数字が出ているが、従来から市内にあった百を超える墓地に埋葬された死者も含めると、ロンドン全体の死亡率は六五から八〇パーセントになってしまい、とても本当とは思えない。中世ロンドンの人口について、現在の推計で最も少ない数字は六万から七万人だが、それが事実だとすると、一三四九年八月のロンドンはほとんど無人になってしまう。

中世の統計学者は、過剰な想像力を発揮しすぎるきらいがある。* ペストを記録したこの書記がいいたかったのはたぶん、スミスフィールドにおびただしい数の死者が葬られたということなのだろう。最近の推計によれば、この墓地に葬られた死者の数は一万七千から一万八千体であり、ロンドン全体の死者数は二万から三万で、おそらく三万が妥当な数字だろうということになっている。中世のロンドンに七万の住民がいたとすれば、死亡率は五〇パーセントに近かったと考えるのが理にかなっている。

歴史家のなかには、ロンドンのペストがアヴィニョンと同じパターンをなぞって、冬には肺ペスト、春と夏には腺ペストが流行したと主張する人もいるが、いまのところ確たる証拠はない。どんな人びとが死んだか、という点に関しては、同時代の記録が役に立つ。ロンドンのペスト菌は、相手の立場や地位をいっさい顧慮せず、完全な平等主義で、手当たりしだいに殺していったようだ。ジョン・オフォードとその後継者のトマス・ブラッドワーディンという二人のカンタベリー司教を始めとして、王室でも、国王の侍医のロジャー・デ・ヘイトン、ジョーン王女の付き添いを務めた変わり者のロバート・ブーシエなど、

＊　想像力が過剰なだけでなく、中世の統計学者がこれほど不正確なもう一つの理由は、計算にローマ数字を用いる場合が多かったことである。CCXLIVかけるMCIXという計算をしてみれば、その苦労がわかるだろう。アラビア数字が広く用いられるようになって初めて、加減乗除の計算が簡単に、また正確にできるようになった。(George Gordon Coulton, *The Black Death* [London, 1929], p.29)

たくさんの犠牲者が出た。ブーシエは疫病が蔓延していたボルドーから逃げ帰ったが、結局、ロンドンで死ぬことになった。ペストはロンドンの強力な通商ギルドの指導者の命も次々と奪って、同業者組合を解体させんばかりだった。裁断師組合の幹部は八人、帽子製造業組合の幹部は六人、金細工師組合の幹部は四人が死んだ。

ペストはウェストミンスター寺院の修道士二十七人の命も奪った。短気で無愛想な修道院長のシモン・ド・バーチストンがハンプシャーの自分の領地に逃げ帰っていなければ、この数は二十八人になっていたはずだ。イングランドの海岸線に沿って広がっていく途中、ペストはハンプシャーをも襲い、せっかく逃げたにもかかわらず、バーチストンはその地で死ぬことになった。

疫病が蔓延するにつれて、チープサイドから人の姿が消え、農民たちが感染を恐れて首都に近づかなくなったせいで、シャンブルズには静寂がたちこめた。首都の人口があまりにも急激に減ったため、農民たちの首都回避に加えて、黙示録の第二の騎士である「飢餓」がやってきても、それに捕まる人はほとんどいなかった。一三七七年の人頭税から判断して、ペスト大流行後のロンドンの人口は三万五千人程度だったと思われる。

モラルの高さについて調査した人がいたら、人口と同じくらい急激に下落していることがわかっただろう。ウェストミンスターの修道士ジョン・オブ・レディングが見たところ、疫病が流行したあと、聖職者は「自分たちの務めと規則を忘れがちになり……世俗の物質や肉欲を強く求めるようになった」。おしゃべりなヘンリー・ナイトンは、身分の高い女性の多くが「本来の美点を捨て、肉体を辱めた」と記している。同じようなモラルの低下は、ペスト大流行後のヨーロッパおよび中東の各地で見られた。ムスリムの書記、イブン・ハルドゥーンはこう書いている。「東と西の別なく、両方の文明社会が破壊力の強い疫病に襲われた……それは、多くの善きものを呑みこんだ……そして、それらを根絶やしにした……人間の数が減るにつれて、文明も衰退した……全世界が根底から変化した」。

核戦争の影響力をテーマにした画期的な労作である『水爆戦争について』で、軍事理論家ハーマン・カーンはこう述べている。「客観的にいえば、戦後の世界において人間の悲劇の量は確かに増加したが、にもかかわらず、その増加は生き残った大多数の平穏かつ幸福な生活を妨げはしない」。ペストの余波を見る限り、大惨事のあとの生活について述べたカーン博士の言葉は、半ば正しいとしかいえない。ペストによる大量死を生き延びた人びとは自分たちの生活や社会を立て直したように見える。だが、「ベルゲンの黒死病」という詩にうたわれたように、耐え忍んだ日々の記憶はけっして薄れることがなかった。

いくつもの情景が人につきまとい、永遠に離れない
ついに生命が尽きるまで、それは人生を毒しつづける

第一次世界大戦の余波について論じたシカゴ大学の精神分析学者ジェームズ・ウェストフォール・トンプソンは、大戦後に登場したロスト・ジェネレーションと黒死病を生き抜いた人びとのあいだに、いくつかの共通点を見出した。「熱に浮かされたように陽気だが、それは表面だけのことで、放蕩にふけりやすく、湯水のように金を浪費し、暴飲暴食に溺れる。これらの現象は、世界大戦のショックとトラウマという言葉で容易に説明できる」とトンプソンはいう。そして、このすべてが、ペストを経験した世代の行動にもぴったりあてはまるのである。

◆一三四九年春、イーストアングリア

悪党たちの暗躍

地図の上では、イングランドの東海岸は、北のヨークシャーから、ヴィクトリア朝の人びとがジャーマン・オーシャンと呼んだ海（北海とも呼ばれる）に面した大きなウォッシュ湾まで、どちらかといえばまっすぐに伸びている。ウォッシュ湾のすぐ南には、壁から突き出した頭のように、突然、海岸線がでっぱっている。このふくらみがイーストアングリアである。

海と空がつねに誘っているように見えるからかもしれないが、この土地は昔から、変化

を求める者の出発点になってきた。十七世紀、イーストアングリアの二つの州であるノーフォークとサフォークからの植民者はニューイングランド建設に一役買い、ヤーマス、イプスウッチ、リン（マサチューセッツ）、ノリッチ、ノーフォーク（コネチカット）といった地名だけでなく、ボストン訛りの起源となる話し方までも新大陸のこの地方にもたらした。それでも、新世界の発見より前にイーストアングリアが発見していたのは、条件に恵まれない環境を開花させる方法だった。ペスト大流行に先立つ数年間、それまで曇り空のもと、砂まじりの土地で儲けの少ない畑仕事をこつこつと続けてきたジャーマン海沿岸の農家がイングランド一収穫量の多い土地に変貌してゆくありさまを、肥沃な平場地域(チャンピオン・カントリー)の農民たちは驚きの目で見ていた。

　十四世紀のイーストアングリアでは、農民以外のだれもが衣服を縫っていた。縫製業はこの地方の主産業となり、ノーフォークとサフォーク一帯の町や村では、朝から晩まで、縮絨(しゅくじゅう)職人が羊毛を揉んだり叩いたりする音が聞こえた。紡いで糸にする前に羊毛の汚れを落とし、繊維を密にする工程で、縮絨職人はワイン作りと異端審問に使われた技を取り入れた。半日のあいだ、流れる水のなかに浸かって、束ねた羊毛の上で強く足踏みをする。残りの半日は、「ストック」と呼ばれる木製の棒でひたすら羊毛を叩きつける。こうすると、羊毛は縮んで油脂の汚れが落ち、目の詰んだ丈夫な布になるのだった。*

黒死病に見舞われる直前のイーストアングリアは、イングランドで最も人口の多い地域になっていた。この地域の主要都市ノリッチは商業の中心地でもあった。ノリッチ（Norwich）やイプスウィッチ（Ipswich）に使われている「wic」は、商業の地を指す古代の呼び名である。当時、ノリッチはこの地方の第二の都市に成長し、人口はおよそ二万、その大半は大陸からジャーマン海を挟んだ対岸に住みついた人びとの子孫だった。ローマ帝国の時代に獰猛なサクソン人が何度も襲撃してきたため、ローマ軍団の人びとはこの地方をサクソン海岸と呼んだ。やがてサクソン人に続いて、九世紀と十世紀にはもっと獰猛なバイキングがやってきた。しかし、イーストアングリアの歴史において最大の犠牲を強いた征服者はロングボートに乗ってはこなかった。それは、運搬車、荷車、鞍につけた袋などに乗ってやってきた。一三四九年三月のある日、ペスト菌はロンドンからの街道をたどって近づいた。そして、この疫病がやっと立ち去ったとき、フィレンツェやシエーナやアヴィニョンと同じように、イーストアングリアは途方もない損害を受けていた。それはまさに水爆攻撃にも匹敵する悲惨さだった。

イングランド全般で深刻な死亡率を記録していたペストだが、イングランド東部、なかでもイーストアングリアで死者の数がきわだって多かったことは注目に値する。ブリストルとロンドンとウィンチェスターの悪臭ただよう細い路地にとめどなく血を流させるペスト菌は、まるで伝染病にとっての第一原則を忘れてしまったかのようだ。感染経路を確保するために、必ず何人かは生存者を残しておくという原則である。イングランドの大半で、ペストの死亡率は三〇から四五パーセントと推計されている。だが、ジャーマン海沿岸の地域では、平均死亡率が五〇パーセントに近く、場所によってはそれ以上になった。ヴィクトリア朝の歴史家で、現在までのイーストアングリア研究書のなかで最も充実した一冊の著者でもあるオーガスタス・ジェソップ博士はこう書いている。「一三五〇年の暮れには、人口の半分以上が……この世を去っていた……〔そして〕半数どころか、も
っと〔傍点引用者〕死んだという人がいても、私はあえて反論しようとは思わない」。

ペスト流行前の最盛期に二万の住民がいたノリッチでは、一三七七年になると人口が六千人以下まで減っていた。ウィンチェスターやロンドンと同じように、失われた人口のすべてがペストによる死者ではないが、大量死のショックはあまりにも大きかったので、市民の心には何世紀もあとまで黒死病の記憶がつきまとった。一八〇六年、ある歴史家はこう書いている。一三四九年のノリッチは「かつて例がないほど繁栄し、これまでで最も住民の数が増えていた」。イーストアングリア随一の海港であるグレート・ヤーマスでも、ペストの傷はその後何世紀ものあいだ癒されずに残った。ヘンリー七世へ提出するために準備された十六世紀の報告書には、空っぽの通りを吹きすさぶ風についての記述があるが、

＊ペスト大流行の時代までに、縮絨業者の多くは仕事に水車を使うようになっていた。

いまでもその音が聞こえてくるようだ。その報告書にはこう書かれている。「［ヤーマスの］住宅地の……ほとんどは……人の気配もなく、建物は倒れてすっかり崩れ、ぼろぼろになっている」。

サフォーク低地地方のストゥール川峡谷一帯がイーストアングリアへの感染の第一歩だったという事実は、ロンドンが感染源だとする説の裏付けになる。ロンドンまでは、南へたった六十キロか七十キロの距離だったのだ。現在と違って一三四九年には、その距離はずっと遠く感じられただろうが、それでも荘園領主の記録でわかるとおり、峡谷地方にあった中規模の荘園領地コンラッド・ペーヴァの農民たちが年初に開かれた領主の法廷で、土地や持参金について相談しているのは奇妙なことに思える。彼らも内心では疫病のことを考えていたに違いない。実際、ロンドンからこんなに近い場所で、それ以外の何が考えられただろう。その陰気な一月、住民たちは荘園生活の昔ながらの決まりについて相談することにわずかな慰めを見出していたのではなかろうか。

三月にふたたび荘園の法廷が開かれたとき、ペストによる大量死は無視できなくなっていた。男六人女三人、計九人のペストによる犠牲者の名前が議事録に残された。これほどの短期間にこれほど大勢の死者が出れば、人びとのあいだに、もう最悪の事態は過ぎたはずだという希望が生まれたかもしれない。だが、最悪の事態はまだ始まってもいなかった。五月一日、その年三度目の法廷が開かれたとき、さらに十五人の死者が記録された。男が十三人、女が二人である。死者のうち七人には相続人がいなかった。ファーナム荘園のとき同じく、コンラッド荘園でも、家族全員が死んでいたのである。一三四九年夏、ロンドンで最後の死者が葬られた頃、この荘園の死者数は最高に達し、犠牲者はさらに増えつづけていた。十一月三日、その年の最後の法廷では三十六人の死者が記録され、このうち十三人には相続人がいなかった。およそ六か月で、この荘園に住んでいた五十家族のうち、おそらく二十一家族が消えてしまったのである。

四月、ジャーマン海に面したノーフォークの海沿いの小さな村ヒーチャムでは、まさに流れ弾のような不意打ちで、ペストがエマ・ゴスリンの人生に押し入った。ひと月前、ペスト菌は冬の名残を漂わせた空のもと、北へ向かいつつあった。エマと夫のレジナルド・ゴスリンは、エマの持参金をめぐって激しい論争をくりひろげていた。もしかしたらレジナルドは浪費家で、地元のエール売りの女にエマの財産を注ぎこんだのかもしれない。夫が何をしたにせよ、エマはひどく腹を立て、夫を法廷に引きずりだした。ゴスリン対ゴスリンの訴訟は、一三四九年四月二十三日にヒーチャムの領主の法廷で裁かれることになっており、エマは一人で法廷に立つつもりはなかった。記録によれば、二、三人の証人がエマのために証言することになっていた。その春、レジナルドはいま以上に自分の人生が悪くなることはないと思っていただろう。しかし、それは甘かった。四月二十三日、エマは法廷に立って、不出来な夫レジナルドが死んだことを報告しなければならなかった。それどころか、出廷するはずだった証人も全員死んでいた。

嵐の中心だったノリッチでは、死者の数がたちまち生存者を上回るようになった。ジェソップ博士は、ヴィクトリア朝ならではの誇張をほんの少しまじえて、こう書いている。「不潔な路地をふらふらと歩き……戸口に身を寄せて、死体運搬の荷車に道を譲り……らい患者や浮浪者に押しのけられる」生存者のことを想像せよ、と。さらに続けて、この街の墓地を想像したまえ、と医師はいう。「一日中、運搬車は荷台を傾け、山と積まれた死体を埋葬用に掘られた巨大な穴のなかに降ろしていった。あたりには強烈な腐敗臭が満ちあふれ……［人びとは］腐敗した死体につまずきながら……その間ずっと、不愉快な腐臭の漂う空気を吸いつづける」。

イングランドの他のすべての地域と同じく、イーストアングリアでも社会秩序はかろうじて維持されたが、大災厄後のある程度の無法状態は避けがたく、G・B・ネイバーのこんな嘆きを誘うことになった。「疫病の時代には……人間の本性における獣性や悪魔的な面が優位に立った」。ネイバーの指摘を最もよく体現していたのは、「一日司祭のウィリアム」だろう。週のうち六日は窃盗に励み、七日目にはミサをとりおこなったという不埒な司祭である。「一日司祭のウィリアム」に抵抗した人びとのなかにマチルダ・デ・ゴディチェスターがいた。彼女はエッピングの森で盗られそうになった財布と指輪を取り返した。ペスト流行のちに法廷に立ったマチルダは、命が無事だったのは運がよかったと語った。

後に悪事を働いたもう一人は詐欺師のヘンリー・アニーズだった。脱税の画策を得意技にしていた彼は、現代に生きていてもうまくやったに違いない。一三五〇年代初めのある日、ヘンリーはアリス・ベークマンの家を訪ねた。遺産に対する相続上納物（ヘリオット）、すなわち死亡税を払わずにすませる方法はないかとヘンリーに相談したアリス自身も正直者とはいいがたかった。口のうまいヘンリーは、取引をもちかけた。税金逃れの秘策を教えるから、アリスの飼っている最上の乳牛をよこせというのだった。ヘンリーは乳牛を手に入れ、アリスは秘策を手にしたが、残念なことに、あるいは想定ずみの結果かもしれないが、その企みは徴税吏に見破られ、アリスは税金を払わなければならなかった。

ヘンリー・アニーズが狡猾だとすれば、ウィリアム・シッゲは下劣だった。ウィリアムの犯罪は、死んだ隣人の家の屋根から鉛板を剥がしたり、もう一人の死んだ隣人の小屋から鍋や釜を盗んだり、三人目の死んだ隣人の場合は、農場との境界線を引きなおして自分の土地を広げたり、といったことだった。同じく、死者を食い物にしたキャサリン・バグジーはペストで死んだ人から服を剥ぎとっていたのだから、少なくとも十回は死んでいて当然だった。しかし、最新の収穫として革製のジャーキン〔ベストのような上着〕を盗んで捕まったキャサリンは健康そのものだった。

歴史家のプロコピウスによれば、六世紀のユスティニアヌスの疫病以来、「偶然にせよ、神意によるにせよ、〔この疫病は〕最も唾棄すべき悪党を明らかに見逃した」という。

イーストアングリアでも、その歴史はくりかえされたようだ。

教会の権威を落としたもの

中世ペストの研究者のあいだで、聖職者が一般人よりも多く死んだかどうかという問題ほど賛否両論が分かれた議論はない。一部の歴史家は、聖職者の死亡率が高かったのは、高齢の集団であり、しかも聖職者としての義務を良心的に果たしていたのだから、感染する機会も多かったはずだと主張する。また別の学者たちは、聖職者はよいものを食べ、住居も恵まれていたので、一般人よりも死亡率は低かったに違いないという。後者の意見をとったとしても、イーストアングリアの北にあるリンカン州では、一般人の死亡率が五五パーセント程度だったのに対して、聖職者の死亡率はあまりにも高すぎる。州都のリンカンだけでも、聖職禄付の司祭の六〇パーセントが死んだ。キャンドルシュー村では五九パーセント、ガートリー村では五六パーセント、マンレーク村ではイングランドにおける聖職者の死亡率としては最高の六一パーセントという驚異的な数字を記録した。

聖職者たちはなんとかこの損失を耐え忍んだが、組織としての教会の権威や特権はペストのせいで弱められた。それは、一部には幻滅から生じた副産物でもあった。一千年のあいだ、教会は地上における神の代理という姿勢を保ってきた。ところが、ペストの世界的大流行によって、教会の無力さが露呈され、神に愛されているどころではないことがわかった。それは中世社会の他の組織についても同じだった。

指導的な聖職者たちは、教会の無力さから目をそらさせようとして、黒死病こそ救済を得る機会だと主張した。あいかわらず威勢のいいラルフ司教によれば、「万能の神は雷や稲妻のような鉄槌を下して……神の子を鞭打ち、罪から救いだそうとする」のだという。もう一つ、世間に広く通用していたのは、この疫病が堕落した人間たちへの避けがたい罰であるという説明だった。黒死病の時代にはさまざまな文書が人びとのあいだに広まったが、その一つである「天国からの手紙」はこう警告している。「ああ、信仰薄き者たちよ……汝らはみずからの罪を悔いず……だからこそ、私は汝らのもとに送りこんだ……サラセン人と異教徒、地震、飢餓、野獣、その他……」。だが、どんな理屈も人を心から納得させることはできなかった。ペストの大流行を生き延びたヨーロッパ社会は、神への信仰を完全に捨てたわけではなかった。しかし、闇の奥をくぐり抜けた四年間の旅路の果てに、前と同じ信仰を保ちつづけることはできなくなっていた。

犠牲者を非難するような態度はとりわけイングランドの聖職者に目立ったが、そんな言動もキリスト教会への反感を募らせた。ロチェスター司教はこういっている。「このありさまを見よ。われわれ「イングランド人」の信仰はぐらついている。世界の人びとから、われわれは賞賛すべき存在とは思われていない。逆に、われわれはあらゆる人類のなかで最も不誠実とみなされ、ゆえに神から愛されていない者たちなのだ」。しかし、修道士のヘンリー・ナイトンにとって、イングランドに神の怒りが下された原因は、馬上槍試合のグルーピーに他ならなかった。ナイトンによれば、この疫病が流行したそもそもの元凶は、挑発的な服装で馬上槍試合を見物して公共のモラルを低下させた若い美女の集団だというのである。折り紙つきの偏屈者だったナイトンは、マルセイユのフランシスコ会修道士がペストで百四十人も死んだと聞いて、「でかした！」といわずにはいられなかった。だが、ふだんはまじめなジョン・オブ・レディングでさえ、イングランド人のばかげた言動について語るときは少しばかり調子が狂った。疫病の到来を告げるジョンの記述には、こんな文章が紛れこんでいる。「災厄がすぐそこに迫っていることにも気づかず、ばかばかしいほど奇矯な服装で結婚するイングランド人の頭の軽さを思えば、それも当然である」。

　教会の凋落を招いたもう一つの大きな要素は、ペスト流行後の聖職者の態度である。そして、この傾向もイングランドでとくに顕著だった。黒死病のあと、平信徒を慰めたり、聖務を果たしたりする司祭はほとんどいなかった。なぜなら、才能ある聖職者の多くが死んでおり、教会の指導者層も頽廃しきっていたからである。ナイトンはこう書いている。「当時は聖職者がはなはだしく不足していたため、多くの教会は聖務日課も、ミサも、朝の祈禱も、夕方の祈禱も、秘蹟も、準秘蹟もなしに取り残された」。教会の地位に空席が増えたせいで、生き残った者は欲をかきたてられた。「ペスト流行の前は、聖職者が大勢いたので、十ポンドか十マルクの金を出しても、教会付き司祭の地位につくことはむずかしかった」とナイトンはいう。「……それがいまでは五マルクかときには四マルク出せばだれでも教会付き司祭になれた」。新しく職を得た聖職者の質がひどく悪かったことも、人びとの幻滅を大きくする一因だった。新参者の多くは若く、訓練も受けていなかった。たとえば、ノリッチのように、空っぽの司祭館に「ほんの小僧っ子の」聖職者六十人をむりやり送りこんだり、あるいは同じように訓練の行き届かない中年男、それも聖職を天命と思わない男やもめを司祭に任命したりした。

そのうえ、司祭たちの多くは、一種のロスト・ジェネレーション的な気分に流されがちだった。ペスト大流行のあと、教会の規律は緩み、聖職者の権威は下落した。フランシスコ修道会のある年代記作者はこうこぼしている。「修道院での生活、とくに托鉢修道士の熱意は失われ、態度も投げやりになった。これまで、彼らは敬虔さでも、知識でも、とりわけ抜きん出ていたというのに」。

とはいえ、教会にとって最大の汚点になったのは、ペスト後ではなく、ペスト大流行のさなかにおける聖職者の態度だった。奇妙な論理に思えるかもしれないが、イングランドの教区司祭の死亡率が四二から四五パーセントだった事実から、納得のいく説明ができそうだ。多くの聖職者が自分の持ち場にとどまったとはいえ、その大半はおざなりの態度で義務を果たすだけだったのだ。フィリップ・ジーグラーはこう書いている。「その一例をあげれば……司祭は日常の仕事をなんとかこなしはしたが、見るからにやる気がなく、及び腰だった。その結果、最悪の危険を背負いこんだだけでなく、平信徒からの尊敬さえ失うことになった。それに加えて、教会員を見捨てた悪名高い司祭の例もいくつかあった……黒死病後の教会がこれほど信用を失墜させたわけも、そこから類推できるというものである」。

◆一三四九年春、イングランド北部

そしてスコットランド、ウェールズ、アイルランドへ

イーストアングリアの北方に目をやると、まるで全精力をスコットランドの荒々しい境界地方との衝突に注ぎこもうとするかのように、イングランドの地形は細くくびれる。理屈をいえば、このくびれによって北の地方では海が接近するため、海からの襲撃に弱いということになる。しかし、少なくとも最初のうちは、北へ向かうペスト菌の移動方法は陸地伝いだったように見える。ロンドンからの避難民の集団か、あるいは穀物を運ぶ荷車だったかもしれない。はっきりいえるのは、一三四九年の曇った五月の朝、春の太陽がヨーク大聖堂の上に昇る頃、一万一千の人口を抱えた、北部イングランドを代表するこの大都市が死に見舞われていたということだけである。

イングランド北部にあるランカシャー（西側）やヨークシャー（東側）などの州、さら

にその北に位置するカンバーランドやダーラムには、自分たちの先行きについて考えこむ時間がたっぷりあった。この地域にペストが到達するまで、十か月もかかったのだ。とはいえ、その間、住民たちはふだんどおり畑を耕し、南からの噂に耳を傾け、ヨーク司教ウィリアム・ズーチの言葉をかみしめるしかなかった。司教は轟くような声でこう説教した。「全能の神は、ときとして愛する者たちを懲らしめることがある。魂が病んだとき、われわれの強さが損なわれずにいられるかどうかの試練こそ、神の恩寵である」。

一三四九年の冬から春にかけて、イングランドの他の地域が苦しみに悶えていたとき、新しい大事な客の来訪に備えるかのように、北の自然はペスト菌の到来に向けて準備に余念がなかった。一三四八年の大晦日、冬の洪水がヨークの西の教区を襲った。続いて、受難の主日の数日前には、ヨークシャーにあるモー大修道院を揺るがすほどの地震があった。現代の経験をもとに考えれば、どちらの出来事もペスト菌の働きを促す要因になったはずである。洪水と地震によって、齧歯類の巣が荒らされ、その土地の鼠は人間の住む場所へ逃げこんだのだ。

リンカンやノーフォークの都市部とくらべて、ヨークの街はどちらかといえば被害は軽くすんだ。聖職者の死亡率は三二パーセントで、教区司祭の全国平均の死亡率より一〇パーセント以上低く、リンカンにくらべると約三〇パーセントも下回っていた。一方、モー大修道院は、それほど好運ではなかった。修道士および助修士の五十人中、四十人がペストの犠牲者となり、そのうちの大修道院長を含む六人は、不運にも、一三四九年八月十二日にまとめて死亡したのだった。めったに風呂に入らない人びとが集団で暮らし、食物を捨てず、じめじめした廊下のある修道院はどこも鼠や蚤の巣窟になりやすかったが、モーの年代記作者はむしろ、この修道院には不吉な前兆があったと信じたがっているようだった。とくに、その少し前に一組の結合双生児が死んだことが注目されている。近くのキングストン・アポン・ハルに住んでいたこの双生児は、「臍（へそ）のあたりで上半身が二つに分かれ……声を合わせて上手に歌をうたった」という。この年代記作者によれば、「ペストの直前」、双生児は考えられる限り最も哀れな死に方をした。片方が死ぬと、「生き残ったほうは、三日間、もう一方を抱きしめていた」。ハルで起こったことを思えば、この双生児の死がたぶん前兆だった。

エドワード三世は税金の取り立てには異常なほどこだわり、ある地区でペストのために徴税吏が次々と死んだときは、なんとか生き延びられる人間が見つかるまで、とっかえひっかえ七人を送りこんだほどだった。それでも、結合双生児が住んでいたハルは、ペストのためにあまりにもひどい惨状を呈したので、さすがの国王も哀れを催さずにいられなかった。「われらがキングストン・アポン・ハルの街がこうむった損失と破壊を考慮して」、国王は集めた税金の一部をハルに返還することにしたのである。

ヨークにおける聖職者の死亡率は比較的低かったとはいえ、ヨークシャー全体の損失は全国平均の四〇から五〇パーセントと肩を並べていた。どちらかといえば、西部のほうがペスト菌の動きはより致死的だった。アイリッシュ海に接するランカシャーは、十四世紀当時、イングランドでもとくに人口密度の低い地域だった。だが、ペスト大流行後にこの地方の十か所の教区を調べたところ、死者の数が一万三千を超えていたことがわかった。もっと南のダービーシャーでは、小さな教区に残された一枚の墓碑銘がペストによる死の猛威をより雄弁に語っている。一三四九年夏、この地方に住むウェークブリッジ一家はペストによって崩壊したのだった。

五月十八日、ウィリアムの兄弟ニコラス
七月十六日、ウィリアムの兄弟ロバート
八月五日、ウィリアムの父ピーターとウィリアムの姉妹ジョーン
八月十日、ウィリアムの妻ジョーンとウィリアムの姉妹マーガレット

ウィリアム自身はペストを生き抜いた。

もう一人のウィリアム、商才に富んだウィリアム・オブ・リヴァプールは、他の人間が悲嘆しか見ないところに商機を見出し、一三四九年こそ葬儀ビジネスを始めるのに最適の年だと思いついた。中世ランカシャーの記録文書によれば、これによって「エヴァートン

［ランカシャーの町］の住民の三分の一は、死んだあとにウィリアムの家へ運びこまれた」という。運びこまれた遺体は、かなり高い報酬と引き換えに葬られることになっていたのだろう。

イングランド最北の二つの州、ダーラムとカンバーランドは、気まぐれな死に慣れていた。記憶にある限り何世代も昔から、この地方はスコットランドへの侵略戦争の前線となっていたからだ。イングランドの拡張主義者たちはスコットランドを敗退させたが、実質的に征服することはついにできなかった。一三五二年、カンバーランド第一の都市であるカーライルは戦争に疲弊し、そのうえペストで荒廃したため、税金の免除を受けた。国王の決定によれば、この街は「疫病のために、つねにもまして弱体化した」からである。ダーラムでは、一三四九年の夏、不穏の波が州全体を覆った。農民のなかには、土地の契約更新時に支払う礼金を拒否する者が現れ、死んだ小作人の借地を引き受けたがらない者も出てきた。だが、その拒否の動きが孤立したものなのか、それとも組織化された大きな運動の一部だったのか、正確にはわからない。はっきりしたデータがないので、国境地方の雰囲気は、あるイメージから推測するしかない。ペスト大流行のあと、正気を失った孤独な農夫が、ペストで死んだ妻や子供たちの名を呼びながら、この地方の村々や小道をさまよい歩いた。この男のせいで、人びとはひどく心を揺さぶられたという。

疫病をイングランドだけの現象だと思って平常どおり働いていたスコットランドの人びとは、一三四九年の夏を大いに楽しんだ。「敵のありさまを見て笑い……〔そして〕『イングランドの臭い死に方』を罵っていた」スコットランド人は、一三五〇年三月、イングランド国境に近いセルカークの森に大軍を結集させた。「その意図は、全域を侵略することだった。だが、攻撃に移る前に、「神の復讐の手」が国境を越えて伸ばされ、結集したスコットランド人たちを「不意打ちの野蛮な死」で散り散りにさせた。

マルセイユでのフランシスコ会修道士百四十人の死にもまして、セルカークの出来事はヘンリー・ナイトンを喜ばせた。彼はこう書いている。「ほんのつかのまに、五千人ほど〔のスコットランド人〕が死に、残りは、弱い者と強い者との別なく、みな自分たちの国に引きこもることに決めた。だが、イングランド軍は追撃し、奇襲攻撃をしかけて、大勢を殺した」。敗走したスコットランド兵は、ペスト菌を故郷へもち帰った。だが、ペスト菌は高地地方の荒々しい大地と寒冷な気候のもとではそれほど暴れなかった。スコットランドの三分の一が死んだという説もあるが、おそらくそれ以下だったと思われる。正確な死亡率がどうであれ、イングランドより低かったことは確かである。

これまでずっとイングランドに虐げられてきたウェールズ人にとって、疫病の流行は最後の希望さえ奪う出来事だったが、詩心だけは失われなかった。ペスト菌がブリストル海峡の北、ウェールズの国境地方に蔓延した一三四九年の絶望的な春、詩人のジョーン・ゲシンはこう書いた。「われわれの只中に黒い煙のように死がやってくるのが見える。若者を切り裂くペスト、美しい顔にさえ情けをかけない風来坊の幻影。ああ、悲しむべきは腋の下の腫れ物。泡立つそれは恐ろしくも、すべての元凶。頭痛を引き起こし、泣き声をあげさせる。腋の下にしがみつく重荷。激しい痛みを伴う醜い腫れ物、白いしこり……」。

この詩を除いて、ウェールズの死亡率についてはほとんど何もわかっていないが、ただ、低地に住んでいた「イギリス系住民（イングリッシュリー）」と呼ばれるイングランド人植民者と、霧に包まれた丘陵地帯に住んでいた「ウェールズ系住民（ウェルシュリー）」と呼ばれる地元民の両方が犠牲者になったことだけは確かである。また、ペストが強さを増すにつれて、ウェールズの田園地帯にはマドック・アプ・リリドとケンリック兄弟のような冷徹な男たちが横行するようになったこともわかっている。彼らは「ペストのさなか、アイルマーの女房が死んだあと、夜になってアイルマーの家へやってくると、その家から水差しとたらいを奪い去った……［さらに彼らは］ジョン・ル・パーカーの三頭の牡牛と六シリング相当の三頭の牝牛も盗んだ」。

アイルランドには、一三四八年の夏の終わりにブリストル経由で感染したと思われる。当時の記録によれば、ここでのペストは外国人と地元の住民を区別したようだ。ジェフリー・ル・ベーカーによれば、アイルランドでは「イングランド系住民の多く」がペストにやられたが、「山岳地帯や高地に住んでいた生粋のアイルランド人にはほとんど犠牲者が出なかった」という。同じ意見は、エドワード三世に提出するために作成された一三六〇年の報告書にも見られる。その著者によれば、ペストは「イングランド人のあいだで猛威をふるい、惨憺たる状況となった……〔が、〕アイルランド人のあいだではそれほどでもなかった」という。十七世紀のアイルランド人の歴史家は、クロムウェル政治の暴虐がまだ記憶に新しかったのだろう、こんなふうに書いている。ペストは「イングランド人のあいだに大混乱をもたらした……が、高地地方で生まれ育った真のアイルランド人にとって、それは歓迎すべきことでしかなかった」。

アイルランドに移住したイングランド人は、海岸沿いの町に固まる傾向があったので、それも病気にかかりやすかった理由の一つだろう。ペストはまず、東海岸に位置するダブリンの南北にある二つの町、ホウスかダルキーに上陸したと思われ、あっというまにダブリンに伝染した。ペスト菌にとって、これほど格好な上陸地点はなかった。ダブリン近郊の小さな村や町を人間の橋がわりにして、ペスト菌はもっと人口のまばらな奥地にすばやくジャンプしていった。一三四八年十二月には、ダブリン近郊の三つの州、キルデア、リース、マウスに感染が広がり、一三四九年の夏の終わりには、西海岸のクレアやコークまでペストは広がっていた。

ある歴史家の推計によれば、アイルランドのイングランド系住民の死亡率は三五から四〇パーセントだという。地元民のアイルランド人の死亡率はもっと低かったようだが、どれくらいの差があったのかはわからない。正確な数字はともかく、一三四八年と一三四九年のアイルランドが大きな苦しみを味わったことは確かである。

「死者に囲まれて、自分の死を待っている」と書いたアイルランド人修道士ジョン・クラインが残した草稿の最後には、別の修道士の手でこう書きこまれている。「この筆者が死去したであろうことをここに付記する」。

第十章　ユダヤ人大虐殺

◆一三四八年九月、ジュネーヴ湖

でっちあげの犯罪

一三四八年九月のある朝、秋の雨に打たれた南イングランド各地の村々で住民たちが死につつあった頃、ジュネーヴ湖の青くきらめく水面を小さな船が滑るように進んでいた。朝の光のなか、船をとりまく広大な空と湖、そして緑の山並みは「ワルキューレの騎行」の背景幕を連想させた。だが、その船には大柄な体軀をもった北欧の女神たちの姿はなく、早朝の寒さよけのワインが入った携帯用酒瓶（フラスク）をポケットに突っこんだ、まだ眠そうな村人たちしかいなかった。それに加えて、バラヴィニーという名の外科医。彼は一人で舳先（へさき）に坐り、頭にはユーデンフート（ユダヤ人の帽子）と呼ばれる三角帽をかぶっていた。

ペストによる大量死は、ヨーロッパ史上でもとりわけ悲惨な反ユダヤの暴力事件を引き起こした。一三四八年四月に南仏で起こった最初の大虐殺（ポグロム）は、聖週間につきものの騒ぎだったが、その夏、疫病が猛烈な激しさでヨーロッパ中を襲うと、暴力の矛先は別のところに向かった。各地で恐怖と混乱がわきあがり、あらゆる罪を一身に負わされてきたユダヤ人が、今度は疫病を広めた犯人として咎められるようになったのだ。湖畔の町シヨンで外科医のバラヴィニーが逮捕された九月の半ば頃には、ユダヤ人が井戸に毒を投げこんだという非難はほぼ確信に変わっていた。さらに、その確信は国際的なユダヤの陰謀説へと発展し、ついにはスペインの邪悪なラビ・ヤコブが黒幕と名指しされ、スパイの暗躍という噂が飛び交うようになった。あまりにも禍々（まがまが）しい話だったので、キリスト教徒の心は恐怖と戦慄でいっぱいになった。世界征服を企むユダヤ人が井戸に毒を投げ入れているというのだ。

夏のあいだに、ユダヤ人への反感、誇大妄想、中世式の探偵調査が結びつき、ヤコブの指揮のもとでスパイのユダヤ人たちが毒をふりまいているという、もっともらしい筋書きができあがった。そこには、毒を運ぶ手段や方法まで詳細に説明されていた。「毒にやられた人が、とくに汗をかいたときに、他の人と接触すると、その相手にも感染する」。バラヴィニーは逮捕後にシヨンで尋問されたが、そのシヨンでも町のお偉方には、スパイによる毒散布説やラビ・ヤコブから共謀者に宛てた手紙についての情報が伝わっていた。この手紙は「破門の苦しみとユダヤ法への従順を説き、大きな公共の井戸に毒を投げこむ……」

よう命じていた。

九月十五日の最初の審問で、告発内容として陰謀の詳細が述べられたとき、外科医のバラヴィニーは鏡の国に入りこんだアリスのような気分だったに違いない。ただし、アリスのほうは「尋問にかけられる」ことはなかった。中世の時代には、この言葉は遠まわしに拷問を意味していた。ションの審問官たちは、バラヴィニーに対する取り扱いを、拷問技術における傑出した例だと自負していたようだ。裁判記録によると、この最初の審問で外科医は「ほんのわずか尋問されただけ」なのに、井戸に毒を投げこんだ一件について、恥知らずにもぺらぺら白状しはじめたという。さらに十九日の審問では、まったく「尋問にかけ」られないうちに、共犯者の名前を明かしたのだった。

その朝、船がジュネーヴ湖を渡ってクラレンスに向かったのは、審問がすんで何日目だったかはわからない。だが、たぶん一週間はたっていなかっただろう。この船旅の目的はもっと明らかだ。その夏の初め頃、教皇クレメンス六世はユダヤ人迫害の風潮を厳しく叱責していた。「このところ……われわれの注意を引いているのは、こんな風評、もっと正確にいうなら、悪評である。すなわち、多くのキリスト教徒がこの疫病を……悪魔にそそのかされたユダヤ人の手で運びこまれた毒のせいだと決めつけている。そして、腹立ちのあまり、けしからぬことに多くのユダヤ人を、年齢性別にかかわらず、殺害しているというではないか」。そんな空気のなかで、バラヴィニーを裁いた人びとはおそらく、有罪を証明する物的証拠を手に入れておいたほうが無難だと考えたのだろう。そんなわけで、雨の降りしきるロンドンが死を待ちかまえ、パリでモルレ修道士が死体の数を数え、フィレンツェでマテオ・ヴィラーニが疫病で死んだ兄のジョヴァンニを悼んで涙に暮れていた頃、よく晴れた九月の朝のジュネーヴ湖では、外科医のバラヴィニーとまだ眠気のさめやらぬ護衛役の市民たちが、でっちあげの犯罪を証明する、でっちあげの証拠を探すために、船でクラレンスに向かっていたのである。

船の舳先に縮こまって坐り、ケーキにふりかけた粉砂糖のように水面に残った最後の朝霧を陽射しがきれいに消していく様子を見つめているバラヴィニーがどんな思いだったかは、想像にゆだねるしかない。しかし、その心のありようは、七百年後のある陰気な朝、ポーランドのアウシュヴィッツ収容所に到着したときのプリーモ・レーヴィの心境に通じるものがあったに違いない。「これより悲惨な人間の状態はない」とレーヴィは書いている。「……靴と衣服を奪われ、髪の毛さえも刈り取られた。われわれが何かいっても、彼らは聞こうとしない……［そして］仮に聞いたとしても、彼らには理解する気などない」。強制収容所でレーヴィが見出したのは、人間がすべてを失ったとき、しばしば「自分自身さえもなくして」しまうということだった。拷問する側の狂気を受け入れることによって自分自身を失ったのだとすれば、クラレンスで船から降りたときの外科医バラヴィニーは、すでに鏡を通り抜けていた。ある村で、井戸に見覚えがあるかと訊かれたバラヴィニーは

「はい」と答えた。「この井戸に毒を投げ入れました」。市民の一人、目はしの利くアンリ・ジェラールという公証人が井戸のそばでぼろきれを見つけると、バラヴィニーは「それが毒を包んだ布に間違いないと証言した」のだった。

自分自身を失ってから三週間後、外科医は命を失った。十月初め、火刑に処せられたのである。

われわれは行く
訊かないでくれ——どこへ、とは
われわれは行く
行けといわれたのだ
父祖の父祖たるアブラムが行き
ヤコブが行った日から
人はみな、行かなければならなかった
一つの国へ、一つの国から
人はみな、背をかがめ
はるか遠くまで、その道を辿る……

裕福で教育のある人びと

一千年の長きにわたるユダヤ人の彷徨が始まったのは、大量虐殺（ホロコースト）のあとだった。タキトゥスの記述によれば、パレスティナのユダヤ人がローマに対抗して反乱を企てた紀元六六年から、勝利を収めた帝国の旗がテンプルマウントの瓦礫の上にひるがえった紀元七〇年までに、百十九万七千人のユダヤ人が虐殺され、または奴隷として売られたという。それどころか、この反乱後の一時期、ローマでは馬を買うよりユダヤ人を買うほうが安いといわれたほどだった。紀元一二八年、ふたたび「ユダヤ人のほぼ全員がなぎ倒された」。この二度目の蜂起について、歴史家のカッシウス・ディオの報告によれば、九百八十五か所の町村、五十か所の砦が破壊され、戦闘で五十八万人のユダヤ人が殺され、「その他、数えきれない人数が飢餓、火災、剣によって落命した」という。ディオとタキトゥスが述べるユダヤ人の死者の数には多少の誇張があるかもしれないが、大げさすぎる数字ではない。紀元七〇年から一三〇年までの六十年間で、パレスティナのユダヤ人社会は壊滅させられた。四世紀のエルサレムを訪ねた聖ヒエロニムスは、その時代の記憶がまだ色濃く残っていることに気づいた。ユダヤ人の生き残りについて、聖ヒエロニムスはこう書いている。「悲しげな人びと……老いてしなびた女たちと老人たちは、身にぼろをまとい、その肌には歳月の痕跡が刻まれ、体にも着るものにも、神罰が下ったことの徴（しるし）が明らかだった」。

七百年後、冒険好きの宝石行商人トゥデラのビヌヤミンは、離散（ディアスポラ）ユダヤ人の生活について書きとめた。一一八三年、ビヌヤミンはヨーロッパおよび中近東のユダヤ人社会をめぐる三年間の行商の旅に出発した。コンスタンティノポリスに行くと、そこでは「王の侍医であるエジプト人のラビ・シュロモーを例外として」、ユダヤ人はどれほど裕福でも馬に乗ることが禁じられていた。ところが、スペインでは、ユダヤ人は馬に乗れるばかりか、派手な羽飾りをつけ、上等な絹や宝石をちりばめたターバンで地方総督のようにめかしこみ、大使や行政官の地位につき、医師、学者、哲学者として声望を高める人びとが大勢いることを知った。パルナッソス山のクリサでは、麦藁帽子をかぶったユダヤ人農夫たちの村を訪れ、彼らが地中海の陽射しのもとで汗を流しながら働く様子を見た。アレッポには、頬を風船のようにふくらませたユダヤ人のガラス吹き職人がいた。ブリンディシには手を染料で汚した染物職人。そして、コンスタンティノポリスには、ユダヤ人街の通りに臭いを充満させる皮なめし職人がいた。しかし、ビヌヤミンの著作『旅行記』を見る限り、離散ユダヤ人たちは商業に従事することが多く、その規模はかなり小さいようだった。

中世初期には全体に人口が減少したが、そのなかでユダヤ人の死亡率は突出していた。一世紀には八百万人のユダヤ人がいたが、これはローマ帝国の人口のおよそ一割にあたる。ビヌヤミンの時代になるとその数は百五十万までに落ちていた。* 中世ヨーロッパで最大かつ最も裕福なユダヤ人社会のあったスペインには、十万人から十五万人ほどのユダヤ人が住んでいたと思われる。だが、信仰心に篤く、攻撃的なドイツのアシュケナジ［ドイツ語圏のユダヤ人］はほんの二万五千人ほどだった。しかし、どこに住んでいようと、離散ユダヤ人たちは一般に、近所に住むキリスト教徒たちより裕福で教育も高かった。

イェール大学教授のエイミー・チュアは、グローバリゼーションについて論じた最近の著作『富の独裁者』［久保恵美子訳、光文社］で、現代の第三世界の国々では、国籍に関係なく、専門職にある少数のエリートたち［経済支配的少数民族］が世界経済との架け橋になっていると書いている。現代の東南アジアでは、海外で暮らす中国人がその役割を担っている。現代のアフリカ、サハラ以南地域においてはレバノン人がそれにあたる。キリスト教徒の識字率と計算力がゼロに近かった中世初期のヨーロッパでは、それよりやや高い教育を受けていたユダヤ人が似たような役割を果たした。「通商における経験の力と商品知識、市場や財政処理の巧みさ、言語能力の高さ、同じ宗教の信徒が広く分散していることなどが幸いして、ユダヤ人は国際貿易の分野で優位に立った」と書いているのはモルデカイ・ブリューワーとマイケル・グラーツという二人の学者である。それどころか、中世の前半には商業界でのユダヤ人の地位があまりにもまさっていたので、特権を与える文書や条例には「ユダヤ人およびその他の商人」と書かれるのが通例だったほどである。

九世紀と十世紀には、インドの胡椒市場、サマルカンドとバグダッドの絹取引、エジプトの奴隷市場（そこでは「カナティー」と呼ばれる異教徒の奴隷たちが売られた）などでユダヤ商人が活躍し、広大な砂漠を横切るシルクロードの、宝石やスパイスを積んだラクダの背の上にもその姿があった。商人のダヴィド・マイモニデスは、高名な哲学者の兄モーゼスに宛てた手紙で、そのような恐れを知らぬ果敢なユダヤ行商人の死について書いている。「これまでの生涯で、わが身に降りかかった最大の不運はその〔同僚の〕死です」とダヴィドは書いている。「彼の思い出に祝福あれ。〔彼は〕私と彼自身と他の人たちのものである大金を運んでいる途中、インド洋で死んだのです……彼はタルムードと聖書に精通し、〔ヘブライ語の〕文法もよく知っていました。彼を見ることは私の人生の喜びでした」。

貿易商の人生には危険がつきものだったが、その一方で、確かに実入りのよい仕事でもあった。紀元一〇〇〇年まで、ユダヤ人の生活水準は、ヨーロッパ人一般の暮らしよりずっと高かった。ブリューワーとグラーツは、「ビザンツ帝国の時代のみならず、中世時代

＊中世の統計の例にもれず、この数字にもいくつかの変動がある。百五十万のユダヤ人というのは一応合意を得た数字だが、中世のユダヤ人口については、少ないものでイタリアの学者アナ・フォアによる四十万人から、多いもので歴史家ノーマン・カンターによる二百五十万人まで、かなりの差がある。（Anna Foa, *The Jews of Europe After the Black Death*, trans. Andrea Grover〔Berkeley: University of California Press, 1992〕, p.87; Norman F. Cantor, *In the Wake of the Plague: The Black Death and the World It Made*〔New York: Free Press, 2001〕, p.150［ノーマン・F・カンター『黒死病　疫病の社会史』久保儀明、楢崎靖人訳、青土社］）

のユダヤ人に関する限り、『暗黒の中世』という言葉はふさわしくない」と書いている。商業のおかげで、ユダヤ人のなかには、ただ裕福というだけでなく、巨万の富を築く者もいた。リンカンのアーロンが死んだとき、遺産を計算するためだけにイングランド大蔵省は特別の部署を作ったほどだった。ヴスールのエリヤというフランスのユダヤ人は、十一世紀という早い時期に、ロスチャイルド家の先駆となって、広範な金融と通商の大帝国を築き上げた。とはいえ、アーロンやエリヤのような人びとでさえ、アウトサイダーとして不安や迷いを抱えて生きていた。アーロンが死んだとき、遺産のほとんどはイングランド王室の手に渡った。イングランドで財を築いたもう一人のユダヤ商人、ブリストルのアブラハムは一二六八年に投獄され、王室の金庫に一万マルクの銀を預けることに同意するまで、毎日一本ずつ歯を抜かれた。

反ユダヤ思想はどこから来たか

アブラハムに歯を失わせる遠因となった反ユダヤ思想はまず、神学上の概念として誕生した。キリスト教会草創期の神父たちはユダヤ人にあまりにも多くの罪を負わせたので、三世紀から八世紀のあいだに、そのすべてを記述するという新しい文学ジャンル、「ユダヤ人批判（アドヴェルスス・ジュダエオス）」が生まれた。その初期の一例である『ユダヤ人への答え』はユダヤ人が神を見捨て、偽りの像を礼拝しているといって批判した。もう一つの初期の例、『反ユダヤ人の律動』は、父なる神を仔牛と、神の子を盗人と交換したといってユダヤ人を糾弾していた。「ユダヤ人批判」のジャンルに含まれるその他の作品には、ユダヤ人の俗っぽさや物質主義を批判した『安息日について、ユダヤ人への反論』、ユダヤ人は寛容さと甘やかしでわがままになった聞き分けのない獣と同じだという『反ユダヤの八つの弁論』、エルサレムをソドムとゴモラになぞらえた『反ユダヤの論証』などがあった。『ユダヤ人への訓戒』はユダヤ人以外のキリスト教徒こそ、新たな選民だと断言しており、同じ論旨は『反ユダヤ証言集』にも見られるが、文学的な洗練度という点では後者のほうがまさっている。『反ユダヤ証言集』は、ヤコブと二人の妻のたとえ話を引いて、年上で美人とはいいがたい妻のレアをシナゴーグの象徴とみなし、若くて美しいもう一人の妻ラケルこそ、キリスト教会の勝利のシンボルだという。『反ユダヤ（コントラ・ジュダエオス）』も聖書のエピソードを用いているが、この場合はユダヤ人に関する神学的な議論の核心をつこうとするものだった。その本では、カインをユダヤ人の象徴、カインに殺されたアベルをキリストの象徴としていたのである。

最も穏便な形として、中世初期のキリスト教会が抱いていたユダヤ人への神学上の不満は一つの不平として表現された。すなわち、ユダヤ人はキリストと栄光の源である神、そしてキリスト教そのものを拒否した、というのである。もっと厳しいものになると、ユダヤ人への不満は、威嚇的な弾劾という形をとった。キリストの神性を認めながら、ユダヤ人は彼を否定した。なぜなら、キリストは貧しく、謙虚だったからである。最も激烈な形になると、ユダヤ人への不満は人殺しの告発状として表現された。ユダヤ人がキリストを殺した、と。

政治や社会的な要因も、何世代にもわたって反ユダヤ思想をかきたてる一助となった。こうして、キリストの死から数十年のあいだに、キリスト教に改宗したユダヤ人はその新しい宗教をユダヤ教というルーツから切り離したいと切実に願うようになり、元は同胞だった正統派のユダヤ教徒を攻撃しはじめた。迫害は年月がたつにつれて少しずつ燃え広がり、その結果、紀元六八年頃、福音書のなかで最も古いマルコによる福音書では、律法学者がサタンにたとえられている。その十年後に書かれたルカによる福音書では、ユダヤ人社会という広範な概念が「邪悪な存在」とされてはいるものの、攻撃の的は依然として個々の集団に限られ、たとえば「おもな聖職者やユダヤ教会堂の代表」が槍玉にあげられた。ところが、ヨハネによる福音書が書かれた紀元一〇〇年頃になると、サタンの仲間はあっさり「ユダヤ人」と書かれるようになった。ヨハネによる福音書には「ユダヤ人」という言葉が七十一回も出てきており、マタイ、マルコ、ルカの福音書を合計した数の十六倍にもなる。

キリスト教に改宗したユダヤ人に対して、正統的なユダヤ教徒が似たような態度をとることも多かった。「シェモネ・エシュレ」の祈禱には、「ミニム〔異端者〕がただちに消え失せますように。聖書から彼らの記述がぬぐい去られ、正義の人のうちに数えられませんように」という一節がある。さらに正統派ユダヤ教会の長老たちは、キリストなどパンテラという名のローマ兵を父とする私生児にすぎず、キリストが起こした数々の奇跡はトリックであり、復活はでっちあげだといって見下していた。

キリスト教がユダヤ人を排斥するにつれ、内輪もめがやがて宗教的なライバル意識となり、反ユダヤ思想を促す原動力となった。とくに中世初期には、キリスト教会の指導者たちが、ユダヤの教えに惹かれるキリスト教徒の数に警戒心を抱くようになった。ユダヤの教えに惹かれる人びとは「ユダヤ化した人びと」と呼ばれたが、「ユダヤ化」に鉄槌を下すことで知られたヨハネ・クリソストムは、こう断言した。「いまのところ、多くの人びとがユダヤ人を高く評価し、彼らの生活態度を尊敬に値するものと考えている。だからこそ、早急にこの危険な考え方を根底から覆してしまいたいと思う……目につく所に売春婦が立っているのは売春宿である。さらにいえば、シナゴーグは売春宿であるばかりか、見世物小屋でもある。しかも、盗人の溜り場、野獣のすみかである」。大きな影響力をもったもう一人の反ユダヤ主義者、リヨンの大司教アゴバールによれば、ユダヤ人と同じパンを分けあって食べたキリスト教徒は魂の堕落を招く危険があるという。アゴバールが死ぬ直前、被害妄想じみた彼の危惧の念が現実のものになった。シャルルマーニュ（カール大帝）の息子で後継者でもあるルイ敬虔王の聴罪司祭だったボード司教は、八三八年のローマ巡礼のあとスペインへ亡命してユダヤ教に改宗し、ユダヤ女性と結婚したのである。リヨンでアゴバールの後を継いだ陰気なアムロ大司教は、不埒なボードを激しく弾劾した。「いまスペインに住んでいる……あの髭面の人物は、サタンのシナゴーグでしゃがみこみ、他のユダヤ人どもと一緒になって、われらがキリストを盛んに中傷しているのだ」。

黒死病の流行に至るまで何世紀ものあいだ、反ユダヤ思想は財政家や国家の建設者の有効な道具にもされてきた。一二八九年、イングランドの支配下にあったガスコーニュではユダヤ人が追放され、財産も没収された。翌一二九〇年、イングランド王室は本国のユダヤ人に目を向けた。エドワード三世の祖父にあたるエドワード一世は、イングランド在住のユダヤ人を追放し、財産を押収するよう命令した。しかし、長年のあいだイングランド大蔵省の標的にされてきたユダヤ人の手元には、価値のありそうなものがほとんど残っていなかった。十三世紀半ば、イングランド大蔵省はヨークのアーロンから三万マルク以上の銀を脅しとった。一二九〇年のユダヤ人追放に際して、イングランドを代表する十一の大都市に住むユダヤ人から集めた金は、合計してもその三分の一にしかならなかった。

昔から反ユダヤ感情の強かったフランスでは、君主みずから、大衆の支持を得るのと自分自身の財産を増やすことの二つを目的として、ユダヤ人追放政策をとった。ユダヤ人は一三〇六年に追放され、一三一五年にふたたび受け入れられ、一三二二年にはまた追放され、一三五九年にまた戻り、一三九四年には、またしても追放されたのである。

アウグスティヌスの『神の国』

四世紀末、一人の女がカルタゴの埠頭に立ち、「悲しみのあまり惑乱して」、水平線に消えていく一隻の船を見つめていた。その船は、彼女の愛したすべて、永遠に愛するはずのものすべてを奪っていった。断固たる女家長の風格をもつこの女の名はモニカという。横暴で高圧的なモニカがいなければ、聖アウグスティヌスは聖アウグスティヌスにならなかったといえば誇張になるが、それでもこの母親の支配力がこれほど強大でなければ、遊び好きの異教徒の若者が十年間もミラノの歓楽街に沈みこまず、三八七年に回心してキリスト教徒になることはなかったはずである。

侮りがたい母をもったという点で共通するチャーチルと同じく、アウグスティヌスも話をすることが大好きだった。つねにそばに控えていた写字生が記録した彼の言葉は、やがて百冊を超える本になり、そのうち二冊は歴史的な重要性をもつことになった。その一冊、自伝的な『告白』［服部英次郎訳、岩波文庫］は、中世には珍しく個人の声を響かせている。母の死にあって、アウグスティヌスは「母の両目を閉じてやると、大きな悲しみの波が私を呑みこんだ」と書いている。もう一冊の『神の国』［服部英次郎訳、岩波文庫］は、およそ千年におよぶキリスト教会のユダヤ人対策を左右する一つの要因となった。十八世紀の哲学者モーゼス・メンデルスゾーンは『神の国』を論評して、アウグスティヌスの「立派な発想」がなければ、「われわれ〔ユダヤ人〕はずっと前に絶滅していたことだろう」といっている。

　アウグスティヌスによる他の「ユダヤ関連」の著作もそうだが、『神の国』は、ユダヤ人がキリストの神性を認めようとしないことも含めて、キリスト教徒が抱きがちな反ユダヤ思想の根拠を残らず列挙しているが、アウグスティヌスの斬新なところは、告発のすべてに対して、最後に「しかし」と付け加えていることである。アウグスティヌスの見方によれば、ユダヤ人は神聖な役割を担っていた。神の意図は、ユダヤ人がキリスト教の勝利を「目撃する」ことだった。* ユダヤ人はその役割を果たすまでユダヤ人のままでいなければいけないのだから、アウグスティヌスの「しかし」は彼らが生き延びるためのチケットになった。これは初期のキリスト教会が意見を異にする少数派に渡した唯一のチケットだった。ジェーコブ・ニュースナーがいうように、「ユダヤ教が西洋で生き延びたのには二つの理由がある。一つは、キリスト教会がその存続を望んだから。そして、二つ目は、ユダヤ人の国イスラエルがそれを望んだからである。四世紀の異教徒の運命は、この二つの要因のうち前者の重要さを示している」。

　アウグスティヌスの「しかし」が優勢だった七百年近くのあいだ、反ユダヤ思想という害毒は影をひそめていた。リヨン大司教アゴバールのような強硬な反ユダヤ主義者でさえ、強制改宗、大量追放、あるいは大量虐殺を話題にすることはめったになかった。九世紀と十世紀は、ヨーロッパのユダヤ人にとって、どちらかといえば平穏な、繁栄した時期だった。とくにスペインとドイツでは、北イタリアからの移民が最初のアシュケナジ居住区を築き上げた。実際、当時の世界で最大の帝国だったカロリング王朝の頂点に立つルイ敬虔王は、父親のカール大帝と同じように、ユダヤ人の友として知られていた。それでも、人間の心は相反する考えを長いあいだ抱きつづけることはできない。その結果、千年紀が終わる頃、アウグスティヌスの複雑な論理構造、すなわち「ユダヤ人を憎み、ユダヤ人に敬意を払え」という考え方は、もっと単純なものへと転じた。「ユダヤ人を憎め」である。一〇〇七年にはフランスでユダヤ人迫害が起こり、一〇一二年にはドイツで強制改宗の動きがあった。やがて一〇九六年には、大惨事へと発展した。何世紀もあとまで、この一〇九六年の十字軍による大虐殺**で殺されたユダヤ人の名前は、毎土曜日の朝、ヨーロッパのシナゴーグで読みあげられることになった。

この大量虐殺はルーアンで始まった。「われわれは神の敵と戦うために出発する。とこ

＊　アウグスティヌスは、終末の日に旧約聖書の預言が果たされると予見し、ユダヤ人はみずから進んでキリストを受け入れるだろうと考えた。

＊＊ナチのプロパガンダ芸術のお気に入りのモチーフが、十字軍の輝く甲冑を身につけたヒトラーだったというのも偶然ではないだろう。

ろが、いまここ、われわれの只中に……われらが救世主を殺した者たちが住んでいる」と叫びつつ、十字軍の一団が町の通りを駆け抜け、ユダヤ人を殺して回った。シュパイヤーとケルンでは、地元の司教が勇敢に行動したおかげで、かろうじて大虐殺は免れた。だが、マインツでは司教が軟弱なうえに、市民たちの反ユダヤ感情が強かったため、恐ろしい殺戮がくりひろげられた。十字軍の兵士の一人が市壁を壊したのに続いて、町に住むユダヤ人はかりたてられて司教館の中庭に押しこまれた。ラビのソロモン・バル・シムソンは次に起こったことをこう書いている。「ユダヤ人の全員が口々に叫んだ。ぐずぐずしてはいられない。敵はもうすぐそこに迫っている。迷うことなく、神の御前にみずからを犠牲として差し出そう……女たちは気を強くもって、自分の手で息子や娘たちを殺し、そのあとで自害した。男たちも勇気をふりしぼって、妻や子供たち、そして赤ん坊までみずからの手にかけた。心優しい上品な女性たちが、生きる喜びだったわが子の命を奪った。［やがて］男女を問わず、全員立ちあがって、おたがいを殺しあった……聴く耳があれば、これを聴かせよ。同じようなことを見聞きした者にとって、それはまさに身を焼かれる思いである……」。ヴォルムスでは、ユダヤ人たちが声をそろえて昔ながらのシェマーの祈りを唱えた。「聞きたまえ、おお、イスラエル、主よ、われらが神よ、主は一つなり」と唱えながら、振り下ろされる十字軍の刃を受けとめた。その後、死体は服を剝ぎとられ、引きずられていった。

トリーアでは、トーラー［モーセ五書］が汚され、踏みつけにされたが、その町の愛らしいユダヤ娘は略奪にふける十字軍兵士たちをなじった。「邪魔者はどけというなら、さあ、私の首を切り落としてください」。そういって、娘はそのかすように首を前に突き出した。それ以前に、二人のユダヤ人が同じような挑戦的な態度のせいで殺されていた。しかし、あるユダヤ人の記録によれば、その娘は「顔立ちがよく、魅力的だった……ので、キリスト教徒は手出しをしようとしなかった」。改宗するなら許してやるといわれたが、娘はマインツのユダヤ人と同じく熱烈な信徒だったので、自殺行為に等しい殉教を選んだのだった。

噂、告発、そして排斥

マインツ、ヴォルムス、トリーアのユダヤ人大虐殺は、新しいキリスト教が軍事力をより強めた兆しだった。『神の国』によってかきたてられた熱烈な敬虔主義の波は中世半ばのヨーロッパ全体に広がった。この新しい国家の支配のあり方は、肉体の動きになぞらえられた。手足が協力して働いて全身が機能するように、キリスト教社会も部分の協力によって動くだろうし、またそうあらねばならないというのだ。こうした協調主義の考えに促されて、正統的なキリスト教徒の怒りの刃は意見を異にする少数派の上に振り下ろされた。たとえば、南仏に本拠をもつ異端のアルビ派やユダヤ人である。現代の反ユダヤ思想に見られる多くの側面は、『神の国』の時代に生まれた。

チョーサーが「キリストとその仲間全員にとって忌むべき存在」と表現した、鉤鼻のユダヤ人といういやなイメージは、磔刑を描いた十二世紀の絵画に初めて登場した。反ユダヤ思想の作り話として有名なもう一つの例、血の中傷「ユダヤ人がキリスト教徒を殺して、その血を儀式などに使うというもの」の噂も十二世紀に作られた。一一四四年、過越（すぎこし）の祭りの二日前に、イーストアングリアのノリッチ郊外、とある森のなかで、皮職人の徒弟だったウィリアムという少年の遺体が、無惨にも手足を切り取られた状態で発見された。髪が剃り落とされた頭には「無数の刺し傷」があった。生きているウィリアムの姿が最後に目撃されたのはあるユダヤ人の家へ入っていくところだったと聞いて、母親のエルヴィラはこの町のユダヤ人たちが結託して息子を殺したのだと告発した。ユダヤ人家庭で働いていた二人の村娘が進み出て、それを裏付ける証拠を差し出した。娘たちによれば、ユダヤ人の集団が祈禱集会のあとでウィリアムを捕らえ、頭に棘（いばら）を突き刺し、十字架にかけたというのだった。

次第に、不運なウィリアムにまつわる伝説が育っていった。あっというまに、ウィリアムはキリスト教会のために犠牲になった聖人とみなされるようになった。過越の祭りには、儀式のためにキリスト教徒の子供が殺されるという話が、最初はイーストアングリアに広まり、次いでイングランドに伝わり、やがてキリスト教社会全体に行き渡った。この噂話にはいろいろなタイプがあったが、その多くでは、殺し方がキリストの受難を再現したものとなっていた。だが、なかでもとくに奇妙なのは、ユダヤ人が痔の痛みから逃れるためにキリスト教徒の子供を殺害するという話だった。ピラト〔キリストの処刑を命じたローマ総督〕に向かって「キリストの血の責任は、われわれとわれわれの子孫の上にかかってもよい」と叫んでから、すべてのユダヤ人は痔に悩まされてきたのかもしれない。ユダヤの伝説によれば、痔の苦しみを癒せるのはキリスト教徒の血だけだった。

ウィリアムの死から数年後、ユダヤ教から改宗したケンブリッジのセオボルドが血の中傷に新たな告発を付け加えた。それは、黒死病とそれ以後のユダヤ人大虐殺にも影響をおよぼすことになった。セオボルドによれば、ウィリアムはユダヤの国際的な陰謀の犠牲者だという。「それは古代に〔ユダヤ人によって〕企てられたものであり、彼らはキリストへの侮辱と蔑みをこめて、毎年、世界のどこかでキリスト教徒を血祭りにあげなければならないのだ」。黒死病をめぐるユダヤ人大虐殺の別の側面を予想して、セオボルドは、この陰謀の中心に強力なスペインのラビ集団がいるといった。「そういうわけで、スペイン在住ユダヤ人の指導者やラビたちは〔毎年〕集まって……ユダヤ人が住んでいる世界の国々をくじ引きにかける……くじで当たった国は〔キリスト教徒の子供を殺すという〕義務を果たさなければいけない」。一九三四年になってもまだ、ナチの週刊新聞『デア・シュテュルマー』は血の中傷を再利用していた。この新聞は一号丸ごと費やして、キリスト教徒の子供の儀式的な殺害を特集したのだった。

十三世紀初頭にも、反ユダヤ思想の目立った動きがあった。一二一五年の第四回ラテラノ公会議で、キリスト教会の代表は「キリスト教国に住むユダヤ人とサラセン人は、男女を問わず……服装の特徴によって他の人びとと区別し……常時、監視下におくこと」を強く求めた。この対策としてフランス王室の黄色いバッジが生まれ、それがやがてナチ時代の黄色い星になり、外科医のバラヴィニーがかぶっていたお皿を逆さにしたような三角帽となり、ポーランドのユダヤ人を特徴づける緑のとんがり帽子になり、イングランドのユダヤ人が胸に貼りつけた四角い布切れになったのだった。*

反ユダヤ感情が高まるにつれ、多くのユダヤ人は日常の暮らしのなかで小さな侮蔑にさらされるようになった。トリノでは、初雪が降ったとき、学生たちが通りを行くユダヤ人に雪玉をぶつけてもよいという決まりがあり、二十五ダカットの金を出さなければ見逃してもらえなかった。ピサでは、聖女カタリナの祭りを祝う学生たちが、一番太ったユダヤ人をつかまえて秤にのせ、その体重と同じ重さの菓子をよこせと地元のユダヤ人共同体に要求した。

歴史家のノーマン・カンターによれば、無能なリーダーのせいでユダヤ人の苦悩はさらに増したという。「ユダヤ人が目の敵にされていることは明らかだった」とカンター教授は書いている。「ユダヤ人社会のリーダーである知的エリートのせいで、事態が悪化したことについてはまだ十分な研究がなされていない」。ラビのソロモン・ベン・アブラハムは、カンター教授のいうリーダーの無能さを示す一例になるだろう。

ラビ・ソロモンの仇敵は、中世のユダヤ人哲学者のなかで最も偉大な存在といわれるマイモニデスだった。ソロモンにいわせれば、マイモニデスの『迷える人びとのための導き』と『ミシュナ』（ユダヤ教の口伝律法を書物にまとめたもの）はアリストテレス風の思想に満ちており、ユダヤ人にとってアリストテレスは害毒そのものだった。それに同意する北フランスのアシュケナジのラビたちは、ソロモンのマイモニデス批判を支持した。一方、伝統的に寛容でコスモポリタン的な風土をもつプロヴァンスとスペイン在住のラビたちはマイモニデス支持の立場をとった。

同時代の記述によると、ソロモンは地中海地方に住むリベラル派の意見をひどく不快に思い、その結果、正統的なキリスト教の補強を目的とする教会の戦闘部隊ともいうべき異端審問の長たちに助けを求めた。このあと、話の真相は次第に曖昧になる。地中海地方のリベラルの一人によれば、ソロモンは腹立ちのあまり、マイモニデスの著作を異端審問官に渡して調査を求め、こう語ったといわれている。「ごらんなさい。われわれの仲間のほ

＊　とはいえ、特殊な服装規定で区別されたのはユダヤ人だけではなかった。「らい患者」やその他いくつかの集団は、違いを明らかにするような衣装を身につけることが要求された。

とんどは不信心者と異端者です。というのも、異端の書を著したエジプトのラビ、モーゼス〔マイモニデス〕によって誤った道に導かれたせいです。いま、あなたがたは仲間内の異端者を排除しようとしています。ついでに、われわれの異端者も排除してください」。

だが、リベラルたちがソロモンの評判を落とそうとしていたとも考えられる。ある批判者がいうように、ソロモンは「異教徒の心」をもっていたかもしれないが、愚かではなかった。彼がマイモニデスの著作を敵対するキリスト教会に手渡したという明らかな証拠は一つもない。にもかかわらず、リベラルたちが浴びせた非難の「本質」には真実が含まれている。マイモニデスに対するラビの不平に興味をそそられて、異端審問官はユダヤ人が書いた宗教関連の本に目を通すようになったのである。予想どおり、問題となる記述が見つかるまでにそう長くはかからなかった。

マイモニデスの著作をめぐる論争が起こってから八年後の一二四〇年、二度目の衝突が起こった。だが、このときの論争の焦点は、ユダヤ教の中心となる経典タルムードであり、キリスト教徒とユダヤ教徒の対立になった。* この論争の立役者となったのは、ユダヤ教から改宗してフランシスコ会修道士になったニコラス・ドニンとラビのイェヒエル・ベン・ヨゼフの二人だった。それまで見過ごされていたタルムードに注目するようヴァチカンを促したのはドニンだった。この二人による一二四〇年の有名な討論では、ラビがタルムード擁護に回った。

この討論ではラビのイェヒエルが終始、場慣れした巧みな弁舌で他を圧倒した。討論のさなかで、ドニンに「タルムードがイエスを軽んじているというのは事実か？」と訊ねられたラビは「然り」と答えた。タルムードはイエスという人物を軽んじているかもしれない。だが、とラビは話題をフランス王家のルイ九世に転じた。「フランスに生まれたルイ全員が王になるわけではない。同じ都市に生まれた二人の男が同じ名前をもち、似たような死に方をすることもあるのでは？　さほど珍しいことでもない」。

イェヒエルは、ユダヤ人がキリスト教徒に混じることをタルムードは禁じているというドニンの指摘も認めた。だが、このときもイェヒエルは論敵を出し抜いた。この討論を監督する審判たちに、キリスト教会の規則もキリスト教徒とユダヤ教徒の交わりに反対していることを思い出させたのだった。しかも、とラビは続けた。そんな禁止令にもかかわらず

＊中世のスペインでは、キリスト教徒とユダヤ教徒の論争が宗教とは無関係の物事にまでおよんだ。たとえば、「ユダヤ人から見た異教徒には、色白で美しい人間の方が多いのに、ユダヤ人のほとんどは色が黒くて醜いのはなぜか」。ユダヤ人はこの難癖に対して、二つの答えを返した。一つは、キリスト教徒の女性は月経の期間に性交をもつので血液の赤い色が子供の顔色に伝わるというもの。もう一つは、異教徒が「美しい絵画に囲まれて性交をするので、〔そのために〕それと似た子供が生まれやすい」というものだった。（Paul Johnson, *A History of the Jews*〔New York: Harper & Row, 1987〕, p.218〔ポール・ジョンソン『ユダヤ人の歴史』阿川尚之ほか訳、徳間書店〕）

ず、日常生活では二つのグループは自由に混在しているではないか。「われわれ〔ユダヤ人〕はキリスト教徒に牛を売り、キリスト教徒の共同経営者になり、彼らのなかにただ一人で混じることも厭わず、子供たちにはキリスト教徒の乳母をつける」。これほど強力な擁護者がいたにもかかわらず、この討論から二年後の一二四二年、タルムードは異端と認定され、パリの広場で焚書(ふんしょ)処分になった。

中世も半ばになり、ユダヤ教についての知識が広まるにつれ、キリスト教徒の態度はますます厳しくなった。かつては「頑ななまでに不信心」と非難されるだけだったユダヤ人が、いまや「キリスト教徒の信仰を損なう」脅威にさえなっていた。これは新たな告発であり、転覆の恐れが示唆されていた。これがやがて、アウグスティヌスの信奉者がいちち「しかし」とくい止めてきた、キリスト教会のユダヤ排斥の方針につながるのだった。続く半世紀のあいだ、イングランドとフランスでは、ユダヤ人の大量追放、強制改宗、大量虐殺が相次いだ。

「金貸し」と陰謀

苦しみにじっと耐えるユダヤ人に報いがないとしたら、人は無慈悲な神を責めるだろう。

……ユダヤ人は重税に苦しめられ、日々、生きるための権利を金で買わねばならない……旅がしたければ、保護を得るために……なにがしかの金を支払わなければならず……〔また、彼らは〕畑や葡萄園を所有できない……そのため、彼らに許される唯一の職業は高利貸しだけになり、その結果、キリスト教徒はますます憎悪を募らせることになる。

ピエール・アベラール

鉤鼻のユダヤ人というステレオタイプが誕生した中世はまた、型にはまった金貸しのユダヤ人のイメージが作られた時代でもあった。中世理解の鍵となる重要な文書『富と法律』はマグナカルタの署名をめぐる物語だが、ラドヤード・キプリングはそのなかから、金貸しに関する中世の陳腐な描写を残らず拾い出し、こんな文章にまとめた。「ドアを閉め、蠟燭に火を灯す」と、ユダヤ人の金貸したちはぼろのような服を脱ぎ捨て、ひそひそと身を寄せあって、「強力な地下水脈」である金の流れに関して彼らだけが知っている秘密の知識を駆使し、世界の運命を決める。だが、スコラ学の基礎を築いたといわれる哲学者でエロイーズの恋人でもあった神父ピエール・アベラールの記述のほうが、ずっと実像に近い。中世のユダヤ人は「強力な地下水脈」すなわち金を手にしたいという欲望からではなく、絶望から金貸しになったのである。

十二世紀と十三世紀の経済的な急成長のなかで、それまで商業や金融の分野においてはぼユダヤ人の独占だった状態が崩れ、それとともに伝統的に「ユダヤ人の」職業と呼ばれてきた部門における支配も失われた。国際貿易の分野では次第にイタリア人が増え、とくに貪欲なヴェネチア人とジェノヴァ人が多くなった。一方、国内の通商と金融は、フラマン人、フィレンツェ人、ドイツ人、ロンバルディア人に牛耳られるようになった。彼らの節操のなさには昔から定評があったのだ。新しい職業分野を探す人びとにとって、金貸しには多くの利点があった。この仕事には、旅をすることも、土地持ちであることも必要なかったが、そのどちらもユダヤ人には禁止されていた。きわめて可動性の高い商品である金は、追放されたときにも移動させやすかった。何より重要だったのは、金利に関して、中世の法律がユダヤ人に有利だったことだ。キリスト教徒は禁制を破ることも多かったとはいえ、教会法では利益を目的として金を貸すことが禁じられていた。しかし、ユダヤの法律にはそのような禁令はなく、顧客がユダヤ人以外の場合に限って、高利の金貸しが認められていた。

経済的な重圧のもとにある人びとにとっても、金貸しは法外な儲けが見こめるうまい商売だった。ブルゴーニュでは、ある金貸しが八割七分の利子をとっていた。フランスの別の地域では、十七割以上の所もあった。こうして、一三三四年にドラースの領主ギョームが借り入れた百四十フローリンは、金貸しの手に返済されたときには千八百フローリンになっていた。ユダヤ人のなかには、高い利子は単に金儲けのためではなく、圧制者の横暴に対する抵抗の一手段だと考える者もいた。「異教徒への便宜をはかるべきではない……〔むしろ〕正しい道を踏み外さないようにしながら、相手にできるだけ大きな損害を与えることだ」と、レビ・ベン・ゲルショーンはいった。それでも、金貸しになったユダヤ人の多くは、生計を立てるために異教徒を顧客にしていた。「われわれは諸民族のなかで生きていかざるをえず、金貸し以外の方法で生計を立てることができない。したがって、利子を取ることが禁じられてはならない」と中世のユダヤ人学者はいっている。

金貸しという職業のせいで、反ユダヤ思想はキリスト教会の教義とは無関係に、個人の心に植えつけられた。ユダヤ人への嫌悪は家庭にもちこまれ、なじみ深い身近な感情となり、いっそう意地の悪いものとなった。* ふつうの農民や田舎の騎士はリヨンのアゴバールのことなどほとんど知らなかったが、九割や十割の利息や、家畜の上の白い布が何を意味するかはよく知っていた。さらに、金貸しに借りた金を返せないときは、妻が売春宿に売られるというような話も耳にしていた。金貸しにまつわる噂のほとんどは根拠のない中傷だったが、借金の取り立てはだれにとってもあまり世間体のよい行為ではなかった。歴史

＊　中世のユダヤ人のあいだで金貸し業がどの程度定着していたかについては、異説がある。しかし、黒死病の流行から一世紀後に生きたラビのヨゼフ・コロンによれば、イタリアとフランスのユダヤ人はそれ以外の職業をほとんど知らなかったという。

家のノーマン・コーンによれば、「ユダヤ人の金貸しは、無慈悲な態度のせいで、身に危険を感じたり、告発されたりすることも多かった」という。

キリスト教徒たちが次第に敵意を募らせるにつれ、ユダヤ人は王侯や司教や市議会に保護を求めたが、そのような協力関係には精神的な苦悩がつきまとった。支配者は、税金を上げて民衆に恨まれたくないとき、地元のユダヤ人社会を「吸いあげ」に使うのが常だった。ユダヤ人には高利で金を貸すことが許可され、返済されない借金を取り立てるのに地元の裁判所を使うことも許された。しかし、そうやって取り立てた金は「庇護者」に没収され、ユダヤ人だけが民衆の恨みを買うことになるのだった。支配者との協力関係は、ユダヤ人が地元の権威の代わりに標的にされるという不幸な結果も招いた。ユダヤ嫌いは高い利子のせいもあったが、それは別として、じかに反抗するには強力すぎる地元の司教や王侯に対する怒りがユダヤ人に向けられることも多かったのだ。大衆のあいだに反ユダヤの風潮が広がるにつれ、暴力沙汰が頻繁に起こるようになった。シュパイヤーでは、暴徒がミナという名のユダヤ女性を襲い、唇と親指を切り取った。フランス東部に住むヤコブ・タムは、ユダヤ人がキリストに負わせた傷への償いだといわれて、五か所も頭にけがをさせられた。

ユダヤ人大虐殺も数を増した。反ユダヤ主義にもとづく暴力の大きな高まりは、一一四六年、一一八九年、一二〇四年、一二一七年、一二八八年、一二九八年、一三二一年に起こった。最後にあげた一三二一年の大虐殺は、黒死病流行期に起こった反ユダヤ暴力事件の一種の予行演習として悪名高い。一三四八年と一三四九年の大虐殺に見られた特徴の多くが、一三二一年の大虐殺にも見られたのだ。反キリスト教の国際的な陰謀について同じような風評が広まり、聖週間に暴徒たちが松明を手にしたことも同じだった。この二つの大虐殺は始まり方も似ていた。どちらの例でも、井戸に毒が投じられたという噂がきっかけだったが、最初はユダヤ人が犯人にされたわけではなく、中世社会で「半端者」とみなされていた人びとが責めを負わされた。らい患者、犯罪者、浮浪者、さらにイングランド人にも不審の目が向けられたのである。

悪役を見つけ出せ

フランスのある年代記作者によると、一三二一年は珍しい気象現象があったという点で注目に値する年だったという。二月に大雪が降り、四旬節の前にもまた雪が降った。やがて春になると、今度は大雨が降った。年代記の筆者は、それがまるで自然現象の一部ででもあるかのようにあっさりと、最初と二度目の降雪のあいだにフランスのらい患者が皆殺しにされたと記している。

ドミニコ会士の異端審問官ベルナール・ギイの記述は、将来の状況を予想させるものだった。その殺戮が起こったのは、フランス王室を転覆しようとするらい患者の企みが明るみに出たためだというのである。一味はトゥーロンで秘密の会合をもち、フランス王座に新しい王を据え、男爵や伯爵も一新しようと相談したが、そのとき首謀者はこう語ったという。「われわれのような病人が健康なキリスト教徒にどれほど忌み嫌われていることか」。この企てがいつばれたのかはわからないが、一三二一年の聖週間の頃には、南仏一帯にこんな噂が広まっていた。「心身ともに病んでいる」者どもが井戸や泉に毒を投げ入れているというのである。「長身王」フィリップ五世は大量逮捕を命じた。陰謀の詳細を白状した者はただちに火刑に処せられた。無実を主張した者は白状するまで拷問にかけられ、それから火刑に処せられた。妊娠中の患者は出産を終えてから処刑されたが、子供がいても刑の延期はなされなかった。リモージュの年代記作者によれば、生まれたばかりの赤ん坊を揺りかごから取り上げ、腕に抱えて火のなかに歩みいる女たちの姿があったという。

ほとんど間をおかずに、人びとはユダヤ人もその陰謀に加担していると思うようになった。その風評の根拠には、組織による犯罪という思いこみがあった。らい患者は灰色か黒の服を着て、警戒を促すガラガラをもたなければいけないが、ユダヤ人も一目でそれとわかる服装をさせられていた。しかも、どちらのグループも人をだますと考えられていた。パリの無辜聖嬰児(ホーリーイノセント)墓地の墓碑銘には、無用心を戒める言葉が刻まれている。「気の触れた者、ユダヤ人、らい患者の友情に警戒せよ」。両者はどちらも嫌われていたが、つい先ごろの大飢饉のあと、金貸し業のせいでユダヤ人のほうがよけい疎(うと)んじられるようになっていた。もう一つ、大事な共通性があるのだが、それが告発状に書かれることはなかった――富である。経済的に不確かな地位にはあったが、いまだにかなりの額の個人資産をもっていたユダヤ人と、多額の寄付金や義援金で運営されるらしい病院は格好の標的となったのだった。暴徒にとって、それは正義をなすと同時に懐も潤うという一石二鳥のチャンスだった。六月初め、大量逮捕が始まる前から、世間はユダヤ人に疑いの目を向けていた。年代記によれば、夏のある朝、トゥーロン近郊で、百六十人のユダヤ人の集団がまるで「結婚式のお祝いで行進するように」歌いながら炎のなかに歩み入ったという。ヴィトリ＝ル＝フランソワ近郊では、四十人のユダヤ人が、キリスト教徒の手に落ちるよるましだと、みずから喉を掻き切った。パリのユダヤ人共同体は身の安全を守るために十五万リーブルを支払わなければならなかった。それでもパリでは何人かのユダヤ人が殺された。

フランス王室はその夏、ユダヤ人とムスリムとらい患者の秘密盟約が「発覚」したことに脅威を感じて、大量殺害にのりだした。この契約が初めて明るみに出たのは六月末の日食のさなかで、場所はアンジューとトゥレーヌだった。二十六日の昼過ぎの四時間、太陽は不気味なことに、どす黒く膨らんで、まるで鬱血したようだった。そのあと、夜になると、今度は月に汚い黒の斑点が浮かびあがり、月面のクレーターが逆さまになって突出したかのように見えた。この世の終わりに違いないと思いこんだ人びとは、朝になるとユダヤ人を襲った。そんな騒ぎのなか、バナニアスという名のユダヤ人の家にあった小箱のなかから、秘密の盟約の写しが発見されたのだった。ヘブライ語で書かれ、十九フローリンに相当する重さの黄金で封印されたこの文書は、磔刑にかけられたキリストの顔に脱糞するユダヤ人――ムスリムにも見えるが――を描いた版画で飾られていた。

フランス語に翻訳されたこの文書を読んだフィリップ五世はぞっとした。エルサレムを支配するムスリムの王は、当時イスラム圏だったグラナダの総督を使者として、ユダヤ人と永久的な友好条約を結び、良好な関係を築いていた。というのも、たまたまその少し前に、旧約聖書に出てくるノアの箱舟と、神がみずから刻んだという律法の石板が発見されていたからだという。それらは完璧な形のまま、シナイ砂漠の要塞で見つかり、発見者となったムスリムたちのあいだに、割礼の儀式を受けてユダヤ教に改宗し、ユダヤの聖地に戻りたいという願望を呼び起こした。しかし、そうなるとパレスティナに住む何百万というムスリムが家を失うことになる。そこで、エルサレム王はその代わりにフランスの領土が欲しいとユダヤ人に要求した。盟約の写しが発見された家の主であるバナニアスはフランスの役人の前で罪を告白した。ムスリム王からの要求をかなえるため、フランスのユダヤ人は井戸に毒を入れる計画を立て、実行犯としてらい患者を雇ったのだ、と。

翻訳された文書を読み、チュニジアのムスリム王からのきわめて不穏な書状など、裏付けとなる証拠をいくつか吟味したあと、フィリップ五世は「王国の臣民を殺害しようとする……陰謀を企てた」という罪状で、フランス在住のユダヤ人に対する逮捕状を出した。

二年後、王室によるテロを生き延びたユダヤ人はすべて外国へ逃げていた。

一三四八年のユダヤ人大虐殺も、井戸への毒投入と秘密結社をめぐる風評がきっかけだった。さらに、一三二一年のときと同じく、その噂がユダヤ人と結びつくまでにはしばらく時間がかかった。

一三四八年四月十三日に起こった黒死病流行期における最初のユダヤ人大虐殺は、聖週間につきものの暴力沙汰が疫病によってエスカレートしたものだった。中世のヨーロッパ人は、キリスト教徒にとって悪いことが起こったときはつねにユダヤ人に罪があると考えた。十三日の夜、トゥーロン*在住の数十人のユダヤ人が家から引きずりだされ、足を踏み鳴らす重い音が町中に響き、松明の炎があたりを照らすなかでなぶり殺しにされた。翌朝、手足を切り取られた死骸が春の陽射しを浴びていた頃、疫病の毒についての噂はすでに南仏一帯に広まっていた。しかし、その噂はまだユダヤ人を名指ししてはいなかった。四月

＊　トゥーロンはプロヴァンスにあったが、プロヴァンスはフランス王室の直轄地ではなかったため、一三二二年の追放令がおよんでいなかった。ここを統治していたのは寛容さの権化ともいうべきナポリ女王ジョヴァンナだった。一三四八年の四月、五月のユダヤ人大虐殺のあと、ジョヴァンナはユダヤ人に対して減税措置をとった。

十七日、スペインの役人から疫病についての情報を書き送ってほしいと頼まれた司教代理のアンドレ・ブヌゼイは、その返信で、疫病は二つの原因から起こったと断言した。惑星の不吉な配列と毒である。さらに司教代理は、ナルボンヌ周辺で乞食や浮浪者や「フランス王国の敵」――イングランド人――が、秘密の毒薬によって疫病を広めるのに一役買っていると書いた。

その一週間前、フランスの役人たちはアラゴンの尊儀王ペドロ四世にも似たような情報を流していた。それによると、スペインにまだ達していなかったこの疫病は、水や食物に毒を混入し、「男たちが坐ったり、足を置いたりするベンチ」に毒を散布することで広まったのだという。噂が流布されてゆくうちに、毒を広める犯人は巡礼や修道士を装っているとされ、乞食や浮浪者ではなくなった。その春の南西ヨーロッパはひどい混乱に陥っていたので、音楽家のルイス・ハイリゲンがアヴィニョンで同じような噂を耳にしたのも意外なことではなかった。四月末、ハイリゲンはフランドルに住む友人に手紙を書いた。「不運な何人かは、粉のようなものを所持しているのが見つかり、〔正当か不当かは神のみぞ知ることだが〕井戸に毒を投げ入れただろうと難詰(なんきつ)された。その結果、不安になった人びとは井戸の水を飲まなくなった。この嫌疑で大勢が火刑に処せられ、毎日のように処刑が実行されている」。

晩春の頃、ペスト菌がスペインに入りこむと、新たなユダヤ人大虐殺の大波が起こった。

セルベラでは十八人が殺され、タレガでは「アヴの月［ユダヤ暦の月で、西暦では七月末から八月頃にあたる］の十日」に、キリスト教徒の暴徒が「裏切り者に死を！」と叫びながら、三百人のユダヤ人を殺害した。疫病がバルセロナに達してから二か月後の五月十七日には、路上の奇妙な喧嘩によって二十人のユダヤ人が死んだ。あるユダヤ人の所有する建物の屋根の一部が通りかかった葬列の上に落ち、怒った参列者がこの家を襲って、そこに住んでいた人びとを殺したのである。バルセロナでは疫病の死者が一万五千人を数えたが、南仏と同じようにスペインでも、ユダヤ人は井戸に毒を投げ入れたからではなく、ユダヤ人であるということ自体が罪とみなされ、殺されたのだった。アラゴンのユダヤ人大虐殺についての一三五四年の報告書はこう結論している。「彼ら［キリスト教徒］は何の理由もなしに、ユダヤ人を傷つけ、迫害し、それどころか殺しさえした」。

だが、ピレネー山脈の北側では、まだ噂が続いていた。

……川や泉は
どれも澄んで、きれいだった
彼らは所かまわず毒を投げ入れた

春から初夏にかけて、毒を投げ入れた犯人の役割について、いくつかのグループに対する聴取がなされた。しかし、だれがその役割を負ったかは、歴史によってすでに決められていた。らい患者のせいにしてもよいし、乞食も捨てがたい。イングランド人や巡礼にも新味があった。だが、ヨーロッパ人の気持ちはつねにユダヤ人に罪を負わせがちだった。

七月、中世フランスの東の国境に近い、市の立つ小さな町ヴィジルで、ついに疫病とユダヤ人と井戸の毒とが結びついた。その月の初め、一三二二年のフランス王によるユダヤ人追放令のためにヴィジルへ逃れてきたユダヤ人の子女と思われる九人が、村の井戸に毒を投げ入れた容疑で裁判にかけられた。この裁判の結果はわかっていないが、その夏、フランス東部では何人かのユダヤ人が井戸に毒を投じた罪で火刑に処せられている。

七月六日、クレメンス六世は教皇教書でこう述べた。「ユダヤ人が疫病の原因だという説には信憑性がない……なぜなら、ユダヤ人自身が〔疫病の〕犠牲になっているからである」。それでも、死がすべての道を辿り、あらゆる家をくぐりぬけるようになると、理性に耳を傾けようとする人はいなくなった。ヨーロッパはなんとしても悪役を見つけなければならなかった。涙に暮れる母親と死んだ子供たち、ペスト患者用の雨ざらしの惨めな墓穴、苦しみもがく都市の恨みを晴らすために、喉元をつかんで絞め殺す相手が必要だったのだ。ユダヤ人大虐殺の波は、ヴィジルから暗澹たるフランスの農村地帯を北東に進んで、スイスに向かった。毒の投じられた井戸の話が各地に広まったのは実際に疫病がやってくる何か月も前だったが、それでも噂の威力は衰えなかった。ユダヤ人と井戸の毒の話を結びつけることで、人はなんらかの権利を得たように感じた。次第に、村や森の空き地で、男も女もこんな話に熱中するようになった。ユダヤ人を皆殺しにすれば、疫病はこの村まで来ないかもしれない。たとえ疫病が来たとしても、ユダヤ人が死んでいれば、少なくともユダヤ人金貸しへの借金が帳消しになる。やがて暴力が沈静化したあとで、ある年代記作者はこう書いている。「ユダヤ人はみずからの富という毒によって殺された」。

ごく少数の勇気あるリーダーはユダヤ人社会を守ろうとしたが、その他のほとんどは、人びとの怒りの矛先が自分に向くのではないかと恐れてあえて口出しせず、群衆が恐怖と怒りを爆発させるがままにしておいた。

シヨン審問の波紋

ジュネーヴ湖をとりまく一帯、サヴォワの統治者だったアマデウス六世は、中道をとった。アマデウスは、怒った暴徒がフランスでやったのと同じようにサヴォワ人がユダヤ人を井戸に突き落とそうとするのを制止した。しかし、その一方で、大衆の感情を無視したと思われるのはいやだった。このジレンマを解消するため、アマデウスは昔ながらの巧妙な手口を用いた。調査を命じたのである。一三四八年の晩夏、外科医のバラヴィニーとベリエータという名の女性を含む、地元の十一人のユダヤ人が逮捕され、ジュネーヴ湖畔のシヨンの町で審問を受けた。

ベリエータへの審問は二度行なわれ、その記録二通が現存している。最初の審問があった十月八日、ベリエータは審問官の前で、詳細はともかく、陰謀があることは知っていたと認めた。「この夏」一味の一人に毒の包みを渡されたが、「泉に毒を入れろ」という命令にはしたがわず、そのかわり「ある夫婦者にその仕事をゆだねた」のだった。

十月十八日の二度目の審問では、ベリエータはもっと協力的だった。このときは、「いわれたとおりに」自分でやったと白状したのである。毒を「泉に投げこみ、その水を飲む人びとを病気にさせ、死なせた」のだという。ローザンヌ出身のユダヤ人ボナ・ディエスは四日四晩「拷問台」にかけられたが、同じように、ベリエータも拷問のつらさに耐え切れなかったのだろうか。最初の審問の記録では、ベリエータが「尋問されたのはごく短時間」だったと書かれているが、二度目の審問記録にはそんな但し書きはない。それとも、同じく「陰謀団」の一味として告発されていた息子のアケトゥスが拷問に耐え切れないのを見て、守ろうとしたのだろうか。自分が白状すれば、アケトゥスは見逃してもらえると期待したのかもしれない。だが、その期待は裏切られた。

「ほどほどの度合いの尋問にさらされた」あと、心身ともに疲弊したアケトゥスは数日後、取り乱して審問官の前で「ユダヤ人には死がふさわしいと心の底から信じているし、この自分も十分、死に値するので、もはや生きていようとは思わない」と語った。

ションの審問は、ユダヤ人大虐殺の重要な転換点となった。井戸への毒投入に関する

「証拠書類」は、まだほとんど疫病が広まっていなかったドイツとスイスでも早くから出回っていたが、大勢を占める教養ある人びとはまだ疑問視していた。クレメンスの教皇教書を反映して、懐疑派の人びとはこんな疑問を出した。「ユダヤ人が井戸や泉に毒を入れているのなら、なぜ彼らも他の人びとと同じように疫病で死んでいるのか?」。そんなとき、ションの囚人たちの「告白」調書は何通も写しがとられ、あちこちにばらまかれた。したがって、それを用意したのがだれであれ、彼らこそが宣伝活動の主役だった。表現力に富んだ簡潔にして詳細な記録は、人間心理のあやと複雑な行動を描きだしており、中世の教養ある読者を納得させるに十分な力があった。たとえば、故郷の村ソノンの泉に毒を入れたあと、家に戻った外科医のバラヴィニーは、「理由も教えずに、泉の水を汲んではいけないと妻や子供たちに強くいい聞かせた」という。まじめな夫にして父親のやりそうなことである。

同じく一味とみなされたジュネーヴ湖畔の別の住人、絹商人のアギメトゥスはつい最近ヴェネチアへ出かけたといい、「毒を投げ入れた」水源について証言した。「ドイツ人の……家に近い井戸または淡水の溜め池」だった。アギメトゥスはさらに、国際的に暗躍する陰謀団員の忙しい日程についても語った。ヴェネチアを発ったあと、南のカラブリアからアプーリアに向かって井戸に毒を投げ入れ、それからトゥールーズへ行って、そこでも井戸に毒を投じたというのである。

審問記録には、陰謀説の裏付けとなる具体的な人名や地名がくりかえし出てくる。たとえば、モントルーの近くの町「ヴィルヌーヴの上手の門」の外でもたれた会合についでは何回か言及されているが、そこでは「つねにユダヤ人社会のリーダー格のメンバーがさまざまな問題について話し合い」をもち、プロヴァンサルという名の横暴なスパイが「さっさと、あの泉に毒を投げこめ……さもないと身のためにならんぞ」と、臆病な仲間を締めあげることもあった。くりかえし登場する別の人物は温厚なラビのペレで、イタリアへ向かおうとするアギメトゥスにこういったという。「商品の買い付けにイタリアへ出かけると聞きました。ここに毒の包みがあります……井戸に少しばかり入れてきてください」。

陰謀の黒幕といわれる謎めいたトレドのラビ・ヤコブの名前は、これらの審問記録には出てこない。だが、キリスト教の千年におよぶ教唆のおかげで、読者はその姿をありありと想像することができた。黒い髭を生やした鉤鼻で猫背のラビがユダヤの世界征服計画について熱弁をふるうとき、その声には黄金の「地下水脈」が反響しているのだった。

ドイツ語圏ヨーロッパでは、シヨンの審問記録およびその他多くの証拠書類に接して、たちまち人びとのあいだに激しい憎悪が巻き起こった。「一年の季節がめぐりきらないうちに、すなわち一三四八年の万聖節〔十一月一日〕から一三四九年の聖ミカエル祭〔九月二十九日〕までに、ケルンからオーストリアまでのすべてのユダヤ人が焼き殺されるか、または別の方法で殺害された」と書くのは、コンスタンツの聖堂参事会員ハインリヒ・トゥルチェスである。

バラヴィニーの処刑からわずか一か月後の十一月、ベリエータ、息子のアケトゥス、アギメトゥスが処刑され、これがドイツにおけるユダヤ人大虐殺の幕開きとなった。十一月にはゾルデン、ゾフィンゲン、シュトゥットガルトなどの町でもユダヤ人が殺された。十二月には、ロートリンゲン、ハイガーロッホ、リンダウまで、ユダヤ人殺しが広がっていた。明けて一三四九年一月、冷たく明るい曙光とともに、その動きはライン川まで達し、いよいよシュパイヤーの番だった。自分の家で焼け死ぬことを選ばなかったユダヤ人は、冬の街路に駆り集められ、槍や斧や鎌で死ぬまで殴打され、切り刻まれた。こうしたことが頻繁に起こったので、埋葬されない死体が公衆衛生上の問題になった。ある年代記作者はこう書いている。「シュパイヤーの人びとは……路上に放置された死体のせいで空気が汚染されることを恐れ……それらをワインの大樽に詰め、ライン川に流した」。川下のバーゼル市議会は、形ばかりに地元のユダヤ人社会を守ろうとしたが、ユダヤ人排斥の言動により数人の貴族に追放令が出されたとき、群衆から抗議の声が上がったため、議員たちは怖気づいた。一三四八年のクリスマスのあいだに、バーゼルではライン川の中洲に木造の死の家が建てられた。一三四九年一月九日、ユダヤ人住民は残らずこのなかに入れられた。洗礼を受けた子供たちと、隠れていた者以外、全員がそこにいた。最後の犠牲者がその建物に押しこめられ、扉がボルトで留められたあと、火がつけられた。コバルトブルーの空に届くほどの炎が立ち昇り、死にゆく人びとの叫びと祈りの声が川面を越えて、バーゼルの陰鬱な通りまで聞こえてきた。

二月、ライン川から冬の寒風が吹きつける頃、ユダヤ人虐殺の波はシュトラスブルクまで達していた。貴族出身のペーター・シュワバー市長は頑固で良識のある不屈の男だった。彼は興奮した群衆を前にして、ユダヤ人が井戸に毒を投げこんだというのなら、証拠をもってこいといった。市議会は市長を支持し、ケルンの役人たちからも励ましの手紙がきた。それでも結局のところ、シュトラスブルク市民に向かって市長が要請できるのは、良心に恥じない行動をとってほしいということだけだった。一方、反対派は、ユダヤ人からの借金を帳消しにし、ユダヤ人の財産を押収するという公約を掲げるようになった。二月九日、大衆の意向と歩調を合わせた政府はシュワバーを市長の座から追い、支持者たちも放逐した。五日後の二月十四日、鈍い光を放つ冬の太陽のもと、シュトラスブルクのユダヤ人は「群衆の手で服を剝ぎとられ」、列を組んで「彼らの共同墓地に建てられた、焼き尽くすための家へと」歩かされた。墓地の門の所で、「何人かの女性の若さと美しさが同情をかきたてた。その結果、彼女らは意に反して、死から免れることになった」。だが、このバレンタインデイの日没を見ることができたユダヤ人は、それらの若くて美しい女たちと改宗した者だけだった。行列から逃げようとした者は、どこまでも追いかけられ、捕らわれて殺された。ある推計では、シュトラスブルクのユダヤ人住民のおよそ半分、千八百八十四人のうち九百人がこの墓地で殺害されたという。

数週間後、コンスタンツのユダヤ人は「日没時の草原に引きだされ……ある者は踊りながら、ある者はうたいながら、そして残りは泣きながら、炎のなかに歩み入った」。ブランデンブルクのユダヤ人は、まるで肉を焼くように鉄板の上で焼き殺された。「これらの頑迷なユダヤ人は……死刑判決を笑顔で聞き、いざ処刑されるときは賛美歌をうたった」と目撃者は語る。「鉄板の上で歌をうたい、笑い声をあげるばかりか、たえず跳びはねながら喜びの声をあげ、こうして……断固たる決意で死に臨んだ」。ユダヤ人への迫害がなまぬるかったエルフルトでは、のっぽのフークというリーダーが怠け者を叱りつけた。「なにをうろうろしている？　行って……ユダヤ人を探しだし、ぶちのめしてやれ」。ノルトハウゼンでは、チューリンゲン＝マイセンのフリードリヒ方伯が、同じように臆病者をせっつかなければならなかった。「神を称え、その名誉を守るため、そしてキリスト教の利益のため」に、いますぐユダヤ人を焼き殺せと、弱腰の市議会を叱りつけたのだった。

聖堂参事会員のトゥルチェスはこう語っている。「いったん始まると、ユダヤ人を焼き殺す風潮はじわじわと広がり……〔一三四九年〕一月二十一日にはメスキルヒとヴァルトキルヒでユダヤ人が焼き殺され……さらに一月三十一日にはウルム、二月十一日にはユーバーリンゲンに波及し……三月十八日にはバーデンの町へ、そして五月三十日にはラドルフツェルに達した。マインツとケルンでは八月二十三日にユダヤ人が焼かれた……」。

さらに参事会員の記述は続く。「先にも述べたように、こうして一年もたたないうちに、ケルンとオーストリア間に住むすべてのユダヤ人が焼き殺された。そして、神を貶めた罪ゆえに、オーストリアでも彼らには同じ運命が待っていた……エリヤとエノクによる預言がいま果たされるのなら、ヘブライ人の終焉を信じるところだが、まだ完璧とはいえず、多少の見逃しはやむをえない」。

この参事会員は、イツハク・カッツェネルソンにくらべればずっと楽観的だった。カッツェネルソンは一九四四年四月二十九日にアウシュヴィッツで殺される前、「最後のユダヤ人の歌」という詩を書いている。

一人として逃れることはできない。それが汝らの天国だというのか？
それが正義だとしたら、いったいだれのための正義か？
だれのための？

第十一章「ああ、信仰薄き者たちよ」

ついに魔手は中欧に届いた

ペストがライン川に達する前、ユダヤ人の死体を入れた樽はライン川を下り、コンスタンツ湖の上の水源まで漂っていった。中央ヨーロッパで疫病が大流行するのは一三四八年から四九年の冬で、井戸に毒が投じられたという噂が広まりだしてから八か月後、ヴィジルで最初にユダヤ人が虐殺されてから六か月後だった。ペストが中央ヨーロッパに入りこんだ道筋は、ヴェネチア共和国支配下のバルカン半島を経由してのことだったようだ。中世には、クロアチアのアドリア海沿岸には「ローマ帝国の四分の三」の支配者だったヴェネチアから来た市民一万人が住みついていた。ヴェネチア人にスパーラトと呼ばれたスプリトは、この地域で最初に疫病の被害を受けた都市だったようだ。一三四七年のクリスマスの日、あるいはその前後、アドリア海沿岸を端から端まで抹殺できるほど強力な破壊力をもったヴェネチアのガレー船が一隻、「東からの嵐のように」やってきてスプリトを襲った。翌年四月、春の空気に死の臭いを嗅ぎとったのか、スプリトを見下ろす山に棲んでいた狼の群れが街まで下りてきて、生き残った人びとに襲いかかった。

一三四八年一月十三日には、ヴェネチア人居留地で二番目に大きな都市ドゥブロヴニク——イタリア語ではラグーザ——まで感染が広がった。その後、再度ペストが流行したとき、隔離という手段をとったことでこの都市は有名になった。一三四八年春のドゥブロヴニクは、もう一つの目新しい慣習を作ったが、こちらはそれほど真似されなかった。全滅の恐れを感じた市当局は、六月初め、すべての市民に遺書を書くよう命じたのだった。ドゥブロヴニクの苦悩があまりにも大きかったので、その惨状をめぐる噂はアドリア海を渡って、アルプスを越え、ドイツにまで伝わった。その年の暮れ、ドイツの役人は生存者に悔やみ状を送り、「恐ろしい死亡率のせいで人口が激減してしまった」ことに同情を示した。その夏、バルカン半島沿岸の北、アドリア海の奥に位置するイストリア半島もペストにやられた。八月、死があたりを席捲したあと、すべてをやりつくしたとでもいうように、ペスト菌はバルカン半島に別れを告げ、北のハンガリー、オーストリア、ドイツへと移動した。

ドイツにおける黒死病の物語は、一三四八年六月の暖かな日から始まるのが通例だ。突如として現れたペスト菌によって、バイエルン地方の都市ミュールドルフの「中流階級の市民千四百人」が死んだ。この話の詳細は正確に伝わっているが、唯一曖昧なのは日付である。年代記作者は、九と書くつもりで、間違えて八と書いてしまったようだ。ミュールドルフで大量死があったのは一三四八年六月二十九日と書かれているが、入手できる史料によれば、その日、ペスト菌はあらゆる方向からドイツに接近しながら、まだ国内に入ってはいなかった。経路の一つ目はフランスから東に向かって進み、二つ目はスイスから北へ、三つ目はバルカン半島からオーストリア経由で西に向かうものだった。秋になると、オーストリア経由の疫病の波が一三四八年の暮れまでには中世ドイツに達すると予想された。十月、アルプスのブレンネル峠を越えて、インスブルックの西に達した。バイエルンはその北方ほんの数十キロにあったが、ペスト菌はそこで前進をやめ、その冬はそこにとどまった。

続く数か月、バルト海からバイエルン、そしてライン川沿いのドイツ国境に沿って黒死病が猛威をふるうあいだ、人びとは怯えながら、じっと見守るしかなかった。予想どおり、春になって最初にドイツ領内へ踏みこんだのは、オーストリアからの波だった。四月または五月、十分休みをとって元気を取り戻した疫病は、停滞していたインスブルックから出発し、北に向かって最後の四十五キロを駆け抜け、バイエルンに入った。だが、ヨーロッパにおける黒死病の移動を綿密に辿った歴史家のオール・ベネディクトウは、ドイツ国内での最初の流行は西部で起きたといっている。一三四九年五月、ペスト菌をもった輸送船か旅行者がバーゼルからライン川を上って、ドイツの小さな町リヒテナウにやってきたのである。冬のあいだにユダヤ人排斥という予防措置をとっていたにもかかわらず、バーゼルは疫病に汚染されていた。

歴史家のなかには、黒死病大流行期にも、ドイツの被害は比較的軽かったと考える人びとがいる。だが、イングランドの記録にくらべて正確さには欠けるものの、入手できる限りの統計によれば、ドイツ全体の死亡率は近隣諸国のものとほぼ同じだった。シュトラスブルクとマインツはとくに死亡率が高く、ハンブルクも同様で、人口の三分の二が死んだといわれている。さらに、ブレーメンでは死者が人口の七割にもなったという。エルフルトの死者数は一万二千、マインツでは一万一千といわれた。一方、ドイツの他の都市にくらべて流行が遅く来たフランクフルトは、比較的軽い被害ですみ、七十二日間に二千人の死者を出しただけだった。バルト海沿岸の町リューベックでの死亡率がどれくらいだったかはわからない。一三四九年の夏、この町はスカンディナヴィア経由のペストに襲われ、ドイツは北方からの新たな襲撃にも怯えることになったのだった。翌年、リューベックで書かれた遺言の数は二〇〇〇パーセントの増加となった。

一三五〇年の春、ドイツの田園地帯は荒れ果て、絶望的な様相を呈していた。中央ヨーロッパでは、第二次大戦後の一九四五年の春まで、それに匹敵するほどの荒廃は二度と見られなかった。ある年代記によれば、「男も女も自暴自棄になり、浮かれたようにさまよった……平野には見捨てられた家畜がうろつき、山から下りてきた狼が羊を襲い……［さらに」前代未聞の行動をとった」。バルカン半島の狼は人を襲ったが、ドイツの狼は「目に見えない警告を感じとったかのように、慌てて荒野に逃げ帰った」のだ。

一三四九年の春から暮れまでに、黒死病で三人に一人が死んだウィーンでは、「ペストの乙女」という伝説が生まれた。疫病を司るこの不吉な女神は、死者の口から勢いよく噴出する輝くブルーの炎という姿で出現し、手をふりあげて、生きている者を叩きのめす。黒死病に襲われたウィーンについて、目撃者の証言はいくつかあるが、この都市をくりかえし襲った疫病を生き延びたアブラハム・サンタ・クララの報告を読むと、一三四九年五月から六月にかけてのオーストリアの首都での暮らしがどんなものだったか、想像がつく。サンタ・クララによれば、「死んだ母の乳房にしがみつく赤ん坊たちがいた」という。また、元気のある小さな女の子は、「死んだ母親が荷車に乗せられるのを見て、自分も一緒に乗ろうともがきながら、回らぬ舌で『マミー、マミー』と呼びつづけたので、がさつで荒っぽい死体運搬人もさすがに涙を誘われた」。

中央ヨーロッパを荒らしまわった黒死病は、チュートン人［ドイツ人］の荒らぶる魂の奥底をかき乱したようだった。すでにユダヤ人大虐殺の揺籃（ようらん）の地となっていたこの地域で、鞭打苦行者という奇妙な現象が生まれていた。

錯乱と恍惚の鞭打苦行者

一三四八年末から一三四九年にかけて、鞭打苦行者は中央ヨーロッパのあちこちで奇妙な熱帯植物のようにはびこり、死と恐怖に飽き飽きしていた大衆に危険なエロティシズムと実体のない救済の幻想をもたらした。ドミニコ会修道士であるヘルヴォルディアのハインリヒは、そんな鞭打苦行者を「頭のない集団」と評した。ある苦行者は、自分を鞭打つときに「服を脱いで裸に」なり、自分の「体と腕と足を血が出るまで叩く」までの手順を説明した。やがて苦行者は、苦痛と歓喜の入り混じった恍惚に包まれ、修道院の冷え切った小部屋の床にひざまずき、凍てついた空気のなかで震えながら「わが罪を拭い去りたまえと神に祈る」のだった。

鞭打苦行者の非凡さは、このエロティックな感覚にあふれた個人的な苦行を、公共の目の前にさらしたことだった。大量死のさなか、五十人から五百人ほどの鞭打苦行者は中央ヨーロッパおよび北ヨーロッパの各地をさまよい歩き、群衆の前で、血と苦痛と贖罪の受難劇を演じてみせた。新しい町や村に着くたび、苦行者の集団は喉を絞るようなざらついた声の合唱で到着を知らせた。「甘いメロディ」の響きが高い空に向かって「天国を目指す天使」のように立ち昇ると、教会の鐘が打ち鳴らされ、窓が大きく開かれ、人びとは急いで通りに出ていった。たちまち、町の広場には人だかりができた。歌声が近づいてくると、町の住人たちは両手を握りあわせ、リズムに合わせて体を揺らしはじめた。やがて、近づいてくる声のあまりの大きさに、人びとの鼓膜が破れそうになったとき、壁のように屹立する鮮やかな紫と金の旗が広場の端に現れた。靴も履かず、フードをかぶり、胸と背中に赤い十字の付いた白い上着をまとった鞭打苦行者の姿が見えてくると、群衆のあいだから、「どうか、お赦しを！」という声があがった。見物人のなかには泣いている者もいた。胸の前で手を握りあわせ、いまにも失神しそうな女性たち。死にかけの家族を広場につれてきて、祝福を求める人びと。町にユダヤ人の住民がいたら、彼らはすばやく身を隠した。鞭打苦行者は暴力的なほどのユダヤ嫌いだった。苦行者の一団が町の教会に向かって行進を続けると、色鮮やかな旗が風にひるがえってぱたぱた鳴り、こんな歌声が響きわたった。

両手を頭上に高く掲げよ
神が疫病をここから去らせてくれますように
さらにまた、両手をもっと高く掲げよ
神のお慈悲がわれわれの上にありますように

行列が教会のなかに入ると、鞭打苦行者たちは最初の儀式である改悛の道行きのために上半身裸になった。教会の中庭を二列の輪になってぐるぐる歩きながら、苦行者たちは裸の上半身を「ミミズ腫れができて、青あざになる」まで、鞭で強く叩きつづけた。

見物人のあいだから「おお！」という声があがったのは、苦行者の一団が「稲妻に打たれたかのように」突然、地面に倒れたからだった。地面の上では、それぞれの犯した最大の罪にしたがって決まったポーズがとられた。姦通の罪を犯した者はうつぶせ、殺人を犯した者は仰向け、偽証をした者は横向きになり、三本の指を頭の上に載せていた。締めくくりとして、団長が倒れた苦行者たちのあいだを歩きまわり、血と汗まみれになった体に鞭をふるった。同時代の記述によると、この鞭は「大きな瘤のついた三本の紐が先端から垂れ下がった棍棒のようなもの」だった。瘤のそれぞれから「針のように尖った鉄の棘」が突き出ていて、その棘は「小麦の粒くらいの長さ」だった。ひれ伏した男たちを鞭で打っているあいだ、ときたま棘の一本が「肉に深く突き刺さってしまい、次の一撃でやっと取れる」ということもあった。

最大の見せ場は、集団による鞭打ちだった。団長の指揮のもと、苦行者たちはチアリーダーの役目を負った三人を囲んで円陣を組んだ。苦行者たちがリズミカルに胸や背中を叩きはじめると、チアリーダーはもっとしっかり叩けと声をかけ、だれが一番自分を強く痛めつけられるかという競争心を煽るのだった。いつのまにか、見物人のあいだから、鞭打苦行者を称える古代の賛美歌が湧きあがった。

ここに来たりて、善良なものへと悔い改めよ
それによって、地獄の炎から逃れられる
邪悪な存在、ルシフェル
彼は獲物を捕らえ、タールの炎で焼き尽くす

間をおいて、集団は倒れたり、立ったりした。中断のあとは、振り下ろされる鞭の勢いがさらに激しくなり、やがて熱狂のあまり太鼓を叩くときのようなリズムを刻みはじめる。最後に、円陣を組んだ男たちが地面に倒れ伏すと、町の人びとは血を流してすすり泣く苦行者のあいだをめぐり、生傷からあふれでる血にハンカチを浸した。やがて、鞭打苦行者の流した血を頬になすりつける見物人の耳に、団長が読みあげる「天国からの手紙」が聞こえてくるのだった。

神の手で書かれたといわれ、一三四三年にエルサレムの聖墓教会の祭壇に置かれたこの*

＊「天国からの手紙」のオリジナルが発見されたのは十三世紀だった。一三四三年、オリジナルが見つかったエルサレムの同じ教会に、一人の天使が修正された最新版の手紙を置いていったという。

手紙は、邪悪な人間に対する重々しい警告だった。「ああ、人の子らよ、信仰薄き者たちよ……汝らはみずからの罪を悔いず、神聖な安息日も守らない……だからこそ、私は汝らのもとに送りこんだ……サラセン人と異教徒、地震、飢餓、野獣。蛇、鼠、虱(しらみ)。霰(あられ)、稲妻と雷鳴……水害と洪水」。さらに数節あとで、この手紙は、悔い改めない者たちにはもっと大きな災厄が訪れるだろうと警告している。「こうして、私は地上から汝らとすべての生き物を絶滅させようと考えていた。だが、聖なる母のために、また昼となく夜となく汝らへの慈悲をこいねがった聖なるケルビムおよびセラフィム〔天使たち〕のために、私は延期を許可することにした。だが、汝らに誓っていう……汝らが今後も安息日を守らなければ、これまで見たこともないような野獣を汝らのもとに送りこむだろう。日の光を暗黒に変え……そして、汝らの魂を煙で燻(いぶ)すだろう」。

中世よりだいぶ前、ブラジルの先住民族は自分の生殖器を鞭で打ち、スパルタ人は全身を鞭で打っていた。これらも熱烈な鞭打苦行者だったといえる。だが、スパルタ人がこの習慣を多産と結びつけていたのに対して、中世の鞭打苦行者は神の怒りを宥めるためのものだった。中世で最初に鞭打ちをするようになった十一世紀イタリアの修道僧たちは、個人の罪を償うために鞭を用いた。悪行を悔いて自分を罰すれば、復讐心に燃えた神から見放されずにすむのである。

集団的な罪の償いとしての鞭打ちが始まったのは一二六〇年、イタリアが連続して、疫病、戦争、穀物の不作などの不運に見舞われたときだった。日に焼け、傷だらけになった鞭打苦行者の一団は、怒った神が罪深い人類を罰しているに違いないと信じて、イタリアの荒廃した田園地帯をめぐり歩いた。それから一年もたたないうちに、ドイツの田園地帯でも、行進しながら自分を鞭打つ男たちの集団が見られるようになった。アルプスの北では、この運動が組織化され、儀式や歌が作られた。

イタリアで生まれた鞭打苦行者の一派は、やがて教会の支配下に収まったが、アナーキーな傾向があったドイツの一派は聖職者の権威に反抗し、一二六二年には活動禁止令が出された。しかし、大きな災厄が襲ってくるたびに、賛美歌をうたいながら行進するドイツの鞭打苦行者の集団が突如として、ラザロ［キリストの奇跡によって死から蘇ったユダヤ人］のようにどこからともなく出現した。ラインラントがひどい飢饉に見舞われた一二九六年、そしてバイエルンに疫病が大流行した一三四八年にも彼らの姿が見られた。

伝説によれば、黒死病の鞭打苦行者は、「一三四九年三月十二日の真夜中を三時間過ぎたとき」の惑星の配列から発生したという。また、こんな噂もあった。その二週間ほどあと、正確にいえば三月二十九日午前三時、「巨人のような女たちがハンガリーからドイツへ行き……公衆の面前で服を脱いで裸になり、風変わりな歌を次から次へとうたいながら、棒や鞭などで自分の体を打ち据えた」というのである。

十三世紀の先例と同じように、本来の起源が何であれ、黒死病流行期に出現した鞭打苦行者の精神を育んだ真の故郷はドイツだった。ドイツ南部と中央部に本拠地を築いたあと、この運動はたちまち国外に広がった。まず、ヨーロッパのドイツ語圏を隅々まで席捲し、それからフランス、フランドル、オランダと続いて、一三五〇年にはついに、拒否反応の強かったロンドンまで届いた。島国根性に縛られ、感情を抑えがちだったイングランド人は、半裸の男たちが人前で「笑ったり泣いたりしながら……自分の体を……激しく鞭打つ光景」を見て呆気にとられた。この外国人たちは次にいったい何を考えだすことやら。「考えなしにあのようなことをしている」と書きながら頭をふる年代記作者トマス・ウォルジンガムの姿が目に浮かぶようだ。

鞭打苦行者兄弟会や十字架兄弟会などと呼ばれたこの運動は、かなりの規模で組織化されていた。参加希望者は、まず配偶者の同意を得て、七歳からあとに犯した自分の罪をすべて告白しなければならなかった。新規加入者は、鞭打苦行者が巡礼に費やす期間とされている三十三日と八時間のあいだ、日に三度ずつ自分を鞭打つことを誓わせられた。巡礼とは、実際には行進のことで、その期間は、三十三歳と三分の一年で死んだキリストの生涯にもとづいていた。しかし、巡礼のあいだは入浴も髭剃りも着替えも禁じられていたため、町から町へと列を組んで移動する苦行者たちが病原菌の媒介者になることも多かった。体を洗えないばかりか、苦行者たちはベッドで寝ることも、性交することも禁止されていた。それどころか、行進の途中で必要以上に女性に話しかけたりすると、団長にひどく折檻され、最後にこんな叱責を浴びせられるのだった。「穢れなき殉教の栄誉に目覚めよ。そのためには、罪から身を守らなければいけない」。

鞭打苦行者の本来の修行は自制と禁欲だった。しかし、やがてこの運動は暗黙のうちに教会を否定するようなメッセージ、すなわち救済には聖職者など必要ないという態度をほのめかすようになり、やがて黒死病による死者がますます増え、教会への失望感が広がるにつれ、そのメッセージは隠しだてされなくなった。彼らの自己イメージは次第に、罪深い人間のためにみずから犠牲を払って苦行に励む者というだけでなく、神聖な力をもった栄えある聖者の強力な集団へと転じていった。その力には、悪魔を退け、病人を癒し、死者を蘇らせることさえ含まれた。苦行者たちは、キリストと食事をともにし、マリアと会話したことがあると自慢した。巡礼を三十三年と三分の一年間続けたという者さえいた。教会に敬意を払わない彼らはミサを妨害し、神父たちを教会から追いだし、教会の宝物を略奪し、聖体を辱め、教会の位階制を否定した。

黒死病によって人口が激減したため、この運動はさらに過激になった。保守派の人びとが死んだり、追放されたりするにつれ、鞭打苦行者の集団は年齢が低くなり、より貧しく、犯罪傾向をもつ無知な者が増え、反教会や反ユダヤの態度がますます強まった。一三四九年三月、ユダヤ人への迫害はほぼ収まったように見えたが、その春、鞭打苦行者がドイツ中に広まるにつれて、ユダヤ人排斥の暴力がふたたび燃えあがった。鞭打苦行者は行進を続けながら、手当たりしだいにユダヤ人を殺害していった。フランクフルトでは苦行者の集団が到着したことをきっかけにして、途方もなく陰惨な大量死が引き起こされた。この町のユダヤ人居住地が襲われ、住民は皆殺しとなり、財産が盗まれたのだ。

人びとは鞭打苦行者を拒否できないようだった。一三四九年、シュトラスブルクは六か月のあいだ毎週新たな巡礼を正式に迎え入れた。トゥールネーでは数日おきに巡礼を見るようになった。一三四九年の八月半ばから十月半ばまで、五千三百人の鞭打苦行者がこの町を通過したといわれる。しかし、この運動に革命の種子がひそんでいることに気づいていたヨーロッパ諸国の政府は排除策を講じた。エルフルトの行政官たちは鞭打苦行者の集団を締め出し、フランスのフィリップ六世はトロワより西の各地にはけっして立ち入らせないと宣言し、シチリアのマンフレーディは苦行者が一人でも領地内に足を踏み入れたならすぐに殺すと脅した。苦行者たちが激しい反教会の態度を示していたにもかかわらず、クレメンス六世は少なくとも最初のうち、この運動を黙認するつもりのようだった。広報活動の一種にすぎなかったのかもしれないが、一三四八年の春、鞭打苦行者の一団がアヴィニョンを通過したとき、ルイス・ハイリゲンの記述によれば、「教皇はその行進に参加した」ほどだった。

だが、一三四九年初秋、ソルボンヌ大学の学者ジャン・ド・フェイの報告書がクレメンスの手元に届いたことが転換点となった。その内容に仰天したクレメンスは、この運動に対する厳しい告発状を出した。「すでに鞭打苦行者たちは信仰を口実に、ユダヤ人の血を流している……そして、ときにはキリスト教徒の血も……そこで、われらが大司教および付属司教……のみならず、平信徒にも厳に命じるものである。あの一団とは距離を保ち、けっして関わりをもたないように」。

一年後、鞭打苦行者は「まるで夜の妄想か、不吉な幽霊のように、現れたときと同じく唐突に消滅した」。

どの地も逃れ得ず

鞭打苦行者とユダヤ人大虐殺はヨーロッパの中心部を越えてそれほど遠くまでは広がらなかったが、黒死病のほうはキリスト教圏とそれ以外とを問わず、大陸のほぼ全域に行き渡った。一三四九年の夏にはポーランドに達した。ポーランドのカシミール王は、美しいユダヤ女性の愛人エステルに説得されて、中央ヨーロッパの迫害から逃れてきたユダヤ人に避難所を提供した。このとき難民たちが築いたユダヤ人街は、第二次世界大戦まで壊されずに残った。

ヨーロッパ大陸の反対側では西に広がり、イベリア半島の大西洋岸まで行き着いた。地中海の沖合百六十キロほどの距離にあるマリョルカ島は、スペイン全土に病原菌が広まる際のおもな分散地点となった。一三四七年の凍てついた十二月、マルセイユから来た船がマリョルカ島にペストをもたらしたという報告もある。それが本当なら、この島に細菌を運んだのは小型の死の船だったという可能性も考えられる。音楽家のルイス・ハイリゲンによれば、この船はヨーロッパの南海岸に沿ってペストの足跡を残していったが、「その恐怖は言葉にならないどころか、ほとんど信じがたいほど」だった。マリョルカ島から、海岸沿いを忙しく行き来する船によって、ペスト菌はたちまちスペイン本土に運ばれた。一三四八年三月までに、バルセロナとバレンシアにペストが広まったが、同時代の記述をもとに判断すると、両市の市民たちが感染に気づいたのはやっと五月初旬になってからだった。

同じく五月、マリョルカ島から南のジブラルタル海峡に向かった船が、黒死病をアルメリアにもたらした。イベリア半島の南端に位置するアルメリアは、グラナダ王国の主要都市で、スペインにおけるイスラム勢力の最後の牙城でもあった。イスラム法では、人の生死を決めるのは神のみなので、疫病の場合もいっさい手を出さず、ただ神が判断を下すのを待つしかなかった。それでも、アルメリアの住民にとって、神に少しばかり手を貸してもイスラムの法に背くことにはならなかった。積極的な予防策をとったおかげで、ペスト菌は秋まで勢いをひそめていた。黒死病がスペインの黄金海岸に沿ってジブラルタルへ向かうと、イスラムの要塞を包囲中だったカスティーリャ国王アルフォンソ十一世は、危険を避けて逃れるべきだと進言された。ところが、二年前に息子の婚約者だったイングランドのジョーン王女を黒死病で奪われていた国王は、軍隊とともにとどまるといいはった。一三五〇年三月二十六日の聖金曜日、アルフォンソはヨーロッパの君主のなかでただ一人、黒死病で死んだ王となった。一三五〇年には、スペインの別の王室、アラゴン王国（大まかにいって、アラゴン王国は現在のスペインの地中海沿岸、および旧カスティーリャ州と大西洋岸の一部を占めていた）でも数人の死者が出た。五月、国王ペドロは、娘と姪をこの病気で亡くし、さらに十月には妻を失った。

いくつかの証拠から、スペインではきわめて致死性の高い敗血症ペストが蔓延したと推測できる。敗血症によく似た症状の記述が見られ、またスペインのペスト患者はほとんど即死だったという話が多く、これも敗血症ペストの特徴である。そのような話の一例は、老修道院長ジル・リ・ミュイシスの年代記にも見られる。

その話は、ペストが大流行していたスペインを巡礼として訪れたフランスのある聖職者にまつわるものだった。ある夜、彼は小さな田舎の宿屋に立ち寄り、妻を亡くした宿の主人と娘二人と食事をともにしたあと一晩泊まることにした。翌朝目覚めると、宿にはだれもいなかった。不思議に思って、宿の主人を大声で呼んだ。返事がないので、娘の名前を順番に呼んでみた。それでも返事はなかった。やむをえず、その家の召使を呼んでみた。今度も沈黙が返ってくるだけだった。わけがわからず、彼は宿屋を隅々まで探してみることにした。

他の客に出くわしたので、宿の主人と二人の娘、それに召使の行方を知らないかと訊ねた。みんな死にました、という返事だった。夜のあいだにペストにかかり、ほとんど即死だったという。

グラナダの医師イブン・ハティマーの記述によると、スペインでは肺ペストも活発だったようだ。ムスリムの医師であるハティマーが見たところ、この疫病の二つの大きな特徴は、接触伝染と喀血だった。

ポルトガルの大西洋沿岸は、疫病の前進をはばむ最西端の境界線だった。そして、この地域の砂浜に到達した頃、ペストは勢いを失っていた。コインブラの町を除いて、ポルトガルの被害は比較的軽かった。

ヨーロッパ大陸では、他にも黒死病の攻撃をなんとか免れた地域が三か所あったといわれている。ポーランド、ボヘミア王国（現代のチェコ共和国にほぼ相当する）、そしてフランドルとオランダ南部を含む残り物のような地域である。しかし、最近の調査によると、ヨーロッパのどんな場所も、ペストはまるで義理がたい客のように、訪問するのに不足だとか不適切だとかは思わなかったらしい。

ドイツと同じく、ポーランドは四方八方から襲撃された。一三四九年七月、ペストの最初の波は、歴史の格好の遊び場とされた都市ダンツィヒからポーランドに入りこんだ。第二次世界大戦のきっかけになったのも（のちに連帯の運動が起こったのも）この町だった。その後の一連の襲撃で、南からはヴェネチア支配下のバルカン半島沿岸部をハンガリー経由で北に向かったペストが触手を伸ばし、東からはロシアからの一突きがやってきた。やがて一三五一年、生き残った人びとがやっと最悪の状況は終わったといいはじめた頃、フランクフルトからオーデル川を渡って四つ目のペストの波がやってきた。いわば、残った敵を皆殺しにする掃討作戦だった。ポーランドの死者の数については正確な史料がない。しかし、イングランドやフランスと同様、労働力の急激な減少のせいで、ペストのあとには賃金が高騰したという事実が多くを語っている。

ボヘミア王国がペスト禍を免れたという説も、最近は疑問視されている。ボヘミアが黒死病の最悪の被害を免れたという長年の通説は、ヨーロッパの中心部にペスト菌を運んだ通商ルートから遠く離れていたことが根拠になっていたが、最近ではそんな見方に対して反論が出されている。ベネディクトウ教授によれば、黒死病の大流行より数十年前には、儲けの多い鉱工業、きらめく首都プラハ、百五十万の活発な国民をもったボヘミア王国はヨーロッパでも屈指の富と繁栄を誇った地域であり、錫と銀を輸出し、塩（肉の保存のため）と鉄（農機具を作るため）を輸入していた。

ポーランドと同じく、この地域の死者の正確な数はわかっていない。ボヘミア王国も黒死病に襲われたこと、そしてその感染が一三四九年か一三五〇年だったことの証拠として、ベネディクトゥ教授は『ペスト年代記』に記載された逸話をあげている。ボローニャへ留学していたボヘミア人学生のグループが、この頃ペストに襲われたボヘミア王国に戻って、その窮状を目にしたという。「学生たちは……多くの都市や城内において……生存者がごくわずか、ときには全員が死に絶えるという状況を見た。さらに多くの家庭でも、死を免れた者は病気のせいですっかり弱ってしまい、他の人に水を汲んでくることさえできず、それどころか、いかなる助けの手もかけられず、悲しみと苦痛のなかで時を過ごすしかなかった……また多くの場所で、食べ物を通じての伝染よりも、腐敗した死体から立ち昇る空気感染のほうが強く、致死性が高かった。というのも、死体を埋葬する人がだれもいなかったからである」。

疫病を免れたとされる三つ目の地域、フランドルとオランダ南部についても、近年になって批判的な意見が出されている。しかし、その反論はそれほど成功していない。地元のデータに見られる繁栄の様子からしても、近隣諸国とくらべて、この地域はどちらかといえば死亡率が低かったようである。黒死病を免れた地域があったという説に強い疑問を投げかけるベネディクトゥ教授でさえ、「オランダが黒死病によって受けた損失は、イタリアやイングランドほど大きくなかった」と認めている。

この「奇跡」には説明がつくかもしれない。黒死病による死亡率が一五から二〇パーセントと比較的低かったフランドルとオランダ南部では、一三一五年から二二年にかけての大飢饉で子供たちが大量に死んでおり、そのため、黒死病が流行したときには体の弱い大人があまり残っていなかったとも考えられる。つまり、免疫系の弱い大人は、その前の飢饉ですでに淘汰されていたのである。

いずれにせよ、総合的に見て、ヨーロッパで黒死病を免れた地域はほとんどなかったといってもかまわないだろう。一三五〇年までに、黒死病はヨーロッパ大陸を東から西まで網羅したばかりか、北から南まで覆い尽くしたのである。

第十二章　始まりの終わり

すべてを奪い尽くしたあとに

一三四九年五月、ペストに襲われたロンドンで遺言状作りがピークに達し、シュトラスブルクのユダヤ人が死者のための喪に服していた頃、吹きさらしの「ジャーマン・オーシャン」［北海の旧称］では、泡立つ春の海がペストを北方のスカンディナヴィアへ運んでいた。ノルウェーとスウェーデンに達し、それからロシアの荒野へ戻ることで、黒死病のヨーロッパ巡りはようやく終わりを告げた。伝説によれば、ノルウェーに黒死病をもたらしたのは、イングランドの商船だったという。その船は四月末にロンドンを出航したが、その一か月後にはベルゲン近郊の砂浜に打ち上げられているのが発見された。乗員はすべて死んでいた。だが、最初に感染したのはノルウェーの首都オスロだったという説もある。さらに、イングランドの商船がベルゲンにペストを運んだのは確かだが、船が湾に入ったときには、虫の息ながら、まだ乗組員が生きていたという話もあった。中世スカンディナヴィアの年代記である『法執行官年鑑』にはこう書かれている。「そのとき、大勢の人を乗せた一隻の船がイングランドを出航した。ベルゲンの湾に入ってきたとき、船上にはほとんど人がいなかった。ほどなく、船に乗っていた全員が死んだ。船に積まれていた荷物が町に運ばれたとたん、町の住民が死んでいった。その後、疫病がノルウェー全体に広まった」。

スカンディナヴィアはペスト菌にとって厄介な場所だった。人口がまばらなこの地域は、中世には途方もなく遠い僻地だった。混みあった道路や人が押しあいへしあいする都市など、ほとんど見あたらなかった。この寂しい北国で、ペストは獰猛なハイエナとなり、点在する農家の家族、変わり者の在郷騎士とその愛犬、フィヨルドの崖の上にある小さな漁村などを餌食にしていった。人口の少なさよりもっと手ごわいのは、細菌の蔓延をはばむ気候だった。スカンディナヴィアの夏はまたたくまに過ぎてしまい、厳しい冬は永遠に続くかと思われた。したがって、歴史家は長いあいだ、この地域では肺ペストが優勢だったと考えてきた。そして、実際に、中世の北欧人が残した記述には、肺ペストに似た症状がいくつか見られる。たとえば『法執行官年鑑』にはこう書かれている。「患者は一日か二日以上は生きられず、鋭い痛みがあった。痛みのあとは吐血が始まった」。しかし、ベネディクトウ教授は、流行の周期性、伝播のパターン、致死率の度合いなど、すべての点からして、スカンディナヴィアで猛威をふるったのは腺ペストだったという説をとっている。

『法執行官年鑑』のような史料は、腺ペストの次に肺ペストの症状が現れた事実を記した

にすぎないというのだ。つまり、ペスト菌がリンパ節から肺に転移したときの症例である。

このスカンディナヴィアの謎に対する答えは、ペストのマーモット媒介説および肺親和性のペストというロシア学説にあるかもしれない。これに関して、近年発生した二度のペスト大流行を比較してみるのは有益だろう。一九九一年、中国のマーモット生息地の近くでペストが発生したが、患者のほぼ半数は肺ペストを発症した。一方、マーモットより鼠のほうがずっと多いヴェトナムで戦時下の一九六〇年代に発生したペストは、ほとんどが腺ペストであり、症例の数でいえば九八パーセントを占めていた。

肺ペストであれ腺ペストであれ、ペストはいつもと変わらぬ獰猛さで、スカンディナヴィアに広まった。イングランドのアイヴィーチャーチ小修道院を襲ったこの疫病をただ一人生き延びたジェームズ・デ・グランドウェルが昇進して大修道院長となってから数か月後、トロンヘイム教区で唯一生き残った聖職者であるノルウェーの大修道院長は大司教の地位についた。ベルゲンで途方もなく膨大な数の死者を出したあと、ペストは人里離れた山中の村ヨーステダールを消滅させた。ペストがいつのまにか消滅したあと何か月もたってから、救助隊がこの村にやってきたとき、生存者は一人しかいなかった。たった一人で生きてきた少女はすっかり野性に戻っていたので、救助隊はその子にライプ（野の鳥）という名前をつけた。

ペストはノルウェーから東に進み、スカンディナヴィアの内陸部を横切ってスウェーデンに達した。一三五〇年、怒りっぽいスウェーデン国王マグヌス二世は、大音声で警告を発したが、それはいささか遅きに失した。マグヌスはこう断言した。「人間の罪深さゆえに、神はこの世に突然死という大きな罰を下したのだ。そのせいで、わが国の西に位置する土地〔ノルウェーのこと〕の住民の大半が死に絶えた。〔黒死病は〕いまや……このスウェーデン王国に近づきつつある」。脅威を食い止め、神の怒りを宥めるために、マグヌスは金曜日には断食（パンと水以外）をし、日曜日には靴なしで過ごすよう命じた（スウェーデン人は教会に裸足で歩いていかなければならなかった）。だが、イタリア人やイングランド人やフランス人が、南向きの窓を避けたり、悪臭を吸いこんだりしながら、ばたばた倒れていったのと同じように、靴を履こうが履くまいが、金曜日に断食して土曜日に飽食しようが関係なしに、ペスト菌はスウェーデン人を殺した。死者のなかには、国王の二人の弟クヌートとハコンもいた。

ペストがユーラシア大陸を横断する過程では、自然環境に起こるあらゆる異変が見られた。湖に崩落する山脈（中国）、噴きあがる火山灰に隠される真昼の太陽（イタリアと中国）、洪水の奔流に呑みこまれる村々（中国、フランス、ドイツ）、何マイルにもおよぶ蝗の大群（ポーランド、中国）、大聖堂の尖塔まで達する上げ潮（キプロス）、六か月も降りつづく雨（イングランド）。だが、グリーンランド沿岸に近づいたとき、ペスト菌はかつてない自然の驚異に直面した。白い氷冠をかぶった凍てついた海から銀色に輝く氷の崖が目もくらむほどの高さでそびえたち、新たな小氷河期の突き刺すようなまばゆい陽射しを浴びていた。

スカンディナヴィアから、ペストの波の一つはバルト海を越え、ふたたびロシアに入った。ペスト菌はノヴゴロドを一撃したあと南へ向かい、狭い通路を手探りで歩いていくように、通商路に沿って移動し、やがてロシアの平原を見下ろす金色の玉葱形のドームが屹立するモスクワに到達した。一三五二年にペストの襲来を受けたこのロシアの首都は、直線距離でカッファの北、およそ千百キロに位置していた。ペスト菌は、数年前にこのカッファからシチリアへと出航したのだった。こうしてロープの輪が閉じられ、処刑人はようやく手を休めた。

ある晴れた朝、キリスト教界は黒死病が去ったことに気づいた。長いあいだ否定されてきた生命と歓喜が甦った。生き延びた人びとは、酒を浴びるように飲み、淫行にふけり、盛大に浪費し、がつがつと食い、派手に着飾った。イングランドの職人たちは、絹の服に銀のバックルのついたベルトを締め、地位の低い者は一日に一度しか肉や魚を食べてはいけないという王室の命令を無視した。住民のほぼ半数がペスト患者用の墓穴に埋葬されていたオルヴィエートでは、その墓に生えはじめた草の上で、カップルたちが性交した。フランスでは、「男たちがますます物惜しみし、貪欲になった」。ほんの数か月前までは、あまりにも儚く、朽ちやすく思えたもの——時間——が不意にありあまるようになったため、生存者はそれを蕩尽するようになった。輝くばかりに美しい、永遠の時間。家族と過ごす時間、仕事に費やす時間。夕方の空を見上げる時間。ものを食べ、酒を飲み、愛を交わす時間。フィレンツェの人文主義者レオン・バティスタ・アルベルティの著作に登場する人物は「人間には、本当に自分のものだといえるものが三つある」という。仲間にそれは何かと訊かれ、その人物はこう答える。その人の財産と肉体、「それに、もっと大事なものがある」。

「そんなものがあるのですか？」

「親愛なるリオナルドよ、それは時間だ」とアルベルティの創りだした人物はいう。

兄弟のジョヴァンニを疫病で失ったマテオ・ヴィラーニのような謹厳なモラリストは、黒死病が去ったあとの放蕩三昧を見て、当然ながら、ひどく失望した。マテオ・ヴィラーニにはそれ以上の証拠など必要なかったかもしれないが、その狂態は人間が生まれつき邪悪であることを示すもう一つの証だった。黒死病が去ったあとで、彼はこう書いている。

「神の慈悲によって死を免れた人びとは……より善良に、より慎ましく、より高い徳を積み、カトリックに帰依して、不公正と罪を避け、たがいに愛と施しを与えあうべきではないだろうか。しかるに……その逆のことが起こった。男たちは……無秩序に陥り、浅ましい所業におよんだ……怠惰にふけり、自堕落になって大食の罪に落ち、宴会三昧になり、居酒屋に入りびたり、美食とギャンブルに熱中した。彼らは、煩悩の海に頭から飛びこんだ」。まだ死者の数を数えていたシエーナで生き延びたアニョーロ・ディ・トゥーラは、黒死病が去ったあとのヨーロッパの雰囲気について、もっと簡潔に書いている。「だれもが何かをせずにはいられなかった」。

ヒステリックな浮かれ気分を一皮剝けば、そこには長く続いた深い悲しみと行きどころのないやるせなさがあった。一三四九年、黒死病がイタリアから去ったとき、嘆き悲しむペトラルカは友人のルイス・ハイリゲンにこんな手紙を書いた。「われわれに与えられた人生は眠りである。われわれのなすことはすべて夢だ。ただ死のみが、その眠りを破り、われわれを目覚めさせる。私はこれが起こる前に目覚めていたかった」。

ペトラルカの望みは叶えられたといえる。黒死病の大流行が最終的な沈静化を迎えるまでには、さらに一千万の犠牲者を出すことになるが、その頃のヨーロッパではすでに啓蒙主義の兆しが見えており、ペトラルカははるか昔に世を去っていた。

一三五二年のモスクワの黒死病は、チャーチルの言葉を借りれば、「〔ペストの〕終わりではなく、ただ始まりの終わりにすぎなかった」。

ふたたびの恐怖

イギリスのある年代記作者が次のような言葉を書き記したとき、どれほど大きな心痛を抱いていたかはだれにも想像できないだろう。「一三六一年、全世界に深刻な疫病*と大量死が広まった」。黒死病とこの「ペスティス・セクンダ（二度目のペスト）」と呼ばれる再度のペスト大流行のあいだには、十一度の夏しかなかった。一三六一年に始まったこの新しい疫病は、長く続くことになる致死的な伝染病の波の最初の兆しであり、その波は三世紀以上にわたって打ち寄せるのだった。黒死病のすぐあとに起こっていなかったら、この二度目のペスト大流行は今日、歴史に残る大きな悲劇として語られていたことだろう。人の少ないノルマンディーでさえ、人口の二〇パーセントが死んだ。黒死病の余波ですでにだいぶ人口が減っていたフィレンツェでも、死亡率がおよそ二〇パーセントに届きそうだった。イングランドでは、地主階級の死者が一三四八年から一三四九年にかけての大流行のときと同じく、二五パーセントを超えた。しかし、同時代の人びとにとって、ペスティス・セクンダは犠牲者の数が大きかったわりに、それほど強烈な印象を残さなかった。生き延びた人びとにとって、ペスティス・セクンダはアンバランスに見えるほど、年少

＊見逃せないのは、一三六一年春、イングランドでペストが再発したとき、自然環境の大変動が見られたというジョン・オブ・レディングの記述である。ジョンによると、「深刻な旱魃……と降雨量の減少のせいで、食物と干草が非常に不足した」という。食料不足から、病原菌をもった齧歯類が餌を求めて家や納屋に入りこんだに違いない。（*The Black Death, Manchester Medieval Sources*に抜粋されたジョン・オブ・レディングの記述。英訳 Rosemary Horrox〔Manchester: University of Manchester Press, 1994〕, p.87）

者だけを襲ったように見えた。実際、同時代人のあいだでは、一三六一年の疫病をペスティス・セクンダとは呼ばず、「子供たちのペスト」とか「子供たちの死病（レ・モルタリテ・デザンファン）」という場合が多かった。一三六一年にまだ開業医を続け、臨床医の目で中世を鋭く観察していた外科医のギ・ド・ショリアクは、「大勢の少年と少数の女性が罹患した」といっている。近代科学の学説によれば、特定の年代がとくにペストに弱いという事実はないという。だが、大流行の年に生まれたタルバガンのように、黒死病の流行のあとに生まれた子供たちは、ペスト菌にさらされながら生き抜いた生存者が獲得した一時的な免疫を作る機会がなかったのかもしれない。

ペスティス・セクンダのあと、一三六九年には「ペスティス・テルティア（三度目のペスト）」の大流行があった。その後、数世紀のあいだに、ヨーロッパ大陸では、十年と間をおかず、つねにどこかでペストが流行していた。オランダだけでも、一三六〇―六二年、一三六二―六四年、一三六八―六九年、一三七一―七二年、一三八二―八四年、一四〇九年、一四二〇―二一年、一四三八―三九年、一四五〇―五四年、一四五六―五九年、一四六六―七二年、一四八一年―八二年、一四八七―九〇年、一四九二―九四年にペストの発生が見られた。

黒死病の大流行のあとに訪れたペストは「復興したペスト（ルネサンス）」と呼ばれることもあるが、これには過去の黒死病と区別されるいくつかの大きな違いがあった。一六六五年のロンドンの大疫病のように、ときどき例外的に大流行することはあったが、何世紀ものあいだにペスト菌は次第に勢いを弱めていった。もともと発生は局地的だったが、死亡率は平均して一〇から一五パーセントに下がった。十五世紀と十六世紀のペストは、他の点でも違いがあった。肺ペストの症状である喀血がまだあったとしても、記録にはその記述がほとんど見られなくなった。後年のペストはほとんどが腺ペストであり、第三波の大流行のときのように、季節によって発生した。通年ではなく、夏に起こりやすく、第三波の大流行では伝播のペースも遅かった。都市から都市へ飛ぶようにして移動するのではなく、近所から近所へと這うようにして進んだのである。接触伝染はあいかわらず目立った特徴だったが、行き当たりばったりに人から人へと飛んでいくのではなく、のちに何度もくりかえされたように、特定の集団内で感染するようになった。たとえば、路地や通り全体、あるいは同じベッドで寝たり、同じ服を着たりする家族などである。

人類学者のウェンディ・オレントはこの変化について興味深い学説を立てている。オレント博士は、ロシア人の意見に同調しており、ペスト菌は時間がたつにつれて種特異性を獲得したと主張する。つまり、特定のペスト菌に見られる致死性の高さや伝播力といった特徴は、寄生主となる特定の動物種との相互作用で形成されるというのである。したがって、マーモットが媒介するペストは、鼠の媒介するペストとはいくつかの点で違いがある。

なぜなら、この二種類の動物においてペスト菌は異なる来歴をもつからである。オレント博士の仮説によれば、一三二〇年代と一三三〇年代のいつか、マーモットの媒介するペストがヒトに移ったとき、ペスト菌はヒトの病気として生まれ変わったのだという。「黒死病は、ある限られた短期間のうちに、ヒトの病気になった」と博士はいう。「その多くは肺から肺へ伝染した……［ただし］おそらく、ときには鼠と蚤によっても同じように伝染することがあっただろう」。

しかし、ペストの人間版は生物学的な袋小路に入りこんだ。あまりにも致死性が高いため、寄生主である人間を絶滅させる恐れがあったのだ。オレント博士の推論によれば、黒死病の大流行のあと、ペスト菌はルーツに戻って鼠の病気になった。そう考えれば、歴史家や科学者を何世紀ものあいだ悩ませてきたペストの症状の多様さ、たとえばペスト患者の放つ悪臭、喉と肺の壊疽を伴う炎症、嘔吐と吐血などについての謎が説明できるという。「次の数世紀を通じて、ペストが致死性という点では軽減されたにしても、継続的な脅威に転じたことに関して、［鼠と蚤が］重要な役割を果たしたことは間違いない」とオレント博士はいう。ヨーロッパに生息する齧歯類の性質からしても、その仮説は裏付けられるようだ。永久的にペスト菌を寄生させられるような野生の齧歯類がヨーロッパにはそれほどたくさんいなかった。しかも、ペスト菌が生き延びるには、温かくて湿気のある巣穴が必要だった。ヨーロッパの齧歯類は、病原菌が生命を維持するのに必要なその種の穴を掘らなかった。黒死病が去ったあとの一時期、感染の連鎖を維持するという責務はクマネズミとその近縁種であるドブネズミに負わされたが、どちらもペスト菌を寄生させるのに最適とはいえなかった。実際、ルネサンス・ペストの真に悲劇的な大流行は、一七二〇年にマルセイユを襲った疫病と同じように、どうもヨーロッパ原住の齧歯類が原因ではなかったらしく、東地中海または中東からヨーロッパにもたらされたペストの一種だったようだ。

バクテリアの黄金時代

中世後期の代表的な英文学作品『農夫ピアースの夢』［ラングランド著、柴田忠作訳註、東海大学出版会］の一節は、黒死病の大流行から一世紀後の時代についてこう書いている。

発熱と下痢
咳と発作、痙攣と歯痛
……胆汁と吐き気としこりと燃えるような悪寒
……天然痘や黒死病など恐ろしい疫病とともに多くの人びとを打ち倒す

しかし、黒死病流行後のヨーロッパを長期にわたって襲ったさまざまな病気は、ペスト菌だけが原因ではなかった。ヨーロッパ大陸全体では、長く続いた伝染性ペストの余波に加えて、天然痘、インフルエンザ、赤痢、チフス、そしておそらく炭疽症などの波がくりかえし襲ったと思われる。ときには、いくつかの病気が同時に流行した。たとえば、イングランド、フランス、イタリアなどでは、ペスティス・セクンダと同時期に天然痘が大流行した。あるときは、病気が一つずつ別個に現れることもあった。一四四〇年代、当時は赤ペストと呼ばれていた天然痘の大波が北フランスを襲い、その少し前に流行した腺ペスト以上の死者を出した。二十年後には、イングランドの町の二〇パーセントが天然痘で死んだ。中世後期にはインフルエンザも猛威をふるい、大量死の原因となった。一四二六年から二七年にかけて、インフルエンザはフランス、北海沿岸の低地帯［オランダなど］、スペイン、イングランド東部を襲い、人口の七パーセントが死んだといわれる。この時期によく見られたもう一つの病気は粟粒熱、別名ピカルディ・スエットで、これは一四八五年から一五五一年までに六度、おもにイギリス海峡周辺の地域に現れた。この「汗」が引くまでに、人口の一〇パーセントが失われることも珍しくなかった。下水設備が整っていなかったので、水で伝染する下痢性の熱病も流行し、とくに「赤色下痢」と呼ばれる腸赤痢や子供の下痢が多かった。歴史家のロベルト・ゴットフリートは、中世の小児死亡率が五〇パーセントにもなったのはこの病気のせいだと推測している。ペストとインフルエンザですでに疲弊しきっていた一四七三年のイーストアングリアは、赤痢に襲われて成人人ロの一五から二〇パーセントを失った。

十五世紀にはまた、インドに起源をもつチフスや、起源がまだ定かでない梅毒のような「近代病」も出現した。「フランス病」とも呼ばれる淋病は、昔ながらの古典的な性病だったが、あいかわらず軍隊を弱体化させる一因となっていて、国王たちを怒らせた。イングランドのエドワード四世は、フランス侵攻作戦のあと、こうこぼした。「兵隊の多くは……性欲に負けて病に倒れ、高熱を出し、ペニスが腐れ落ち、そして死んでいった」。

一三四七年（ペストが初めてシチリアに到着した年）から一四五〇年までの一世紀のあいだに、ヨーロッパの人口は推計で、少なく見積もって三〇から四〇パーセント、多くて六〇から七五パーセントを失ったとされている。これは暗黒時代に匹敵する人口減である。一三三〇年の十二万人が三万七千人に減ったフィレンツェはおよそ三分の一に縮小し、イングランドも同じようなものだった。東ノルマンディーの被害はもっと深刻だったようだ。十三世紀末の二十五年間と十四世紀末の二十五年間で、この地域の人口は七〇から八〇パーセントの減少率を示した。*

＊ほぼ同じ時期、一二〇〇年から一四〇〇年のあいだに、中国の人口がおよそ一億二千万から六千万と、約半分になったことは注目に値する。

人口の急激な減少のあとにしばしば見られることだが、黒死病大流行の直後には出生率が急上昇した。同時代の大勢の人たちと同じく、フランスの修道士ジャン・ド・ヴネットは通りで見かける妊婦の多さに驚いた。「女性はふだんにまして妊娠しやすいようだった。不妊の話はまったく聞かず、それどころか、どこを見ても妊婦ばかりが目についた。双子が生まれることも多く、なかには三つ子までいた」*。実際、歴史家のジョン・ハッチャーによれば、黒死病後の人口の回復はどんどん進み、一三八〇年代のヨーロッパはこの疫病で失われたとされる二千五百万から三千万の人口を取り戻していた。

人口回復の勢いが止んだ理由は複雑だ。一番明白なのは、連続して襲ってくるさまざまな病気の存在である。確かに、黒死病大流行のあとの一世紀には多くの伝染病が見られ、この時期はときとして「バクテリアの黄金時代」と呼ばれるほどだ。それでも、人口増加を停滞させた原因は、病気だけではなかった。二番目の理由は、さまざまな病気がたがいに干渉しあったことであり、なかでもとくに重要なのは、反復して起こるペストの周期との関連性だったと思われる。アン・カーマイケル教授の説によれば、インフルエンザと天然痘によってこれほど多くの犠牲者を出したこと、とりわけ老人と子供の命が奪われた理由は、彼らの面倒をみる大人たちがペストのせいで大量に死んでいたため、基本的な生存手段、つまり食事の用意や排泄の世話ができなかったからだという。

「出生率の低下」も人口減少に拍車をかけていたかもしれない。黒死病後の一世紀間、出産傾向は変化したようだった。女性は若いうちから結婚するようになり、一見矛盾するようだが、二十歳になる前に結婚した女性のほうが、二十歳を過ぎて結婚した女性よりも生涯出生数が少なくなりがちだった。さらに、何度も襲いかかる病気のせいで、将来、親になるはずの若い男女が減っていたことも要因の一つになった。

人口が減るにつれ、中世社会のあり方も変化しはじめた。その一つには、早死にがほぼ確実になったことがある。歴史家のデヴィッド・ハーリヒーはこう書いている。「われわれの知る限り、十三世紀の比較的穏やかな時代には、人間の平均寿命は三十五歳から四十歳だった。十四世紀後半の獰猛な流行病によって、その数字は二十歳以下に切り詰められた」。一四〇〇年頃になって、ふたたび人口が安定してくると、平均寿命は三十歳前後になったとハーリヒー教授はいう。それでも、中世には乳児および小児死亡率がきわめて高かったので、その要素を考慮に入れれば、現実にどれくらい生きられるかという感覚は、ハーリヒー教授がいうほど暗いものではなかっただろう。一三七〇年から一三八〇年頃、イングランドのエセックスに住む健康な十二歳の少年には、まだ四十二年の人生が残され

＊　ド・ヴネットはこの出産ラッシュのもう一つの特徴を記している。「黒死病のあとに生まれた子供たちは、歯の数が少なくなった。黒死病の前にはふつう三十二本生えていた歯が、二十本から二十二本しか生えなくなった」。

ていた。すなわち、この少年は五十四歳まで生きられるはずだった。だが、反復して襲いかかる病気のせいで、十五世紀初頭になると、平均寿命は五十一歳へ、そして十五世紀半ばには四十八歳まで下がった。百年足らずのあいだに、十二歳の少年の余命は約一四パーセント短縮されたのである。イングランドの貴族階級は、食事や住環境に比較的恵まれていたにもかかわらず、それほど有利ではなかった。一四〇〇年のイングランドの貴族は、一三〇〇年に生きた曽祖父より、寿命が八年も短かった。

黒死病後の社会は老人の社会でもあった。人口減少に伴う矛盾した結果の一つは、人口が減るにつれて、年齢中央値が高くなることだった。これは、現代のヨーロッパにも見られる。『エコノミスト』誌によれば、現在の人口動向が続けば、つまりヨーロッパの出生率が死亡率と同じかやや下回る程度で推移すれば、二〇五〇年にはヨーロッパ大陸の年齢中央値はなんと五十二歳になるという。中世後期の状況を理解するには数字が手がかりになるだろう。一四二七年のフィレンツェは前と変わらず出生率が六を越えていたが、現在の先進諸国では一・五以下という数字も見られる。もっと示唆に富むのは、パリ郊外ロンシャンの修道院の数字である。一三二五年にこの修道院に所属する六十歳以上の修道尼の割合は比較的高く、二四パーセントだった。黒死病の流行から半世紀後の一四〇二年には、三三パーセントに上がっていた。さらに注目すべきは、一三二五年から一四〇二年までの約八十年間に、ロンシャンの修道尼のうち、最も活動的で、出産適齢期にもあたる二十歳から六十歳の占める割合が五〇パーセントから三三パーセントに減っていることである。

「この世はひっくり返った」

このように長期にわたる深刻な人口減少と、活力ある若年労働力の不足という背景を抜きにしては、黒死病の影響を正しく理解することはできない。そのような影響のなかで最も目につくのは、ヨーロッパの物理的なインフラストラクチャーが大きく衰退したことである。一四〇〇年頃のヨーロッパは衰亡期のローマに似てきた。生き残った者たちは孤立した集団となり、その周囲には手入れのされていない畑、修理されない柵、壊れたままの橋、見捨てられた農場、育ちすぎた果樹園、半ば空っぽの村、崩壊した建物などがあった。そして、そのすべてを覆って漂うのは重い沈黙だった。実際、ヨーロッパの物質面での劣化があまりにも激しかったので、黒死病後の社会では、それが日常的な語彙となったほどだった。十五世紀イングランドの男子生徒に出された、英語をラテン語に翻訳せよという課題にはこんな文章が使われた。「昨日、古い家の屋根が落ちてきそうになった」。

慢性の労働力不足によって生じた影響は、労賃および労働にまつわるコスト全般の急上昇だった。モラリストであると同時に俗物だったマテオ・ヴィラーニは、こんな不平をもらしている。「給仕女が……年に十二フローリンを要求し、なかでもとくに厚かましい者は十八から二十四フローリンをよこせという。さらに……二流の職人はわずかな手作業に三倍の報酬を求め……小作農はだれもが牛と……種子を欲しがり、よい土地だけ耕して、それ以外の土地は見向きもしない」。北へ千六百キロの所では、おしゃべり好きなイングランド人の修道僧ヘンリー・ナイトンが「必需品が軒並み値上がりし、前は一ポンドだったものが、いまや四ポンドか五ポンドになっている」とこぼした。海峡を越えたフランスでは、物価があまりにも高騰したので、ギヨーム・ド・マショーはインフレについてのこんな詩を書いた。

だれもがきっと
こんな噂を聞いているはず
一三四九年に百だったものが、いまは九にしかならない
それというのも、人が足りないためである
こうして、立派な農場が荒れ果てたまま放置され
畑を耕そうとする者はだれもいない
穀物を束ね、葡萄を収穫する仕事には
三倍の賃金が払われる
だが、二十倍でも足りないという者もいる
なぜなら、あまりにも多くの人が死んでしまったから……

一三七五年頃、食品の価格はふたたび安定しはじめ、その後、人口の減少につれて食料の需要も減ったために下落した。その結果、十五世紀イングランドの男子生徒に課されたラテン語訳の課題にはこんな文章が使われた。「いま生きている者はだれも……小麦や豆やオート麦やその他の食料品が、現在われわれの見ているものより安かった時代を思い出せない」。それでも、食品以外のほとんどすべての物価はまだ上昇を続け、または高値で止まっていた。さらに、これがヨーロッパの社会構造に前例のない変化をもたらしたため、驚いた年代記作者は「自然の秩序が転覆した」と書いた。

黒死病の流行から五十年後、中世社会における従来の経済的勝者と敗者が入れ替わった。新しく敗者となった土地持ちの貴族は、食品価格の下落と労働力の高騰という鋏(はさみ)で自分たちの富がずたずたに切り刻まれるのを目にした。新しい勝者となったのは、それまで底辺にいた人びとだった。彼らは、売り物になる財産、すなわち労働力の価値が急騰していることを知り、それにつれて生活水準が上がっていくことにも気づいた。ここでも、マテオ・ヴィラーニは偉そうな態度でこういう。「豊かさと贅沢を知った一般大衆は、もはや従来どおりの賃金では働かなくなった。彼らは値段の高い上等な食品を欲しがり……子供や一般の女性たちは、死んだ貴族が残した美しい高価な服を着るようになった」。シエーナでは、再婚したばかりの裕福なアニョーロ・ディ・トゥーラも同じく、地位の低い者たちの貪欲さに愚痴をこぼしていた。「農地や果樹園で働く者たちの不当な要求とあまりにも高い賃金のせいで、シエーナ市民の農場は完全な破滅に追いこまれている」。

貧しい人びとのなかでも、小作農は往々にして、最大の勝者となった。農奴は、大量死の前から衰退していたが、いまや完全に姿を消していた。十四世紀半ば以降、だれでも簡単に領地から出ていくことができた。農業の知識があれば、どこへ行っても、必ずだれかが雇ってくれたからである。そうするかわりに、小作農は新たに獲得したこの力を行使して、小作料を安くさせたり、高圧的な領主に押しつけられてきた相続上納物(死亡税とも呼ばれる)のような、封建制度を引きずった迷惑な義務から逃れたりすることもできた。しかも、いまや、余った農地がふんだんにあったので、小作農は土地を自由に選んで所有することができた。黒死病の流行から半世紀のあいだに、穀物の生産量が増えたのは、農業が進歩したせいではなく、農業に最適の土地だけが耕されるようになったからである。新しい農民の豊かさを示す証拠の一つは相続パターンの変化だった。黒死病の前は、小作農が所有する農地はとても小さかったので、長男しか相続できなかった。一四五〇年になると、農民は豊かになり、子供たち全員に土地を分けてやることが可能になった。やがて、土地の分け前は娘にまで行き渡るようになった。

労働力不足は、得られる仕事をなんでも引き受けて領地から領地へと移動する渡り労働者にさえ利益をもたらした。いまと同じく当時も、渡り労働者の賃金と労働環境は経済の梯子の最下段に置かれていた。ところが、一三七四年の夏までに、リチャード・テイラーという渡り労働者は、自分のような男たちにも新しい時代が来たようだと感じていた。こうして七月三日、雇い主のウィリアム・レネから、作男の仕事には不十分な賃金を示されると、テイラーは「ふざけるな、こんな仕事はくそ食らえだ」といい放った。収穫の季節が始まったばかりで職場に別れを告げたテイラーは、そのあと一三七四年の八月と九月の二か月だけで四ポンド十三シリングを稼ぎ、レネが提示した十五シリングという一年分の賃金よりはるかに大きな報酬を得たのだった。

新たな社会秩序では、女性が経済的な勝者になったことも重要である。労働力不足のせいで、金属細工や荷物の積み下ろしのような、これまで男だけに限定されていた稼ぎの多い仕事に女もつけるようになった。とはいえ、それらの仕事についたとしても、男と同じ賃金がもらえるわけではなく、しかも仕事自体は危険がつきものだった。一三八九年、オックスフォード近郊の道路で荷物の積み下ろしをしていたジョーン・エドワーカーという女が荷車の下敷きになって死んだ。女性の権利を拡張するうえで、もっと典型的な道筋は、昔から女性の仕事とされている分野でプロとして認められることだった。たとえば、服飾業界で働く女性たちは、低賃金の羊毛梳き手から高給取りの織り手へと昇進することが多かった。一四五〇年になると、最初から女性の働き手が多かったビール醸造場では、職人のほぼ全員が女性になっていた。しかも、夫に先立たれた妻の多くが一族経営の店や商売を引き継ぎ、亡き夫よりもすぐれた経営の才を発揮することは珍しくなかった。ペスト菌は、ある意味でフェミニズム運動の推進力になったのだった。

こんな詩を書いた人もいた。

この世はすっかり変化し
真っ逆さまにひっくり返った
大昔のあの日々とくらべてみたらいい

ここには、黒死病のあとで経済的な敗者となった土地持ちの貴族たちの気持ちがよく表れている。食料品の値下がりの副産物である土地価格の下落と労働賃金の高騰の板ばさみになった大勢の地主たちは、あっさり土地を見放した。領地を貸して、そのあがりで生活するようになったのである。土地にもっと執着のある領主たちは、あまり労働集約的でない農場経営へ方向変換しようと試みた。穀物をやめて、羊や牛を飼うことにしたのである。それでも、集団としての支配者階級は、土地を貸したり、高賃金への対策を考えたりするより、むしろ、突如として出現した社会変化という魔神をなんとか壜のなかに戻そうとして躍起になっていた。歴史家のクリストファー・ダイアーによれば、黒死病による大量死のあと、「支配者階級は一時的に階級を閉ざし、国家権力を味方につけて、富裕層の利益を守ろうとがむしゃらに動いた」という。

一三四九年と、その後の一三五一年に、エドワード三世は賃金を黒死病の流行以前のレベルに戻すよう命令した。新しい法律によれば、労働者が雇用を拒否することや労働契約を破ることは違法とされた。一三六三年、新たな贅沢取締法が出され、農民たちのあいだで人気を高めていた絹、銀のバックル、毛皮で裏打ちしたコートが禁止された。そればかりか、気取ったところを感じさせたり、偉そうに見えたりする服や小物はすべて禁じられたのだった。階級の低い人びとの余分な儲けを吸いとるために、一三七〇年代末には、それまで課税を免れていた未熟練労働者や召使にまで人頭税が課せられるようになった。一三八一年、「大昔のあの日々」に戻されるのを嫌がる農民たちの気持ちが、ワット・タイラーの乱を起こす引き金の一つになった。

土地持ちの貴族と新たに力を得た農民や労働者階級のあいだの軋轢がきっかけとなって、ヨーロッパ大陸にも動揺と反抗心が芽生えた。フランスでは一三五八年、一三八一年、一三八二年に、ゲントでは一三七九年に反乱が起こった。

必要が新しい技術を生む

長期的な労働力不足に悩まされた産業分野は、農業の他にもあった。一四五〇年のヨーロッパ産業は、一三〇〇年よりも生産量が減っていた。とくに打撃が大きかったのは、中世の主要産業である衣料業界だった。フランドルを拠点とするこの業界では大量消費用の安価な衣料品を生産していたが、黒死病の大流行のあと、大量消費をまかなうほどの市場は残っていなかった。さらに、趣味も変化していた。大衆が豊かになるにつれ、質素で地味なフランドル製の衣料品の人気が下がり、もっと派手で見栄えのよい洗練された衣装が好まれるようになった。

人口減少は技術革新にも大きな影響を及ぼした。労働力が急激に減少したことから、人手を省くための装置の開発が各分野で進み、書籍作りにもその動きが見られた。十三世紀と十四世紀には、商人や大学教育を受けた専門職や職人などの階級が成長したことから、書籍への需要が着実に伸びた。しかし、中世の造本はきわめて労働集約的な作業だった。まず、数人の写字生が手分けして一冊の本を一折りずつ書き写す。労働賃金が安かった黒死病以前の時代には、この方法でも儲けが出たが、黒死病以後の高賃金の時代になると、そうはいかなかった。そこで、ドイツのマインツに生まれた野心家の若者ヨハネス・グーテンベルクの登場である。大量死の時代からおよそ百年後の一四五三年、グーテンベルクは世界初の印刷機を世に送りだした。長期にわたる労働力不足は鉱業の分野でも新発明を促した。新式の水力ポンプのおかげで、わずかな人数でより深くまで掘れるようになったのだ。漁業では、貯蔵法に魚の塩漬けなどの新機軸を取り入れた結果、黒死病以後に働き手が激減した漁船団でも、より長期の漁に出られるようになった。造船業では、乗組員の数が少なくても操船でき、しかも船のサイズを大きくする工夫が考えだされた。労働力不足と賃金の高騰のせいで、戦争の形態も変化せざるをえなかった。兵隊の給料が上がって、戦争はそれまでより高くつくようになり、その結果、小火器の開発が進んだ。マスケット銃や大砲のような武器の登場は、新たに高給を取るようになった兵隊たちが派手に砲弾をぶっ放すことを意味していた。

医療の分野にも多くの革新が見られたが、それはペスト後の教会が権威を失ったのと同じように、医師の権威が損なわれた結果でもあった。新しい動きの一つは、現実に即した臨床医学が重視されるようになったことである。外科医の力が見直され、大学教育を受けた医師の権威が傾きはじめた。大学出の医師は、アリストテレスのことはよく知っていても、ヘルニアやささくれについては無知だった。死体解剖が日常的になるにつれて、解剖学の教科書はより正確になった。新しくできた医学校では、応用のきく自然科学を重視する教育課程が採用された。

こうした変化に促されて、今日でいう科学的な方法論を取り入れる素地ができあがった。黒死病後の医師たちは次第に、純粋理性から結論を推理するのではなく、一つの仮説を立て、観察した事実に照らしてその仮説を検証し、検証の結果を厳密に分析したあげくに、やっと仮説が正しいかどうかを判断するようになったのである。

黒死病後の時代には、病院も現代の形に近づきはじめた。ペスト到来以前の病院のおもな目的は、病人を隔離することだった。患者を世間から遠ざけることで、他者を不快にさせまいとし、また、伝染を防ごうとしたのである。「患者は、病院に入ったが最後、死んだ者として扱われた」とゴットフリート教授はいう。「財産は整理され、多くの地域では、その魂を安らげるために死者のための擬似のミサがとりおこなわれた」。ペストを経験したあとの病院は、少なくとも病気を治療しようと努力だけはした。それでも、中世後期の病院から運よく健康体となって出てこられた人は、医療のおかげというより、むしろ優秀な遺伝子と好運に恵まれていたからに違いない。黒死病後の新機軸で注目すべきものの一つは、病棟システムである。特定の病気の患者を一か所にまとめるようになったのだ。骨折した患者たちは同じ病棟に入れられ、変性疾患の患者は別の病棟にまとめて収容された。

　黒死病はまた、公衆衛生の誕生にも大きな役割を果たした。この分野での初期の新機軸は、都市の保健委員会が作られたことだった。たとえば、フィレンツェとヴェネチアの保健委員会は一三四八年に設立され、衛生状態や死者の埋葬を監督することになった。やがて、この委員会はもっと複雑な機構になった。一三七七年に、ヴェネチアはアドリア海沿岸の植民地ラグーザ（ドゥブロヴニク）に初の公営隔離所を設けた。フィレンツェ人の考案であるこの隔離病院（ラザレット）、別名ペストの家は、公衆衛生の初期の歴史に見られるもう一つの大きな新機軸である。これは、病院であると同時に療養施設でもあり、また往々にして幽閉所も兼ねていた。

黒死病後のヨーロッパでは、病気がどのように広がるかについて、新しい考え方が育ちはじめた。感染に関する最初の系統だった理論を立てたのが、フィレンツェの公共衛生局で働いていた医師のジョヴァンニ・フラカストロだったのは偶然ではないだろう。

ペストの流行によって、中世の高等教育も変化をこうむった。ケンブリッジは新しい学寮四校を創設した。一三四八年にゴンヴィル・ホール、一三五〇年にトリニティ・ホール、一三五二年にコーパス・クリスティ、一三六二年にクレア・カレッジ〔創設は一三二六年だが、一三六二年にエドワード三世が学者の団体として認可を与えた〕である。一方、オックスフォードには、ニュー・カレッジが生まれた。黒死病後のフィレンツェ、プラハ、ウィーン、クラクフ、ハイデルベルクにも新しい大学が作られた。ほとんどの例で、これらの学校の性格は、苦渋に満ちた創立の動機を反映していた。ペスト流行後の学問の衰退と聖職者兼教育者の不足を設立の理由としてあげている学校がいくつもあるのだ。

死の思想にとりつかれて

中世のペストに続いて、死が横行した長い世紀を経験することで、宗教に対する感情も大きな影響を受けた。人びとは神とのあいだに、より緊密で、より個人的な関係を求めるようになったのだ。この新たなムードを表す一つの例は、ノーマン・カンター教授がいう「キリスト教の私物化」だった。貴族のあいだでは一般的だった小礼拝堂（チャントリー）（個人所有の礼拝堂）が、いまや裕福な商人や専門職の家庭、そして職人のあいだでもごくふつうに見られるようになり、職人たちは職能別のギルドを通じて専用の礼拝堂を建てはじめた。もう一つの「私物化」の現れは、神秘主義の人気が高まったことである。「予想のつかない恣意的な悲劇」の時代に、多くの人びとが神との直通回線をもちたいと願ったのだった。

宗教的な感情が強まるにつれて、富裕階級の遺言状は天国への企業報告書のようなものになってきた。なかには「天国向けの決算書」にまで踏みこむ人がいた。たとえば、サー・ウォルター・マニーの善行には、ロンドンの墓地を購入したこと、礼拝堂を建て、その一部に修道士たちがペスト犠牲者の冥福を祈る場所を設けたことなどがあった（のちに同じことがくりかえされ、この礼拝堂はロンドンの名所の一つ、チャーターハウス〔現在のチャーターハウス広場の北にあったカルトゥジオ派の修道院で、慈善施設や病院を兼ねた〕になった）。しかし、たいていの金持ちは死後、魂の安らぎを祈ってもらうには十分すぎる大金を残した。

宗教的な感情が高まる一方で、教会に対しては大きな幻滅を感じずにはいられなかった。中世の最大の危機にあたって、教会は他のすべての組織と同じように、まったく役に立たなかった。しかも、教会は大勢の優秀な神父を失い、生き残った者は聖職者にあるまじき行動をとることが多かった。一三五一年、ペストの第一波が去ったあと、聖職者たちを厳しく批判する人もいた。「信徒の前で説教をする資格などあるのか？　謙遜を説きながら、あなたがたはこの世で最も尊大で、高慢で、傲慢で、派手好きではないか。清貧を説きながら、あなたがたほど貪欲で欲ばりな者はいない……貞操に関しては、いわぬが花であろう」。これをいったのは現職の教皇クレメンス七世であり、彼自身の俗っぽさを知っていた世間の人びとはほとんど耳を傾けなかった。一三五一年から十年後、叙階［聖職者に任命すること］の年齢は二十五歳から二十歳に下げられ、修行の足りない少年や不適切な男やもめまで叙階式に動員したことで、キリスト教会の評判はさらに落ちた。ウィリアム・ラングランドが『農夫ピアースの夢』で書いているように、新しく補充された聖職者の唯一のきわだった特徴は、「強欲」のようだった。

教区の司祭や神父たちは司教に不満を述べたてた
ペスト流行のあと、教区が貧しくなった、と
だから教区を離れてロンドンに住みたいと訴えた
そして、昇給を求め、銀貨のすばらしさをうたう鎮魂歌を奏でた……

教会に対する批判の多さからも、黒死病後の時代に新しい異端の運動が活発になったのは意外なことではない。その一つ、イングランドで起こった反キリスト教会のロラード派は、指導的な聖職者の態度を批判し、ミサが魂の救いになるかどうかにまで疑問を投げか

けた。しかし、少数の学者のように、黒死病が大流行した時期に教会の無能ぶりがさらけだされたことだけが原因で宗教改革が起こったと考えるのは単純化しすぎである。北ヨーロッパで起こった新教は、複雑な要素が絡みあった他の歴史上の大事件と同じように、さまざまな因果関係によって起こった。ヘンリー八世の欲望から、マルティン・ルターを支持したドイツ諸侯の政治的野心まで、すべてが宗教改革につながる要因となった。ペストの果たした役割について確実にいえるのは、それによって教会への不満が高まり、宗教改革への土壌が準備されたということだけである。

一三五〇年から一四五〇年までにくりかえし襲ってきた疫病や伝染病と、中世後期を特徴づける死の色の濃い文化のあいだには、もっと確かな繋がりがあった。この時期のモチーフ、たとえば死神とのダンスやトランジ墓［屍骸をリアルに描いた彫刻や絵で飾られた墓］などはペスト大流行の前からあった。しかし、これらの死をテーマにした作品が大規模な社会現象へと変化したのは、大量死を経験してからだった。歴史家ヨハン・ホイジンガの古典的名著『中世の秋』［堀越孝一訳、中央公論新社］には、「死の思想に……これほどとりつかれた時代は他にない」という言葉がある。ホイジンガの言葉を借りて、死のイメージをこれほど冷徹に描いた時代は他にないといってもいいだろう。中世後期の人間は死を覚悟していただけでなく、その死に方が苦しく醜いものだと承知していた。このよい例は、アヴィニョンのジャン・ド・ラグランジュ枢機卿のトランジ墓（「越えていく」を意味するラテン語の transire から）を飾る彫刻である。そこには、死んだ枢機卿の姿が情け容赦なく描写されている。口を半開きにし、眼窩（がんか）はくぼみ、頬はこけている。痩せ衰えた下半身にくらべて、肋骨は海に突き出た山のようにきわだっている。彫刻の下に書かれた銘文が、通行人に注意を促す。「この世界で、人の一生は一場の見物でしかない。たとえば、この偉大にして謙虚な人を見よ。どんな立場にあろうと、年齢も性別も関わりなく、人はみな死ねばこのような姿になることは避けがたい。それならば、哀れな者よ、なぜ驕り高ぶっていられるのか。人は灰でしかなく、やがては灰に返る。いずれ死体となって腐敗し、蛆（うじ）虫（むし）の餌食となるというのに」。

生命の儚さは、『三人の生者と三人の死者』という物語のテーマでもある。この作品は中世後期の美術や文学の多くに影響を与えた。版によって多少の違いはあるが、物語の軸になるのは生者と死者の出会いである。出会いのあと、三人の生者はそれぞれ別の教訓を引きだす。そのうちの一人は、この人生の真の目的は改悛して来世の準備をすることだと考える。もう一人は、死の外見と臭気に震えあがり、いまこの現在がかりそめだと気づいて茫然自失する。三人目は、最初の男と同じように、この出会いによって清められ、地上の栄光の儚さについて説教をしはじめる。

この時期の文化によく見られるもう一つのモチーフ、「死の舞踏」はまた別のメッセージを伝えている。ここでは、死が社会の階層の差をなくす者として描かれている。陽気だが不気味な平等主義者の死神はジルバに興じ、富める者と貧しい者とを問わず、高貴な者と下賤な者との区別なく、パーティに参加する全員にダンスをせがむ。ドラマチックな可能性を秘めた「死の舞踏」は、この時代の画家や詩人、劇作家にとってお気に入りのテーマとなり、中世後期の社会秩序を風刺するのに用いられた。こうして、いくつかの作品では、労働者が生きる苦しみから逃れる方途として死を歓迎するのに対して、世俗の快楽に没頭した権力者や金持ちは、ダンスをしようと手を伸ばした相手がフードのなかで微笑を浮かべる死神だと知って、恐怖に後ずさりする。トランジ墓や『三人の生者と三人の死者』とは違って、「死の舞踏」は大量死の時代に起源をもつと思われる。文献の一つ、パリのサンドニ修道院に残された『大年代記』によれば、このテーマは一三四八年にサンドニ修道院の僧とダンサーの一団が出会ったことから生まれたという。なぜ踊るのかと訊かれて、一人の男が答えた。「近隣の町の住民が次々と毎日のように死んでいくのを見てきましたが、疫病はまだ私たちの町にはやってきません。陽気にお祭り騒ぎをしていれば、疫病も近づけないだろうと思って、ダンスにふけっているのです」。

別の物語によれば、「死の舞踏」の起源は一三七四年にライン川一帯をペストがくりかえし襲った時期ではないかという。ドイツ人のある年代記作者は、この大流行のさなか、疫病にかかった五百人余りの人びとが踊り狂い、ついには地面に倒れ伏して、見物人に体を踏みつけにしてほしいとせがんだと書いている。体を踏むことに治療効果があると思われていたらしい。しかし、ペスト患者は助けがなければ自力で立つことさえおぼつかないので、この話には疑わしいところがある。

ペストは恐ろしい苦しみをもたらしたが、その一方で、生きるか死ぬかの可能性が曖昧だった不安定な将来からヨーロッパを救ったのもペストだった。

黒死病が到来した一三四七年の秋、ヨーロッパはマルサス学説のいう行き詰まり状態にあった。二世紀にわたって人口の急増が続いた結果、人口に対して食糧生産量が追いつかなくなりそうだった。どこを見ても生活水準は下がり、悪化していた。貧困、飢餓、栄養不良が広まっていた。社会の流動性は失われ、技術革新の流れもよどみ、新しい発想や奇抜な考え方は危険な異端思想として抑圧された。ペストに冒されたジェノヴァの船がメッシーナの港に入ってきた秋の朝、ヨーロッパは固まった膠(にかわ)のような厚い層に覆われてまったく身動きがとれなくなっていた。

黒死病の大量死とその後のさまざまな病気の襲来によって、その麻痺状態が終わりを告げ、ヨーロッパはふたたび勢いを取り戻した。人口が激減したため、生き延びた人びとには十分な資源の分け前ができた。そして、たいていの場合、その用い方も、より賢明になった。黒死病のあと、収穫量の少なかった農地は牧場となってより生産性を上げ、それまで穀物を挽くだけに使われていた風車や水車は、毛織物の縮絨や材木の切断など、より広範な用途をもつようになった。労働力の代わりに機械の力を利用しようと努めるなかで、発明の才も花開いた。「より多様化した経済、より集約的な資本投下、より進んだ技術、生活水準の向上。これらは、中世後期における経済の突出した特徴である」と歴史家のデヴィッド・ハーリヒーはいう。「要するに、ペストはマルサスのいう行き詰まり状態を打破した……いつまでもそのままだったら、ヨーロッパは立ち往生し、将来はおぼつかなくなっていただろう」。

たえまない死の恐怖が一世紀も続いたあと、ペストと疫病の死者を収めた死体安置所のなかから、ヨーロッパはすっきりと洗われ、新しくなって蘇った——雨のあとの太陽のように。

後記　黒死病はペストではなかった？

ペスト否定論者の主張

この二十年間、少数ながら声高に発言する学者たちのグループが、黒死病をペストのパンデミックだとする従来の考え方に異論を唱えてきた。この論争の、いわゆる「起源」は一九八四年にイギリスの権威ある動物学者グレアム・トウィッグが出版した『黒死病——生物学的再評価（*The Black Death : A Biological Reappraisal*）』という本だった。それ以来、イギリスの社会学者スーザン・スコットとその同僚のクリストファー・J・ダンカンによる『疫病の生物学（*The Biology of Plagues*）』や、グラスゴー大学の中世歴史学教授サミュエル・K・コーンの『変貌する黒死病（*The Black Death Transformed*）』などがこの論争を盛りあげてきた。適切な言葉がないので、仮にこれらの学者たち、それに彼らの支持者たちをペスト否定論者と呼んでみよう。というのも、彼らは黒死病がじつはペストではなかったと主張しているからである。

ペスト菌（*Yersinia pestis*）を否定する彼らの主張には二つの大きな根拠がある。その一つ目で、あまり強力な根拠といえないのは、彼らが持論としてつねに展開するものだが、中世の疫病には他に病名がいくらでも考えられるという主張である。動物学者のトウィッグがあげる候補は炭疽菌だが、この菌は人間社会に伝染病として流行したことは一度もなく、また鼠蹊リンパ節に腫れ物ができた例もない（ただし、炭疽菌に感染した患者には黒い根太ができる）。コーン教授の候補は、謎の病気Xである。教授は特定の病名をあげておらず、すでに絶滅したものと考えているらしい。一方、スコットとダンカンの説はとても極端で、あまり納得できないものだが、紀元前五世紀のアテナイの疫病から黒死病まで、西洋史に残る深刻な流行病のほとんどがエボラ出血熱に似た伝染病だったと主張し、それを出血性の疫病と呼んでいる。

ペスト菌に反対する説の二つ目の根拠は、はるかに信頼のおけるものである。ペストについて現代人が理解している知識の大半は、パンデミック第三波のときになされた広範な研究によるものである。十九世紀と二十世紀をつなぐ十年ほどのあいだに、アレクサンダー・イェルサンがペスト菌を発見した。フランスの科学者ポール＝ルイ・シモンがネズミノミによる伝播のメカニズムを見出した。イギリス支配のもとで結成され、ヴィクトリア時代の医療の偉業の一つとされるインド伝染病委員会は、前例のない詳しさでペスト菌の正体を明らかにした。この委員会は、ペスト菌の拡大とその媒介動物であるクマネズミとネズミノミを対象として、気候、公衆衛生、人口密度との関連性を研究し、いくつかの報告書では栄養状態についても触れていた。委員会はまた、輸送の手段と運ばれる品物の種類がこの病気の伝播に大きく寄与していることにも注目した。当然ながら、鼠を強くひきつけるのは穀物だった。

ペスト否定論者がすぐさま指摘するように、委員会の研究から浮かびあがる病気のイメージは、黒死病の記録に見られる症状とあまり似ていない。先にも述べたが、とくに目につく違いはこの二つの病気の伝染力に大きな差があることだ。黒死病はまさしくヨーロッパ全体をなぎ倒し、ときには一日に三キロから四キロも移動したが、パンデミック第三波におけるペストは伝播のスピードがどちらかといえば遅く、年に十五キロから三十キロしか進まなかった。もう一つの大きな違いは、死亡率に驚くほどの差があることだ。一度の流行で少なくとも人口の三分の一を殺した病気（黒死病）が、その後に登場したとき、人口の三パーセントしか犠牲者を出さなかったということがありうるだろうか。ペスト否定論者があげるその他の相違点は以下のようなものである。

◆症状の違い

イングランドの黒死病を研究したヴィクトリア時代の偉大な学者フランシス・エイダン・ガスケット枢機卿は、この違いに注目を促したごく初期の研究者の一人だった。パンデミック第三波のときに、枢機卿は同時代の「一般的な東方のペスト、または腫れ物のできるペスト」に関する記述に、黒死病の記録でよく見られる以下の四つの症状がないことに気づいた。「(1)喉および肺の壊疽性の腫れ、(2)胸部の激しい痛み、(3)嘔吐と吐血、(4)病人の体や息から発するペスト特有の臭気」である。

枢機卿のあげた症状のリストに接触感染を加えれば、メッシーナに到着したジェノヴァのガレー船からあふれでた病気について、ミケーレ・ダ・ピアッツァ修道士が書きとめた記述が完全なものとなる。「息によって害毒が広まった……そして、犠牲者はたちまち病気になってしまうように見えた……あっというまに健康は損なわれたのだ……激しく血を吐き、三日間ひっきりなしに嘔吐したあと、もはや治療の手立てはなく、死ぬしかなかった」。

ルイス・ハイリゲンによる黒死病の記述にも、枢機卿があげた症状が含まれる。「この病気の感染には三段階ある」とハイリゲンは書いている。「……まず、肺をやられ、呼吸が苦しくなる。どんなに軽い症状でも、感染した者はこの病気からけっして逃げられず、二日以上は生きられない……死んだ患者の多くが解剖され……そのすべての肺に感染があり、血の塊が見つかった」。

ガスケット枢機卿の説を受けて、ペスト否定論者は、パンデミック第三波のときにインド伝染病委員会の報告や西欧の科学者の観察にもとづいて記録された症状に、ミケーレ修道士やハイリゲンの語る症状と一致するものがほとんどないことに気づいた。そこには接触感染も含まれた。というのも、現代のペストはもっぱらクマネズミとネズミノミによって媒介され、肺が冒されるまで、人から人へは伝染しないからである。

鼠蹊リンパ腺の腫れ物についての記述は、パンデミック第三波と黒死病の両方の記録に見られる。しかし、ペスト否定論者の第一人者であるコーン教授によれば、腫れ物についての描写が中世と現代とでは異なるという。現代のペストでは、症例の五五から七五パーセントで腫瘍は鼠蹊部にでき、首にできるのは一〇から二〇パーセントである。人の体で、最も蚤に嚙まれやすいのは足首だから、この数字は納得がゆく。ところが、黒死病の場合、たいていはこのパターンにあてはまらない。十四世紀の記述では、腫れ物は体の上半身にできることが多いのだ。たとえば、耳の後ろや喉などで、いくら蚤のジャンプ力がすぐれていたとしても、けっして嚙まれやすい場所とはいえない。

◆鼠の集団死

ネズミノミ（*Xenopsylla cheopis*）は、本来の寄生主である鼠の数が激減しなければ、人間の体に飛びつくことはなかっただろう。その理屈からすれば、人間社会にペストが大流行する前には鼠の大量死があったはずだと推測される。パンデミック第三波の時期には、その理屈どおりに進んだ。ペスト流行前の鼠の大量死は実際によく見られた。ところが、黒死病の文献にはその現象の記述がごくまれにしかない。その理由について、中世には路上で鼠が死んでいることなど当たり前だったから、あえて書き残すまでもないと思われたのだろうと説明する学者もいる。だが、いくら寛大に考えても、その説はいただけない。鼠によって媒介される伝染病が黒死病ほどの激しさだったら、街路は鼠の死骸で膝まで埋まるほどになるはずだ。人がそれに気づかないはずはないし、必ず記録に残しただろう。

◆肺ペストの発生率

ミケーレ修道士やルイス・ハイリゲンなどによる中世の記録を見ると、肺ペストと思われるさまざまな症状が目につく。この病気に関する初期の記述では血を吐くことや伝染のすばやさなどが特徴とされており、そこから推測するに、黒死病が流行しはじめて半年から一年のあいだは、肺をやられるのはごくふつうのことだったようである。しかも、地中海地方南部のように、気候のよい地域でもそれは同じだった。一方、現代のペスト大流行では、肺ペストはめったに見られない。学者によれば、現代のペストで「肺ペストになる」のは症例の一五から二五パーセントだという。ヴェトナムでは、報告された症例のたった二パーセントにとどまった。

◆気候

気候とペストをめぐる問題はきわめて複雑である。パンデミック第三波のときに流行したペストは、媒介者である鼠と蚤の感度によって影響が左右されがちだった。気温が高く、空気が乾燥する酷暑の季節のインドでは、ペストの大流行はめったになかったが、その前後の、気温がそれほど高くなく、湿度の多い季節にはネズミノミが活動しやすい環境となり、ペストが増えた。ところが、黒死病のほうは気候の変化に影響されなかったようだ。どちらかといえば温暖な気候で流行することがやや多かったが、ペスト否定論者のスコットとダンカンが書いているように、ヨーロッパのいくつかの地域では、十二月と一月に死亡率が最高に達した。それどころか、ペスト菌は温暖なシエーナを襲ったのと同じように、氷に包まれたグリーンランドでも住民のほとんどを死に至らしめたのだった。

DNA診断が明らかにしたこと

ペスト否定論者に対抗する、いわゆるペスト肯定論者のグループには、おもだった歴史家と微生物学者の大半が含まれる。その反論を見る前に、近年フランスの科学者チームによってなされた二つの発見について述べておきたい。中世の年代記や医学論文は、ペスト否定論者のお気に入りの論拠だが、そこに見られる症状のリストから病気の診断をつけるのはとてもむずかしく、正確さに欠けるといわざるをえない。ある医師がカルブンケル［化膿した腫れ物］と書いているものは、別の医師のいうペストの腫れ物かもしれない。もっと基本的な点では、病気というものが人間と同じように時代とともに変化するということを、文書記録の多くは無視している。現代の麻疹や梅毒は、最初にヨーロッパで大流行したときとくらべて、見た目も行動もだいぶ変化しているのだ。

診断の道具としては、DNAのほうがずっと信用がおける。そんな考えから、一九九〇年代末に、フランスの古微生物学者のグループは南仏にあった二つのペスト患者用の墓穴に埋まっていた遺体から歯茎の組織を採取し、検査した。一つの墓は黒死病時代のもので、もう一つはもっとのちの時代に発生したペストの墓である。『科学アカデミー紀要』に掲載された一連の論文で、フランス人研究者たちは両方のサンプルからペスト菌が発見されたと報告した。このフランスの研究は科学的に証明される最終段階にあって、まだ他の研究所の学者による検証はすんでいないが、DNA研究の第一人者であるディディエ・ラウールは自分のチームの発見に自信をもっている。「中世の黒死病はペストだった」と彼は断言する。

だが、どんな種類のペストだったのだろう？

黒死病をマーモットに寄生するペスト菌の大流行だったとするロシア人の説をとれば、ペスト否定論者が問題にする矛盾の多くが説明できるかもしれない。たとえば、マーモットのペスト菌は肺との親和性が高く、そうだとしたら、肺がやられる比率が高いのもうなずける。さらに、気候が伝染に関係しないため、温暖な地域でも肺ペストは起こる。そのうえ、マーモットのペストは、齧歯類が媒介するペストのなかで唯一、空気感染する。人間のペストと同じように、マーモットのペストも咳でうつるのである。

もちろん、マーモットのペストは、あくまでマーモットのペストである。しかし、ウェンディ・オレント博士が正しければ、そしてある時点で、マーモットの病気が人間の病気に発展したとしたら、その遺伝的な遺産からして、「ヒト化した」ペストは肺の痛み、吐血などの症状をもたらすだろうし、肺と喉がひどく腫れて膿み、体は悪臭を放ち、息が臭くなるはずだ。ペスト菌がヒト化したと考えると、鼠の大量死がなかったことの説明にもなる。そのような病気だったら、ミケーレ修道士やルイス・ハイリゲンが黒死病について書いたような方法で、つまり人から人へ、息によって広まったことだろう。しかし、それと同時に、他の伝播の形も発展したに違いない。こうして、オレント博士は「ヒト化した」ペストの伝播にはヒトノミ（*Pulex irritans*）が大きな役割を果たしていたに違いないと主張するようになった。

ロシアの学者たちと同様、アメリカの微生物学者の多くは、ペスト否定論者の説に異論を唱えるが、その根拠は別のところにある。アメリカの科学者の大多数は、ペストを「寄生」させる種が原因だとするロシアの学説、つまりペスト菌の一種が強い致死性をもつに至ったのは、ある種の齧歯類の進化の歴史に関係するという考え方を受け入れない。アメリカのペスト研究における長老ともいうべきロバート・ブルベイカー教授によれば、ペスト桿菌（かんきん）は地球上に誕生してまだ一万五千年から二万年しかたっていないという。進化の定説からすれば、桿菌が本来の形から大きくかけ離れるまで進化するには、それだけの時間では足りないのである。

ブルベイカーやその同僚たちの意見によれば、中世の黒死病とパンデミック第三波は、どちらも鼠が媒介するペストの古典的な例だという。アメリカ人研究者によれば、この二つの大流行に見られる違いは、おもに外的な要因によって説明できるという。そのような外的要因のなかでもとくに重要なのは、十四世紀と十九世紀末では、医師たちの知識の量に大きな差があったことである。中世のヨーロッパ人は、ペストを自分の目で観察した結果、この疫病は衛生状態や栄養、品物や人の移動などの要因と密接な関係があると気づいていた。それでも、そのような実際的な知識は、占星術や瘴気や体液などを重視する当時の根強い思いこみと切り離せなかったのだ。

ブルベイカー博士はこう語る。「十九世紀末までに、医師や科学者は感染の法則を理解するようになっていた……［そして］伝染病がどのように広まるか、大衆の健康を守るにはどんな手段をとったらよいかについて、実践的な知識を蓄えていた」。こうした新しい理解の副産物の一つは、七百年におよぶ洞察がいまや効果的な公衆衛生戦略へと変化したことだった。黒死病に襲われたフィレンツェでは、市の保健局は公衆衛生について何の手立てもたなかった。しかし、インディアナ大学の歴史学者兼医師のアン・カーマイケルによれば、「インド伝染病委員会は公衆衛生と病院の衛生管理を積極的に取り入れることで、大災厄を防ぐことができると考えていた」という。

公衆衛生の管理は、一八九〇年代半ばの香港および広東でのペスト大流行への対策としても大きな役割を果たした。とはいえ、この二か所について、医師たちは黒死病と関係の深い二つの分野も重要だったといっている。それは、十分な栄養と適切な看護である。一八九七年のボンベイ［現ムンバイ］でのペスト大流行で見られたとおり、衛生面での管理が破綻したとき、ペストのパンデミック第三波が黒死病のようにすばやく広まったことは記憶にとどめておくべきだろう。伝染病委員会の一人が「疲労、物資の欠乏、不潔さ、貧困、過密」に満ちていると語ったボンベイのある病院では、一八九七年の春、死亡率が六四・五パーセントにまで上がった。ペストのパンデミック第三波では黒死病ほどの規模の死者は出なかったというコーン教授の言葉は正しいかもしれない。だが、一八九六年八月から一八九七年二月までの恐怖に満ちた数か月間で、ペストはボンベイの住民一万九千人の命を奪ったのである。

現代では衛生の別の側面、つまり個人の清潔さに対する理解も進んでいる。黒死病が鼠ペストの大流行だとしたら、鼠の大量死がなかったこともそこから説明がつくかもしれない。中世の人びとは体もめったに洗わず、不潔だったから、齧歯類ではなく人間の血を吸うヒトノミが、人から人へとペストを感染させるのに大きな役割を果たしたのだろう。

ペスト否定論者はこれまでずっと、ネズミノミとは違って、ヒトノミに嚙まれて伝染するペスト桿菌はとても少ないから、ヒトノミがペストの強力な媒介者になることはないと主張してきた。しかし、黒死病の時代には、その伝播力の弱さは問題にならなかったかもしれない。どんな形であれ、中世のペストはきわめて悪性だった。人間の血液中に入りこんだ桿菌の密度がきわめて高いと、ふだんは弱い伝播力しかもたないヒトノミでも、ペスト媒介者として力を発揮するかもしれない。731部隊長の石井中将（ペスト爆弾の開発者）、アメリカ陸軍諜報部、『デカメロン』の作者ジョヴァンニ・ボッカッチョといった多彩な人びとが口をそろえて、ヒトノミがペスト細菌の媒介者になりうるという証言をしている。ボッカッチョは毛布を齧ったあとに死んだ二匹の豚のことを書いているが、この豚はまず間違いなくヒトノミに嚙まれたせいで死んだのだと思われる。ヒトノミだけでなく、豚もペスト菌を媒介したのである。

ペスト媒介者としてのヒトノミの力について最も説得力のある証言は、米国疾病管理センター疫病部門の長であるケネス・ゲージ博士のものだろう。現代のアフリカ、アジア、南米でペストと戦ってきた長年の経験から、ゲージ博士はこれまで過小評価されてきたヒトノミがペスト伝播に大きな役割を果たしていると確信するようになった。

黒死病を完全に鼠媒介のペストだとする学説の最も弱い部分は、肺ペストの発生率がきわめて高かったという点である。腺ペストでも副次的に肺感染は起こるが、現代の症例からすると、ごくまれである。フランスの学者ジャン゠ノエル・ビラバンは、十四世紀の異常な寒冷気候のせいで、このときだけ「親肺炎性」になったのではないかという仮説を立てている。ビラバンの仮説の難点は、アルプスの南では黒死病の流行期にもそれほど寒くならなかったということである。

「肺炎性」の黒死病が多かったことを説明するもう一つの仮説は、一三四八年と一三四九年に二つの病気が流行したという考え方である。一九一一年の中国東北部では、マーモットが媒介する肺ペストが大流行した。だが、この肺ペストが流行した時期は、鼠が媒介する腺ペストのパンデミック第三波と重なりあっていた。同じようなことが、黒死病の時代にも起こったのではないだろうか。もう一つの可能性は、十四世紀半ばに、ペスト菌に進化上の大きな転換が起こったというもので、オレント博士もその説をとっている。

中世を専門とする歴史学者で医師でもあるアン・カーマイケルは、中世の疫病について一つの仮説を立てている。肺ペストの発生率の高さだけでなく、もっと広い視野に立ち、医療記録や細菌学の文献で、パンデミック第三波となぜこれほど差異があるのかに注目したのだ。「近代以前の世界には、何か根本的な違いがあったのかもしれない」とカーマイケル博士はいう。「私たちには理解できない何か、今日の第三世界においてさえ見られない何かが」。

ともあれ、一つのことだけは、はっきり断言できる。

微生物学者ディディエ・ラウールのいうことは正しい。黒死病とはペストの大流行だった。

謝辞

原稿を読んで、意見を聞かせてくださったシカゴ大学歴史学名誉教授ウィリアム・H・マクニールとインディアナ大学歴史学准教授アン・G・カーマイケルに感謝を捧げたい。マルセイユ、中世、それに「モンゴルの黄金軍団」について、私の質問に答えてくれた以下の歴史学者の方々にも感謝する。フォーダム大学の歴史家ダニエル・ロード・スメイル、ノースウェスタン大学のロバート・ラーナー、ウィスコンシン大学のウリ・シャミログルー。疫病の生物学について、忍耐強く問い合わせに答えてくれたミシガン州立大学の微生物学者ロバート・ブルベイカー、ケンタッキー大学のロバート・ペリー、スタンフォード大学のスタンリー・ファルコウ、アルバート・アインシュタイン医大のアルトゥーロ・カサデヴァル、カリフォルニア大学デーヴィス校のクリストファー・ウィリス、米国疾病管理センターのケネス・ゲージに感謝する。十四世紀の生態系の変化については、アイルランド、ベルファストにあるクイーンズ大学のM・G・L・ベイリーの情報が欠かせなかった。中世の気候については、カリフォルニア大学サンタ・バーバラ校のブライアン・フェイガンが助けになってくれた。また、黒死病についての興味を最初にかきたててくれた文献学者にして歴史家のガイ・フリンジャーにもお礼をいいたい。

この本が形になるまでには、リサーチ・アシスタントの存在が欠かせなかった。何者にも代えがたいローリー・サーニーは、どんなに入手困難な資料でも見つけだしてくれた。コロンビア大学の大学院生チーム、エド・リーノ、R・R・ロゾス、ジョージ・フィスクの諸君は、中世ラテン語の迷路でさまよっていた私の案内人になってくれた。ジェニファー・ジュー゠ステュークは紙片や本がごたまぜになっていた数台のキャビネットを整理して、八百以上のメモにきちんとまとめてくれた。誠実に補佐し、助けになってくれたコロンビア大学バトラー図書館およびニューヨーク医学アカデミーのスタッフにも心からお礼を申し上げる。

また、友人と家族の親身な支援がなければ、この本は書きあげることができなかっただろう。本の組み立てに苦心していた初期の頃に支えてくれたローレン・フィッシュマン、いとこのティモシー・マロイとその妻モーリーン、このプロジェクトの過程で大きな助けとなってくれたエリザベス・ウェラーに感謝する。

とくに名前をあげて謝意を表したい人が三人いる。最初からこのプロジェクトに信をおいてくれたエージェントのエレン・レヴァイン。編集者としての判断、地道なサポート、温かなユーモア、たぐいまれな忍耐でこの本の完成を後押ししてくれたハーパー・コリンズの編集者マージョリー・ブラマン。そして、つねにそばにいて執筆の苦労を分かちあい、原稿を何度も読み返し、的確な判断と助言で作品の質を高めてくれた妻のシーラ・ウェラー・ケリー。

そのうえで本書に間違いや不備があるとしたら、すべて私の責任である。

二〇〇四年八月二十日

ジョン・ケリー

訳者あとがき

この夏の気候は変だった。なかなか暑くならないかと思うと、急に酷暑となり、大雨や激しい雷雨に見舞われ、雹（ひょう）が降ったところもあった。そのうえ、地震も多発し、大勢の犠牲者を出した。これが中世なら、疫病の発生が避けられないところである。アルベール・カミュの『ペスト』のように、「ひょっとしたら、恐ろしい災厄の兆しではないか」と不安を感じた人がいたかもしれない。

本書は、一三四七年から五〇年にかけてヨーロッパ全域を襲った人類史上最悪のパンデミック（世界的な疫病の流行）として有名な黒死病をテーマに、その発生源と伝播のルートをたどり、ペストによる未曽有の大量死に襲われた諸都市の対応、人びとの行動と心情を描いている。

現代人にとって、中世といえば非科学的な迷信や宗教的規律、社会の厳密な階層に縛られ、個人の自由な考え方や行動がまったく許されなかった暗い時代という印象が強く、私たちの生活とはかけ離れたもののように思える。そんな異質な世界の異常な体験である黒死病を、二十一世紀のいま、なぜテーマにしようと思ったのだろうか。

そもそも、著者が黒死病をテーマにしようと思ったきっかけは、エイズ、エボラ熱、鳥インフルエンザ、SARS、BSE、新型インフルエンザなど、このところ大流行が懸念されている新型の感染症に興味を抱いたことだった。現代の流行病についてリサーチする前に、まず中世の黒死病について知っておくべきだと考え、中世の人びとが残した史料を読みはじめたという。すると、遠い中世の時代に生きていた人びとが、現代の私たちと同じように喜怒哀楽の豊かな感情をもち、突然の恐ろしい疫病に動転し、親しい人の死を嘆き悲しみ、本能のままに貪欲さをさらけだすかと思えば、無私の精神で勇敢に義務を果たそうとする姿が浮かび上がってきたのである。

過去と現代に共通するのは、危機に直面したときにあらわれる人間性だけではない。ペーパーバック版の付録で、著者は二〇〇四年十二月のスマトラ沖地震による津波と黒死病の共通点をいくつかあげている。

◆どちらも、ある日突然やってきた。津波の予報は出ていたが、南アジアの島国では、まだ十分な津波対策がとられていなかった。黒死病は、感染した病人とペスト菌の媒介者である鼠（と蚤）を乗せたジェノヴァ船によってもたらされた。

◆富と地位の有無が生死の分かれ目になった。タイのプーケットでも、スリランカのアハンガマでも、被災した西欧人のツーリストは設備の整った清潔な医療施設にすばやく保護されたが、何万人もの地元住民は照りつける熱帯の太陽のもと、腐臭の漂う戸外の避難所で何日も過ごさざるをえなかった。『デカメロン』ではフィレンツェの貴族の子女たちが黒死病を逃れて田舎の別荘へ行くところから物語が始まる。

◆だが、たとえ巨万の富があっても、死を免れる保障にはならなかった。イングランド国王の末娘は婚礼に向かう途中ペストで死んだが、スマトラ沖地震では、現タイ国王の孫がジェットスキーをしている最中に津波に襲われて命を落とした。

◆親しい人を失う悲しみはいつの時代も変わらない。家族や友人を津波で奪われた人びとの悲嘆は、黒死病を記録した文書のなかにも見られる。妻子を自分の手で葬ったアニョーロ・ディ・トゥーラの抑制された記述がそのよい例である。

◆女性の死亡率が高かった。中世の女性は家のなかで過ごす時間が長く、ペスト菌の媒介者である鼠や蚤と接する機会も多かった。一方、インドネシアでは、男たちが丘の上の畑を耕しているあいだ、妻は海に近い住居で家事をしていた。

◆神の怒り。黒死病は人類の不品行に対する神の怒りとみなされ、聖職者は悔い改めよと説教し、集団ヒステリーのような鞭打苦行者の一団もあらわれた。一方、津波の原因が海中で起こる地震だと解明されている現代のインドネシアでさえ、一部の住人の不埒な行動が神の怒りを招いたのだという意見があった。何人かのムスリムがクリスマスを祝って、酒を飲み、海岸でダンスをするなど、戒律を破ったせいだというのである。

◆大きな傷痕。黒死病は、去ったあとも長いあいだ、人びとの心にトラウマとなって残った。人口の急激な減少から社会構造の変化が促されただけでなく、人びとの心にもけっして消えない大きな影を落としつづけたのだ。黒死病の時代には、死をテーマにした芸術も生まれ、人生のはかなさや若さのもろさが強調された。同じように、スマトラ沖地震も残された人びとに大きな心理的ストレスを残した。

◆自己犠牲の尊さ。病人を見捨てることが珍しくなかった黒死病の時代にも、誠実に義務を果たそうとした人びとがいた。現代の災害地でも、無私の救援活動がくりひろげられ、沖合いに船を出して溺れかけた人びとを助けた民間人がいた。また帝王切開のさなかに津波が襲ったとき、医師はその場にとどまって適切な処置をしたあと、母親と生まれたばかりの赤ん坊を安全な場所に避難させた。中世にも、遺書作成など、社会に必要な仕事を続けた公証人や、自分の身の危険を顧みずに友人を手厚く看護した女性がいた。

途方もなく大きな悲劇のなかでは、時代や社会の境界が消え、人間の本質があらわになるのである。

現代に生きる私たちは、抗生剤の効かない感染症や前例のない流行病の発現に不安を募らせるだけでなく、本書に描かれた黒死病を教訓として、公衆衛生や予防医学を見直すことができる。また、ユダヤ人への迫害や皮膚病患者への差別がいかに根の深いものだったか、そして人間が他者に対してどれほど残酷になれるかについても、黒死病という災厄をふりかえって、けっして忘れないようにすべきなのだろう。

なお、中世の史料に用いられた「らい患者」という呼称は、現在では差別語とされ、「ハンセン病患者」と言い換えられるが、本書では一部にあえてその言葉を用いた。その理由としては、中世のらい病が必ずしもハンセン病とは限らないこと、ハンセン病という呼称は十九世紀にらい菌を発見した医師の名前にちなむので中世の史料の引用として使うにはふさわしくないこと、さらに本書では当時の社会現象について記しているため、差別的な言辞に触れるのは避けられないこと、などである。訳者および出版社に差別的な意図がないことをお断りしておきたい。

現代人への警鐘というだけでなく、この本の何よりの魅力は、世界各地に「死、死、死の知らせ」をもたらした黒死病をめぐる壮大な人間ドラマを、緊張感あふれる迫真的な物語として読ませてくれることだろう。

著者のジョン・ケリーはボストンに育ち、軍事史を読むこととコミックの似顔絵を描くのが好きな少年だった。ボストン大学を卒業後、ニューヨーク大学大学院で修士号を取得した。若くして父親になったため、アンドレ・ジッドと共産主義の倫理をテーマにした博士論文は書き上げることができなかった。その後、科学および医療分野のライターとなり、医学雑誌や一般誌に記事を寄せるようになったが、余暇には大学時代に好きだったヨーロッパ史関連の読書を続けた。これまで九冊の著書があり、前著の *Three on the Edge: The Stories of Ordinary American Families in Search of a Medical Miracle*, Bantam, 1999で、小説のように読めるノンフィクションの面白さに目覚めたという。

ケリーにとって、本書はこれまでに築きあげた医学分野でのキャリアと歴史を読むという余暇の楽しみがうまく合体したものとなった。ちなみに、ランナーとしても三十年の経歴をもつ。作家である妻のシーラ・ウェラーと、ニューヨーク市およびマサチューセッツ州バークシャー郡に住む。一男一女があり、孫も二人いる。

翻訳にあたっては、*The Great Mortality: An Intimate History of the Black Death, the Most Devastating Plague of All Time*, HarperCollins, 2005（ハードカバー版）を底本とし、二〇〇六年に出たペーパーバック版も参照した。著者ジョン・ケリーの経歴もペーパーバック版の付録による。なお、本文中の引用で邦訳のあるものについては、該当箇所に示した既訳書を参考に、新たに訳した。

また、原書には三十七ページ分のノート（出典および参考文献）が付いているが、紙数の関係で本書には入れられず、権利者の許可を得て、中央公論新社のウェブサイトに掲載したことをお断りしておく。お手数ながら、次のURLにアクセスしてください。

http://www.chuko.co.jp/tanko/kokusi/

最後になりましたが、編集担当の中央公論新社の打田いづみさん、原稿作成に協力してくれた友人の佐々木ナンシーさんに心からお礼を申し上げます。

二〇〇八年九月

野中邦子

文庫版　訳者あとがき

本書は二〇〇八年に刊行された『黒死病　ペストの中世史』の文庫化である。当時の帯には「新型感染症の危機が迫るいま、過去からの警鐘を聞け」というコピーがあった。いま、新型コロナウイルスが蔓延する世界で、その警鐘にきちんと耳を傾けてきただろうかと反省を促される。ビル・ゲイツ氏は二〇一五年にこう述べた。「今後、多くの死者を出すような事態があるとすれば、それは戦争ではなく感染症のウイルスが原因だろう。ミサイルよりも病原菌に備えるべきだ」。

その言葉がまさに正しかったわけだが、私たち個人でできる衛生面での対処――うがい、手洗い、密な接触の回避――はともかく、官主導でなすべき医療の拡充、看護体制の確立、貧困層へのケアが十分にできていたとはいいがたい。先人たちの貴重な経験から学ぼうとしないのなら、為政者の資格を問わざるをえない。

危機にさいしての差別や抑圧、火事場泥棒的な卑劣な行為は中世の時代も二十一世紀の現代も変わらないことがわかる。その一方で、自分の身を顧みずに義務を果たし、他者のために尽くした人びとの存在は希望を与えてくれる。

また、歴史ドキュメンタリーとしてのこの作品が成り立ったのは、ふりかかった災厄について記録を残した人びとがいたからである。いつ発病し、どんな症状があり、何人死んだか。正確な記録があればこそ、後世の人間は過去から学び、現在を判断し、将来に備えることができる。記録を残さなかったり、文書を改竄・隠蔽したりする行為は子孫たちへの裏切りに等しい。

なおノート（出典および参考文献）は単行本同様、中央公論新社のウェブサイトに掲載した。お手数ながら、次のURLにアクセスしてください。

https://www.chuko.co.jp/bunko/kokushi

十二年ぶりの文庫化にあたって、以前と同じ編集の打田いづみさんと共同作業ができたのは幸いでした。ありがとうございました。

二〇二〇年六月

野中邦子

単行本　2008年11月　中央公論新社

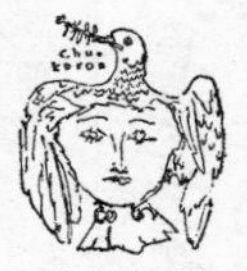

中公文庫

黒死病(こくしびょう)
――ペストの中世史(ちゅうせいし)

2020年7月25日　初版発行

著　者　ジョン・ケリー

訳　者　野中邦子(のなかくにこ)

発行者　松田陽三

発行所　中央公論新社
〒100-8152　東京都千代田区大手町1-7-1
電話　販売 03-5299-1730　編集 03-5299-1890
URL http://www.chuko.co.jp/

ＤＴＰ　平面惑星
印　刷　三晃印刷
製　本　小泉製本

Published by CHUOKORON-SHINSHA, INC.
Printed in Japan　ISBN978-4-12-206914-5 C1122

中公文庫既刊より

各書目の下段の数字はISBNコードです。978－4－12が省略してあります。

テ-3-2
ペスト
ダニエル・デフォー
平井正穂 訳
極限状況下におかれたロンドンの市民たちを描いて、カミュの『ペスト』以上に現代的でなまなましいと評される、十七世紀英国の鬼気せまる名篇の完訳。
205184-3

マ-10-1
疫病と世界史（上）
W・H・マクニール
佐々木昭夫 訳
疫病は世界の文明の興亡にどのような影響を与えてきたのか。紀元前五〇〇年から紀元一二〇〇年まで、人類の歴史を大きく動かした感染症の流行を見る。
204954-3

マ-10-2
疫病と世界史（下）
W・H・マクニール
佐々木昭夫 訳
これまで歴史家が着目してこなかった「疫病」に焦点をあて、独自の史観で古代から現代までの歴史を見直す好著。紀元一二〇〇年以降の疫病と世界史。
204955-0

ハ-11-1
細菌と人類　終わりなき攻防の歴史
ウィリー・ハンセン
ジャン・フレネ
渡辺格 訳
古代人の鋭い洞察から、細菌兵器の問題まで、〈見えない敵〉との闘いに身を投じた学者たちのエピソードとともに、発見と偏見の連綿たる歴史を克明にたどる。
205074-7

マ-14-1
セレンディピティと近代医学　独創、偶然、発見の一〇〇年
M・マイヤーズ
小林力 訳
ピロリ菌、心臓カテーテル、抗うつ剤、バイアグラ…みんな予期せぬ発見だった！　飛躍を招き寄せたのは〈失敗〉そして〈偶然〉。ドラマチックな医学の発見史。
206106-4

ホ-1-5
中世の秋（上）
ホイジンガ
堀越孝一 訳
二十世紀最高の歴史家が、フランスとネーデルラントにおける実証的調査から、中世人の意識と中世文化の生活と思考の全像を精細に描いた不朽の名著。
206666-3

ホ-1-6
中世の秋（下）
ホイジンガ
堀越孝一 訳
歴史家ホイジンガが十四、五世紀をルネサンスの告知とはみず、すでに過ぎ去ったものが死滅する時季と捉え取り組んだ、ヨーロッパ中世に関する画期的研究書。
206667-0

ア-8-1

告白 I

アウグスティヌス
山田　晶 訳

幼年期の影響、青年期の放埒、習慣の強固さ……、不安におののく魂が光を見出すまで。初期キリスト教最大の教父による心揺さぶる自伝。〈解説〉松崎一平

205928-3

ア-8-2

告白 II

アウグスティヌス
山田　晶 訳

衝動、肉欲、厳然たる原罪。今にのみ生きる人間の悲惨と悲哀。「とれ、よめ」の声をきっかけとして、劇的な回心を遂げる。西洋世界はこの書の上に築かれた。

205929-0

ア-8-3

告白 III

アウグスティヌス
山田　晶 訳

アウグスティヌスは聖書をいかに読んだのか――西洋世界最大の愛読書を、最高の訳者が心血を注いだ名訳で送る。訳者解説および、人名・地名・事項索引収録。

205930-6

モ-5-4

ローマの歴史

I・モンタネッリ
藤沢道郎 訳

古代ローマの起源から終焉までを、キケロ、カエサル、ネロら多彩な人物像が人間臭い魅力を発揮するドラマとして描き切った、無類に面白い歴史読物。

202601-8

マ-10-3

世界史（上）

W・H・マクニール
増田義郎
佐々木昭夫 訳

世界の各地域を平等な目で眺め、相関関係を分析しながら歴史の歩みを独自の史観で描き出した、定評ある世界史。ユーラシアの文明誕生から紀元一五〇〇年までを彩る四大文明と周縁部。

204966-6

マ-10-4

世界史（下）

W・H・マクニール
増田義郎
佐々木昭夫 訳

俯瞰的な視座から世界の文明の流れをコンパクトにまとめ、歴史のダイナミズムを描き出した名著。西欧文明の興隆と変貌から、地球規模でのコスモポリタニズムまで。

204967-3

マ-10-5

戦争の世界史（上）技術と軍隊と社会

W・H・マクニール
高橋　均 訳

軍事技術は人間社会にどのような影響を及ぼしてきたのか。大家が長年あたためてきた野心作。上巻は古代文明から仏革命と英産業革命が及ぼした影響まで。

205897-2

マ-10-6

戦争の世界史（下）技術と軍隊と社会

W・H・マクニール
高橋　均 訳

軍事技術の発展はやがて制御しきれない破壊力を生み、人類は怯えながら軍備を競う。下巻は戦争の産業化から冷戦時代、現代の難局と未来を予測する結論まで。

205898-9

各書目の下段の数字はISBNコードです。978-4-12が省略してあります。

エ-5-1 痴愚神礼讃 ラテン語原典訳
エラスムス
沓掛良彦 訳

痴愚女神の自慢話から無惨にも浮かび上がる人間の愚行と狂気。それは現代人にも無縁ではない。エラスムスの奇跡的な明晰さを新鮮なラテン語原典訳で堪能されたい。

205876-7

カ-6-1 塩の世界史（上） 歴史を動かした小さな粒
M・カーランスキー
山本光伸 訳

人類は何千年もの間、塩を渇望し、戦い、求めてきた。古代の製塩技術、各国の保存食、戦時の貿易封鎖とともに発達した製塩業……壮大かつ詳細な塩の世界史。

205949-8

カ-6-2 塩の世界史（下） 歴史を動かした小さな粒
M・カーランスキー
山本光伸 訳

悪名高き塩税、ガンディー塩の行進、製塩業の衰退と伝統的職人芸の復活。塩からい風味にユーモアをそえておくる、米国でベストセラーとなった塩の世界史。

205950-4

コ-7-1 若い読者のための世界史（上） 原始から現代まで
E・H・ゴンブリッチ
中山典夫 訳

歴史は「昔、むかし」あった物語である。さあ、いまからその昔話をはじめよう——若き美術史家ゴンブリッチが、やさしく語りかける、物語としての世界史。

205635-0

コ-7-2 若い読者のための世界史（下） 原始から現代まで
E・H・ゴンブリッチ
中山典夫 訳

私たちが知るのはただ、歴史の川の流れが未知の海へ向かって流れていることである——美術史家が若い世代に手渡す、いきいきと躍動する物語としての世界史。

205636-7

タ-7-1 愚行の世界史（上） トロイアからベトナムまで
B・W・タックマン
大社淑子 訳

国王や政治家たちは、なぜ国民の利益と反する政策を推し進めてしまうのか。世界史上に名高い四つの事件を詳述し、失政の原因とメカニズムを探る。

205245-1

タ-7-2 愚行の世界史（下） トロイアからベトナムまで
B・W・タックマン
大社淑子 訳

歴史家タックマンが俎上にのせたのは、ルネサンス期教皇庁の堕落、アメリカ合衆国独立を招いた英国議会の奢り。そして最後にベトナム戦争をとりあげる。

205246-8

も-33-1 馬の世界史
本村　凌二

人が馬を乗りこなさなかったら、歴史はもっと緩やかに流れていただろう。馬と人間、馬と文明の関わりから「世界史」を捉え直す。ＪＲＡ賞馬事文化賞受賞作。

205872-9